高职高专工学结合医药类规划教材

Basic Microbiology and Medical Technology

微生物学基础及药用技术

主　编　叶剑尔

副主编　黄贝贝　叶丹玲

编　委　龙正海　曲均革　曹小敏

楼天灵

U0352847

ZHEJIANG UNIVERSITY PRESS
浙江大学出版社

总　　序

近几年,医药高职高专教育发展势头迅猛,彰显出了强大的生命力和良好的发展趋势。《国家中长期教育改革和发展规划纲要(2010—2020年)》指出,要大力发展职业教育,培养创新型、实用型、复合型人才,培养学生适应社会和就业创业能力。高职教育培养生产、服务、管理等一线岗位的高端技能型人才,目标科学明确,满足适应了医药行业企业发展的迫切需要。而培养面向一线工作的高端技能型人才不仅要有扎实的理论基础,更要掌握熟练的实践操作技能,同时还应具备良好的职业素养和心理素质。

医药行业是涉及国民健康、社会稳定和经济发展的一个多学科先进技术和手段高度融合的高科技产业群体。医药类高职院校学生更应树立医药产品质量第一的安全意识、责任意识,更要着重强调培养学生钻研业务的研究能力、质量控制方面的职业知识及一专多能的职业能力。

为创新医药高职高专教育人才培养模式,探索职业岗位要求与专业教学有机结合的途径,浙江医药高等专科学校根据高端技能型人才培养的实际需要,以服务为宗旨,以就业为导向,依托宁波市服务型重点建设专业"医药产销人才培养专业群"的建设,推进教育教学改革,组织教学和实践经验丰富的相关教师及行业企业专家编写了一套体现医药高职高专教育教学理念的优质教材,贴近岗位、贴近学生、贴近教学。

本套教材具有以下几个特点:一是内容上强调需求。在内容的取舍上,根据医药学生就业岗位所需的基本知识技能和职业素养来选择和组织教材内容。二是方法上注重应用。教材力求表达简洁、概念明确、方法具体,基本技能可操作性强,让学生易于理解、掌握和实践。三是体例上实现创新。教材内容编排实现项目化,按照工学结合的教学模式,突出"案例导入"、"任务驱动"、"知识拓展"、"能力训练"等模块。

浙江医药高等专科学校作为教育部药品类专业教指委的核心院校,在医药高职高专教育中不断探索,不断前行,取得了一系列标志性的成果,教育质量不断提高,校企合作不断深入。本套教材是学校教师多年教学和实践经验的体现,教材体现了新的高职高专教育理念,满足了专业人才培养的需要。

姚文兵

《高职高专工学结合医药类规划教材》

编委会名单

前　　言

微生物学基础及药用技术是高职高专药学类专业的专业基础课程,通过本课程的学习,应使学生掌握本学科的基本理论知识和实践操作技能,培养学生分析解决相关问题的能力,能更好地快速胜任有关微生物技术方面的多个岗位的工作。

本教材在编写过程中,遵照以实践为导向的原则,在内容设置上主要考虑校内学习与实际工作的一致性,以药学相关专业对应的职业岗位群需掌握的微生物基本知识和操作技能为主,根据具体工作过程和职业岗位分析开发课程内容,突出教学内容的职业性。在编排体系上,弱化学科的系统性,探索项目导向、任务驱动的教学模式,重新序化课程内容,按照"教学做一体化"的课改思路,将理论知识穿插于实践项目中,顺应了教学改革的需要,更符合高职高专教材的需求。

本教材分9个项目,31个任务,包括微生物学基础(6个任务)、微生物观察技术(2个任务)、微生物培养技术(5个任务)、消毒灭菌技术(2个任务)、遗传变异与菌种保藏技术(2个任务)、微生物分布测定技术(2个任务)、微生物生理与生化检测技术(4个任务)、药物抗微生物的测定技术(4个任务)、以及药品的微生物学检查技术(4个任务),每个任务都有明确的"知识目标"与"技能目标",以及与任务相关的"背景知识"、"任务内容"、"知识拓展"、"习题与思考"等几个板块,每个板块具有特定的功能,但又都是教材的有机组成部分。教材突出微生物操作技能和综合能力的培养,理论知识坚持"必需"、"够用"的原则,由浅入深开展教学项目。

由于编者水平有限,加之编写时间仓促,书中难免会存在不足之处,恳请广大读者和同行专家批评指正。

编　者
2014 年 6 月

目　录

项目一　微生物学基础

任务 1-1　微生物与微生物学

【背景知识】

在大自然中，生活着一类人们仅凭肉眼不能直接看见的生物——微生物。无论是繁华的都市、广阔的田野，还是高山之巅、海洋之底，到处都有它们的身影。它们和植物、动物及人类共同组成了地球上的生物大家庭,使自然界充满勃勃生机。虽然人们对微生物的认识只有几百年的历史,但微生物却是地球上最早的"居民"。地球诞生至今已有46亿多年,而最早的微生物35亿年前就已出现了,可是人类诞生至今只有几百万年的历史。

历史上,微生物病原菌曾给人类带来巨大灾难。14世纪中叶,鼠疫耶森氏菌(*Yersinia pestis*)引起的瘟疫导致了欧洲总人数约1/3的人死亡。新中国成立前我国也经历过类似的灾难。即使是现在,人类社会仍然遭受着微生物病原菌引起的疾病的威胁。肺结核、疟疾、霍乱和艾滋病正在卷土重来和大规模传播,还有正在不断出现的新的疾病,如疯牛病、军团病、埃博拉病毒病、大肠杆菌O157、霍乱O139新致病菌株、SARS病毒、西尼罗河病毒、禽流感病毒等,正在给人类带来新的疾病与灾难。因此,面对它们,医疗卫生机构的工作人员及其他学科研究者仍任重而道远。正确使用微生物这把双刃剑,消除疾患、造福人类,是我们学习和应用微生物学的目的,也是每一位未来的医务工作者义不容辞的责任。

 【任务内容】

一、微生物与微生物学

(一) 概念

微生物(microorganism)是一类个体微小、构造简单、需借助显微镜才能看清外形的微小生物的总称。其具有个体微小、结构简单、繁殖快、易变异、种类多、分布广等特点。

(二) 微生物的特点

微生物和动、植物一样,具有生物最基本的特征——新陈代谢、生长繁殖、遗传变异。此外,微生物还有其自身的一些特点。

1. 种类多、数量大、分布广

微生物种类繁多,迄今为止,人们所知道的微生物有10余万种。但由于微生物的发现和研究较动、植物迟得多,估计目前已知的微生物种类只占地球实际存在的微生物总数的20%,所以微生物很可能是地球上物种最多的一类生物。

虽然我们不能看到微生物,但它们却无处不在、无孔不入。85km的高空、11km深的海底、2000m深的地层、近100℃的温泉、-250℃的极寒冷环境等地方,均有微生物生存。人类正常生活的地方,更是微生物生长的适宜场所,其中土壤是多种微生物的大本营,1g肥沃的土壤中,微生物的数量可达到千百万乃至数亿。

除了自然环境,动、植物和人体内也有微生物生存,如人的肠道中经常居住着100~400种不同的微生物,总数可达100万亿之多。把手放到显微镜下观察,一双普通的手上带有细菌4万~40万个,即使刚刚清洗过,上面也有300个细菌,当然这些绝大多数不是致病菌。

2. 个体小、面积大、新陈代谢能力强

大多数微生物的个体极其微小,需借助显微镜放大数十倍、数百倍甚至数万倍才能看清。微生物的大小常用 $\mu m(1m=10^6\mu m)$ 或 $nm(1m=10^9nm)$ 来表示。但是,也有极少数微生物是肉眼可见的,如一些藻类和真菌。近年来,人们还发现两种个体较大的细菌,它们是 *Epulopiscium fishesoni* 和 *Thiomargarita namibiensis*。

微生物体积小,相对比表面积就大。比表面积是指某一物体单位体积所占有的表面积,物体的体积越小,其比表面积就越大。微生物有一个吸收营养、排泄代谢废物的巨大表面,所以微生物的新陈代谢能力强。

3. 吸收多、转化快、生长旺、繁殖速度快

由于微生物新陈代谢能力特别强，使它们的"胃口"变得分外庞大，如发酵乳糖的细菌在 1h 内可分解比其自身重 100～1000 倍的乳糖。微生物的这个特性为它们高速生长繁殖提供了充分的物质基础。微生物以惊人的速度繁殖，繁殖方式为"二分裂法"，如大肠杆菌在合适的条件下，约 20min 可繁殖一代，如果按这个速度计算，一个细菌 10h 可繁殖成 10 亿个！实际上，由于受环境等条件的限制，这种几何级数的繁衍是不可能实现的，但即使如此，微生物的繁殖速度也足以让动、植物望尘莫及。

4. 适应能力强、易变异

微生物对环境条件，甚至是对恶劣的"极端环境"也具有惊人的适应力，是高等动、植物无法比拟的。如大多数细菌能耐 −196～0℃ 的低温；一些嗜盐菌能在接近饱和盐水（32%）的环境下正常生存；许多微生物尤其是产芽孢的细菌可在干燥条件下保藏几十年。

由于微生物的个体一般都是单细胞、简单多细胞或非细胞的，通常都是单倍体，加上它们新陈代谢旺盛、繁殖快的特点，并且与外界环境的接触面大，所以容易受外界条件的影响而发生性状变化。尽管变异的几率只有 $10^{-10}～10^{-5}$，但微生物仍可以在短时间内产生大量变异的后代，在外界环境条件发生剧烈变化时，变异了的个体就适应新的环境而生存下来。

5. 微生物是阐明生命科学规律研究的理想材料

随着生物科学研究的深入，人们逐渐认识到，微生物不是一个独立的分类类群。由于它们个体微小、形态结构简单、生长繁殖快速、代谢类型多样、分布广泛、容易发生变异、生物学特性比较接近，它们大多数能够生长在试管或三角瓶中，且便于保存；而且，对它们的研究一般都要采用显微镜、分离、灭菌和培养等技术方法，微生物的代谢过程也与高等动、植物的代谢模式相同或相似，如酿酒酵母的酒精发酵机制和脊椎动物肌肉的糖酵解机制十分相似，可见其酶系统是相同的，这些特征使微生物成为研究阐明许多基本生命过程的理想材料。过去已有许多有关生命机制的著名的研究成果都是用微生物作为材料而得到的，尤其在遗传学方面，例如，在深入研究肺炎双球菌的基础上，发现遗传物质的化学性质是 DNA，明确了生物遗传物质的本质问题。近年来，微生物的研究无论在基础理论上还是在应用上都发展迅速。

（三）分类

按有无细胞结构，微生物可分为三种类型（表 1-1-1）。

1. 原核细胞型微生物

原核生物由单细胞组成，仅有原始核和裸露的 DNA，无核膜和核仁，缺乏完整的细胞器。此类微生物包括细菌、放线菌、蓝细菌、古细菌、支原体、衣原体、螺旋体、立克次体等。

2. 真核细胞型微生物

真核生物大多由多细胞组成，细胞具有高度分化的核，有核膜和核仁，且有多种细胞器，如内质网、核糖体、线粒体等。此类生物包括真菌、藻类和原虫等。

3. 非细胞型微生物

此类微生物无细胞结构，仅由一种核酸（DNA 或 RNA）和蛋白质组成，必须寄生于活细胞内。病毒属于此类微生物。

（四）作用

微生物在自然界分布广泛，与人类关系密切。大部分微生物对人和动物无害，有些甚至

是有益的。

1. 微生物与食品工业

在古代,我国劳动人民就利用微生物酿酒、制酱,但当时并不知道微生物的作用。随着对微生物与食品关系的认识日益深刻,到了现代,人们逐渐扩大了微生物在食品工业上的应用,概括起来主要有三种方式的应用:

(1)微生物菌体应用　食用菌是受人们欢迎的食品;乳酸菌可以用于蔬菜和乳类及其他食品的发酵。

(2)微生物代谢产物应用　人们食用的很多食品是通过微生物发酵作用的代谢产物,如酒类、食醋、维生素、氨基酸、有机酸等等。

(3)微生物酶应用　例如豆腐乳、酱油。酱类是利用微生物产生的酶将原料中的成分分解而制成的食品。

表 1-1-1　微生物的种类		
细胞结构	核结构	微生物类群
无细胞结构	无核	病毒
		亚病毒　卫星病毒 类病毒 朊粒
有细胞结构	原核	细菌　古细菌 放线菌　真细菌 支原体、衣原体　蓝细菌 螺旋体、立克次体
	真核	酵母菌 霉菌 藻类 原生动物

2. 微生物与医药工业

微生物在医药领域的应用非常广泛。据统计,目前微生物在医药工业上的应用占60%。微生物可用于生产生物药剂,如利用青霉菌生产青霉素,利用大肠埃希菌、酵母菌生产胰岛素、人类血红蛋白、基因工程疫苗、干扰素、白细胞介素-2 等细胞因子,微生物还可以生产预防传染病的菌苗、疫苗、类毒素和抗毒素。许多微生物本身是很好的药物,在今后的药品生产上将越来越受到人们的重视。

3. 微生物与农业

微生物在农业上的应用主要有两种方式:

(1)作为微生物肥料　微生物可用来制造发酵饲料、菌肥。微生物肥料可提高土壤肥力,改善作物营养条件,从而提高作物的产量。如固氮菌可固定空气中游离的氮,增进土壤肥力。

(2)作为微生物农药　还可进行生物防治,如利用白僵菌、苏云金芽孢杆菌消灭植物害虫。

4. 其他应用

微生物在自然界物质循环中起着十分重要的作用,如碳循环、氮循环,只有微生物能分解和利用环境中的有机物,并将其转化为无机物供植物进行光合作用,如果没有微生物,植物将不能生存,人和动物也不能生存。

此外,微生物在皮革、石油化工、冶金、"三废"处理及环保等众多方面也起着十分重要的作用。

但是,也有一部分微生物能引起人类或动、植物病害,称之为病原微生物。引起人类的疾病,如痢疾、伤寒、肝炎、AIDS 以及 SARS 等。

（五）微生物学

简单地说，微生物学（Microbiology）是研究微生物及其生命活动规律的科学。具体地说，微生物学是研究微生物的形态、结构、生理、遗传变异、生态分布以及与人类、动物、植物、自然界之间相互关系及其规律的一门科学。

学习、研究微生物的目的是为了充分利用微生物对人类有益的一面，开发微生物资源，使其更好地为人们的生活、生产服务；与此同时，控制微生物有害的方面，使微生物对人类的病害等得到有效的治疗和预防。

随着微生物学的不断发展，微生物学研究领域和范围日益广泛和深入，微生物学已形成了工业微生物学、农业微生物学、医学微生物学、药学微生物学、食品微生物学等分支学科。

药学微生物学是研究微生物学的基本理论、实验技术及其在药学工作中应用的一门科学。其作为微生物学的一个分支，其研究范畴除微生物学的基本理论外，还包括保证药物的卫生质量、生产和开发微生物药物等方面的研究内容。

二、微生物学发展简史

（一）我国古代对微生物的利用

由于大多数微生物的个体很小，需要在显微镜下才能观察到，所以古代人们并不认识微生物。但是在长期的生产实践活动中，人类对微生物的认识和利用却有着悠久的历史，并积累了丰富的经验。我国人民很早就发明了制曲酿酒工艺。除文字记载外，在出土文物中，经常出现酿酒和盛酒用具。在我国春秋战国时期，人们就已经知道制醋和制酱。早在公元 11 世纪，我国就有关于吸入天花痂粉来预防天花的传说。公元 16 世纪，我国人民在长期防治天花的实践中证实了用人痘痂皮接种预防天花的方法。

（二）形态学时期

1676 年，荷兰人列文虎克（Leeuwenhoek）利用自制的简单显微镜观察了雨水、血液和牙垢等物，发现许多肉眼看不见的球状、杆状、螺旋状的微小生物，从此揭开了微生物形态学的序幕。

（三）生理学时期

这个时期是在 19 世纪中叶才发展起来的。19 世纪 60 年代，在欧洲一些国家占有重要经济地位的酿酒工业和蚕丝业出现了酒变质和蚕病危害等问题，促进了对微生物的研究。当时以法国人 Pasteur（1822—1895）和德国人 Koch（1843—1910）为代表的科学家，研究了微生物的生理活动，并与生产和预防疾病联系起来，为微生物学奠定了理论和技术基础。

1857 年，法国科学家巴斯德（Louis Pasteur）证实了酿酒中发酵与腐败过程都是微生物所致，并创立巴氏消毒法，从而把微生物学研究从形态学推进到生理学研究的新水平。此外，巴斯德还研制了鸡霍乱弧菌和炭疽杆菌减毒菌苗，并将疫苗接种。巴斯德为微生物学的发展建立了不朽的功勋，被誉为"微生物学之父"。此外，巴斯德还证明鸡霍乱、炭疽病、狂犬病等都是由相应微生物引起，发明并使用了狂犬病疫苗。

1877 年，德国微生物学家郭霍（Robert Koch）创立固体培养基代替液体培养基，先后从患者排泄物中分离出炭疽杆菌（1877 年）、结核杆菌（1882 年）和霍乱弧菌（1883 年）等病原菌，创立了细菌染色法和实验动物感染法，并提出了确定病原菌的郭霍法则。

（四）微生物学的发展时期

19 世纪末到 20 世纪初是微生物学全面发展的时期。1929 年，英国细菌学家 Fleming 在培养葡萄球菌的实验中发现了青霉素，后来，Florey 提纯了青霉素，用于治疗革兰阳性菌所引起的疾病，从而挽救了无数患者的生命。随后，科学家们纷纷从微生物中寻找抗生素，后来，氯霉素、四环素、金霉素等一系列抗生素被发现，为治疗和预防传、感染性疾病做出了重大贡献，从而开创了抗生素时代。

（五）现代微生物学的发展

20 世纪 30 年代以来，由于电子显微镜和同位素示踪技术的运用，人们将微生物学、生物化学、遗传学、细胞生物学、生物物理学和计算机科学综合起来，在分子水平上进行研究，形成了现代微生物学的新分支——分子微生物学。

1941 年，Beadle 和 Tatum 根据在微生物上的研究结果，提出了"一个基因一个酶"的假说。1944 年，Avery 等在研究细菌的转化因子时取得重要成果，发现了 DNA 的遗传作用，揭示了基因的化学本质，从而证实了遗传的物质基础。1953 年，Watson 和 Crick 发现并证明了 DNA 的双螺旋结构，极大地促进了分子遗传学的发展，标志着分子生物学的诞生。1961 年，Jacob 和 Monod 用实验证实了大肠杆菌乳糖代谢的调节是由一套调节基因控制的，提出乳糖操纵子学说，建立了研究微生物代谢调控的基础。1965 年，Nirenberg 破译了 DNA 碱基组成的三联密码，揭示了生物同一性的本质。此外，DNA 复制机制、DNA 分子杂交、DNA 序列分析、蛋白质生物合成以及 PCR 技术等均以惊人的速度发展，极大地推动了相关学科的发展。

三、微生物学的未来

微生物学的发展简史充分说明，微生物学对医学、生命科学和人类社会的发展已经产生了深远的影响。展望未来，相信微生物学在 21 世纪会创造新的辉煌。微生物学的未来发展趋势可能主要在以下几方面：

1. 微生物基因组和后基因组研究将全面展开

目前已有许多微生物的基因组被测序，主要是模式微生物、病原微生物和特殊微生物。今后，人们将把视野扩大到与工农业生产和环境保护有关的重要微生物上，采用分子生物学和生物信息学的方法，重点研究基因组与细胞结构的关系，以及相关基因的功能。

2. 将广泛深入地研究微生物的多样性

据估计，目前地球上能被培养的微生物种类可能还不到自然界微生物总数的百分之一。因此，在未来，微生物学家将大力发展新的分离培养技术，广泛深入地研究微生物的多样性。尤其加强研究在实验室还不能培养的微生物以及在极端环境中生长的微生物，发现新型微生物，促进工业化生产和提高对环境的保护。

3. 微生物的深入综合利用将更加受到重视

在 21 世纪，人们将应用各种不同的新方法来深入开发和利用微生物，生产高质量的食品和其他新型实用的微生物产品，如新型酶制剂等。另外，利用微生物来降解土壤和水域的污染物以及有毒的废料，以微生物为载体来提高农业的产量和防治病虫害、防止食品和其他产品的微生物污染等亦将受到高度重视。

随着微生物生态学研究的深入，人们将更深入地了解微生物与高等生物之间的各种关系,更有效地促进各种生物的协调发展,改善并维护生态平衡,促进人与自然的平衡与和谐发展。

4. 微生物致病性和寄主免疫机制的研究将继续受到重视和加强

新传染病(如 SARS、AIDS、禽流感等)的不断发生和旧传染病(如出血热和肺结核病等)的复发与传播,说明人类的生命和健康始终受到微生物的威胁。因此,人类应加强对微生物致病性和寄主免疫机制的研究,不断寻求延缓或阻止抗药性的发生和传播的新途径,研究制造新的疫苗来防治严重危害人类健康的疾病。

总之,微生物学的未来是光明的。在 20 世纪,微生物学已经给生命科学等相关学科的研究带来了理论、技术和方法的革命,也为医疗卫生、工农业生产和环境保护的发展和人类社会的进步做出了重要贡献,随着对微生物研究的深入,以及对微生物资源的深入开发和利用等,可以相信,在 21 世纪,微生物学仍将是领先发展的学科之一,并将为人类的健康和社会经济的发展做出更大的贡献。

【知识拓展】

细菌的命名

细菌的命名一般采用国际通用的拉丁文双名法。其学名(scientific name)由属名和种名两部分组成,前面为属名,用名词并以大写字母开头;后一个为种名,用形容词表示,全部小写,印刷时用斜体字。常在种名之后加上命名者的姓氏(用正体字),也可省略。在少数情况下,当该种是一个亚种时,学名就应按"三名法"构成,具体如下:

1. "双名法":即属名+种名。

例如,金黄色葡萄球菌　*Staphylococcus aureus* Rosenbach

大肠埃希菌(即大肠杆菌)　*Escherichia coli*

2. "三名法":即属名+种名+亚种名(亚种名缩写"subsp.",排正体以及亚种名称)。

例如,蜡状芽孢杆菌的蕈状亚种　*Bacillus cereus* subsp. *mycoides*

脆弱拟杆菌卵形亚种　*Bacteroides fragilis* subsp. *ovatus*

3. 菌株的名称都放在学名的后面,可用字母、符号、编号等表示。

例如,大肠杆菌的两个菌株(B 和 K_{12}菌株)

Escherichia coli B(*E. coli* B)

Escherichia coli K_{12}(*E. coli* K_{12})

4. 通俗名称(common name):除了学名,细菌通常还有俗名。俗名简明、大众化,但不够确切。如结核分枝杆菌学名为 *Mycobacterium tuberculosis*,俗名是结核杆菌,英文是 tubercle bacillus,常缩写为 TB。

【习题与思考】

一、选择题

1. 下列描述的微生物特征中,不是所有微生物共同特征的一条是　　　　　　(　　)

A. 体形微小　　　　　B. 分布广泛　　　　　C. 种类繁多

D. 可无致病性　　　　E. 只能在活细胞内生长繁殖

2. 不属于原核细胞型微生物的是　　　　　　　　　　　　　　　（　　）

A. 细菌　　　　　　　　　B. 病毒　　　　　　　　　C. 支原体

D. 立克次体　　　　　　　E. 衣原体

3. 原核细胞型微生物与真核细胞型微生物的根本区别是　　　　　（　　）

A. 单细胞　　　　　　　　B. 二分裂方式繁殖　　　　C. 有细胞壁

D. 前者仅有原始核结构,无核膜和核仁等　　　　　E. 对抗生素敏感

二、填空题

1. 微生物按其大小、结构、组成等,可分为_____、_____
和_____三大类。

2. 原核细胞型微生物包括细菌、支原体、立克次体、衣原体、_____和_____共六类。

3. 非细胞型微生物包括_____和_____。

三、名词解释与简答题

1. 解释微生物和微生物学的概念。

2. 真核细胞型、原核细胞型和非细胞型 3 大类微生物的生物学性状。

（叶剑尔）

任务 1-2　细　菌

 学习目标

知识目标

● 掌握细菌的大小、形态、结构及功能;

● 熟悉细菌的菌落特征、繁殖方式和规律。

技能目标

● 能区别革兰阴性菌与革兰阳性菌细胞壁的不同;

● 能分析细菌的结构及功能;

● 会对细菌的生长现象进行分析;

● 认识细菌的致病性。

【背景知识】

　　细菌是一类个体微小、结构简单、具有细胞壁,并以二分裂方式进行繁殖的单细胞原核细胞型微生物。细胞内无成形细胞核,也无核膜和核仁,除核蛋白体外无其他细胞器,在适宜的条件下细菌具有相对稳定的形态与结构,并可用光学显微镜和电子显微镜观察与识别,是目前已知的结构最简单并能独立生活的一类细胞生物。了解细菌的形态、结构和生理等基本性状,对研究细菌的致病性和免疫性,以及鉴别细菌、诊断和防治细菌性感染等方面具有重要的理论知识和实际意义。

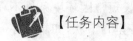

【任务内容】

一、细菌的大小与形态

（一）细菌的大小

细菌个体微小，通常以微米（μm，$1\mu m = 10^{-3} mm$）为测量单位。观察细菌必须借助显微镜放大 1000 倍以上。不同种类细菌的大小不同，同一种类细菌的大小也可随菌龄和环境影响而有所差异。球菌的大小一般以其直径表示，大多数球菌的直径为 $1.0\mu m$ 左右；杆菌和螺菌的大小一般以其长度和宽度表示，常见杆菌的大小一般为 $(1\sim5)\mu m\times(0.5\sim1.0)\mu m$。

（二）细菌的基本形态

虽然细菌种类很多，但概括起来其基本形态可分为球状、杆状和螺旋状三种，分别称为球菌、杆菌和螺形菌（图 1-2-1）。

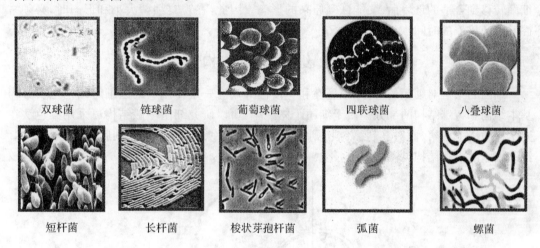

| 双球菌 | 链球菌 | 葡萄球菌 | 四联球菌 | 八叠球菌 |

| 短杆菌 | 长杆菌 | 梭状芽孢杆菌 | 弧菌 | 螺菌 |

图 1-2-1　细菌基本形态示意

1. 球菌（coccus）

细胞呈球形或近似球形，直径为 $0.8\sim1.2\mu m$。球菌分裂后产生的子代细胞常保持一定的排列方式，在分类鉴定上具有重要意义。

（1）双球菌（diplococcus）　在一个平面上分裂，分裂后的两个子细胞成对排列，如肺炎双球菌（*Diplococcus pneumoniae*）。

（2）四联球菌（tetrad）　在两个相互垂直的平面上分裂，分裂后的四个子细胞呈正方形排列，如四联微球菌（*Micrococcus tetragenus*）。

（3）八叠球菌（sarcina）　在三个相互垂直的平面上分裂，分裂后的八个子细胞呈立方体排列，如藤黄八叠球菌（*Sarcina ureae*）。

（4）链球菌（streptococcus）　在一个平面上分裂，分裂后的子细胞粘连成链状，如溶血性链球菌（*Streptococcus hemolyticus*）。

（5）葡萄球菌（staphylococcus）　在多个不规则的平面上分裂，分裂后的子细胞堆积成葡萄串状，如金黄色葡萄球菌（*staphylococcus aureus*）。

2. 杆菌（bacillus）

细胞呈杆状或球杆状，在细菌中杆菌种类最多。不同杆菌的大小不一，大多数杆菌的长

度为 $2.0\sim5.0\mu m$，宽度为 $0.5\sim1.0\mu m$。同种杆菌的粗细比较稳定，长短常因环境条件不同而有较大变化。多数杆菌两端呈钝圆形，如大肠埃希菌；少数为平齐呈竹节状，如炭疽芽孢杆菌；有些尖细似梭状或末端膨大呈棒状。杆菌的排列方式多数是由菌体的不同生长阶段或培养条件等因素造成，一般不用作分类、鉴定的指标。

3. 螺形菌(spirillar bacterium)

细胞呈弯曲状，按其弯曲程度不同分为两大类。

(1)弧菌(vibrio)　菌体只有一个弯曲，呈弧状或逗点状，如霍乱弧菌。

(2)螺菌(spirillum)　菌体有数个弯曲，呈螺旋状，如红色螺菌。

细菌的形态受环境因素的影响很大，如培养温度、培养时间、培养基成分和浓度、pH等。细菌在不适宜的环境中生长或培养时间过长，其基本形态往往会发生变化，出现梨形、气球形、丝状等不规则形态，称之为多形性。由环境条件改变而引起的多形性是暂时的，将细菌转移到合适的环境后，又能恢复原来的形态。因此，在观察细菌大小和形态时，必须掌握好细菌培养的时间。

二、细菌的细胞结构

细菌的结构对细菌的生存、致病性和免疫性等均有一定作用。细菌细胞结构主要分为基本结构和特殊结构两部分。由于细菌个体微小，所以研究细菌一般结构可采用染色法在光学显微镜下观察，而对其超微结构则需采用超薄切片、电子显微镜、细胞化学等新技术。细菌细胞的模式结构见图1-2-2。

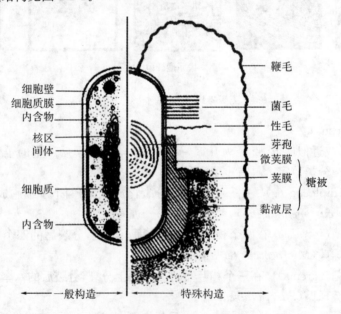

图 1-2-2　细菌细胞模式结构

(一) 基本结构

细菌的基本结构是所有细菌都具有的细胞结构，包括细胞壁、细胞膜、细胞质、核质及细胞质内的内含物等，是细菌维持细胞正常生理功能所必须具备的结构。

1. 细胞壁(cell wall)

细胞壁是包围在细胞表面,内侧紧贴细胞膜的一层较为坚韧、略具弹性的结构,占细胞干重的 10%～25%。利用特殊的染色法在光学显微镜下或直接利用电镜可观察到细菌的细胞壁。

细菌细胞壁的主要成分为肽聚糖(peptidoglycan),又称为粘肽。该成分是原核细胞型微生物所特有的。此外,还含有磷壁酸、外膜层等特殊成分。由于不同细菌细胞壁的结构组成不同,用革兰染色法可将细菌分成革兰阳性菌(G⁺)和革兰阴性菌(G⁻)两大类。图 1-2-3 描述了两类细菌细胞壁在结构和组成上的主要差异。

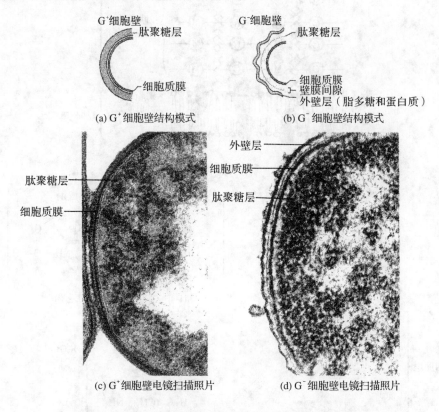

图 1-2-3　细菌细胞壁的电镜扫描照片(引自 Madigan et al, 2003)

(1)革兰阳性菌细胞壁　革兰阳性菌只有一层厚约 20～80nm 的细胞壁。细胞壁的化学组成以肽聚糖为主,占细胞壁总量的 40%～90%。另外,还结合有磷壁酸(teichoic acid),又称垣酸,是革兰阳性菌细胞壁特有的成分(图 1-2-4)。

1)肽聚糖:以最典型的金黄色葡萄球菌为代表。革兰阳性菌的肽聚糖是由若干肽聚糖单体聚合而成的多层网状结构大分子化合物(图 1-2-5)。每一个肽聚糖单体含有三种组分:N-乙酰葡萄糖胺(N-acetylgluco samine,NAG)、N-乙酰胞壁酸(N-acetylmuramic acid,NAM)和四肽链。N-乙酰葡萄糖胺与 N-乙酰胞壁酸交替排列,通过 β-1,4 糖苷键连接成聚糖链骨架。四肽链则是通过一个酰胺键与 N-乙酰胞壁酸相连,肽聚糖单体聚合成肽聚糖大分子时,主要是两条不同聚糖链骨架上与 N-乙酰胞壁酸相连的两条相邻四肽链间的相互交联。不同种类细菌的肽聚糖聚糖链骨架基本是相同的,不同的是四肽链氨基酸的组成以

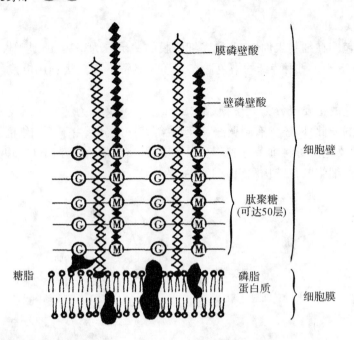

图 1-2-4　革兰阳性菌的细胞壁结构

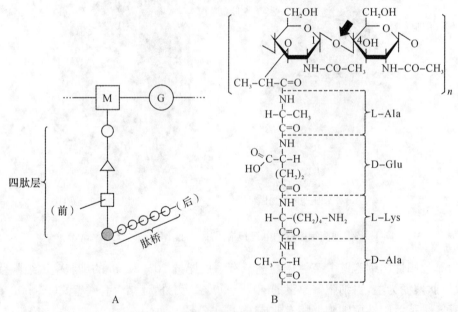

图 1-2-5　细菌细胞壁的肽聚糖单体结构

A. 简化的单体模型；B. 单体的分子结构；G. N-乙酰葡萄糖胺；M. N-乙酰胞壁酸

及两条四肽链间的交联方式。

革兰阳性菌如金黄色葡萄球菌的四肽链是 L-丙氨酸-D-谷氨酸-L-赖氨酸-D-丙氨酸，两条四肽链间通过五聚甘氨酸肽桥链而间接交联；肽桥的一头连接 L-赖氨酸，另一头连接着另一条四肽链的 D-丙氨酸，交联度高，从而形成了紧密编织、质地坚硬和机械强度很大的多层三维空间网格结构（图 1-2-6）。

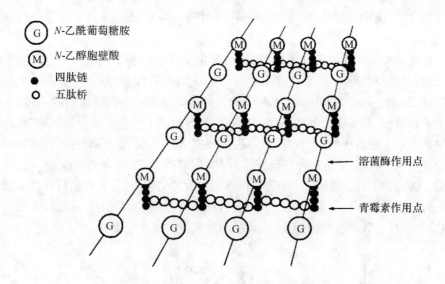

图 1-2-6 金黄色葡萄球菌细胞壁的肽聚糖结构

2)磷壁酸:是革兰阳性菌细胞壁特有的组分,一般占细胞壁干重的 10% 左右,有时可达 50%,由几十个分子组成的长链穿插于肽聚糖中,主要成分为甘油磷酸或核糖醇磷酸。它有两种类型,一为壁磷壁酸,与肽聚糖的 N-乙酰胞壁酸相结合,其含量会随培养基成分而变化;二为膜磷壁酸,与细胞膜中的磷脂相连。两种磷壁酸的另一端均伸到肽聚糖的表面。

磷壁酸的主要生理功能:①磷壁酸分子上带有大量的负电荷,有助于革兰阳性菌细胞壁形成一个负电环境,大大加强细胞膜对二价阳离子的吸附,尤其是 Mg^{2+},高浓度的 Mg^{2+} 可以保持膜的强度和提高合成酶的活性;②能调节细胞内自溶素的活力,从而防止细胞因自溶而死亡;③作为噬菌体的特异性吸附受体;④是革兰阳性菌表面抗原的主要成分,增强某些病原菌(如 A 族链球菌)对宿主细胞的粘连,避免被白细胞吞噬,与其致病性有关。

(2)革兰阴性菌细胞壁 革兰阴性菌的细胞壁比革兰阳性菌的薄,可分为内壁层和外壁层。内壁层紧贴细胞膜,厚约 2~3nm,由肽聚糖组成,占细胞壁干重的 5%~10%。外壁层又称外膜(outer membrane),约 8~10nm,主要由脂多糖、脂蛋白、脂质双层组成。

1)肽聚糖:以大肠埃希菌为代表。它的肽聚糖含量低、肽聚糖层薄(1~3 层)、结构疏松。其结构单体与革兰阳性菌基本相同,差别仅在于它们短肽上的氨基酸种类以及两条短肽相联结的方式不同:①大肠埃希菌肽聚糖肽链中的四个氨基酸是 L-丙氨酸、D-谷氨酸、内消旋二氨基庚二酸(m-DAP)及 D-丙氨酸。②短肽侧链的交联不需要肽桥,一股肽链第三位上的二氨基庚二酸与相邻的另一股肽链末端的 D-丙氨酸相连接。由于没有肽桥,交联度低,只能形成单层平面网格的二维结构(图 1-2-7)。

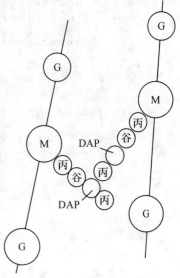

图 1-2-7 大肠埃希菌细胞壁
的肽聚糖结构

2)外膜:位于肽聚糖层外部,主要由脂多糖(lipopolysaccharide,LPS)、脂质双层、脂蛋白组成。

脂多糖是革兰阴性菌细胞壁的特有成分,其化学组成因种不同而有差异,它由O-特异性多糖、核心多糖和类脂A三部分组成(图1-2-8)。O-特异性多糖向外,由若干个低聚糖的重复单位组成,由于具有抗原性,故又称O-抗原或菌体抗原。不同种或型的细菌,O-特异性多糖的组成和结构(如多糖的种类和序列)均有变化,构成了各自的特异性抗原,因此具有种的特异性。核心多糖由庚糖、半乳糖、2-酮基-3-脱氧辛酸组成,所有革兰阴性菌都有此结构,故具有属特异性。类脂A是一种糖磷脂,由氨基葡萄糖、脂肪酸和磷酸组成。它是革兰阴性菌内毒素的毒性中心。各种革兰阴性菌的类脂A,其结构类似,无种属特异性。脂质双层与细胞膜的结构类似。脂蛋白由类脂质和蛋白质组成,其脂质部分连接在脂质双层的磷脂上,蛋白部分连接在肽聚糖的侧链上,使外膜和肽聚糖构成一个整体。

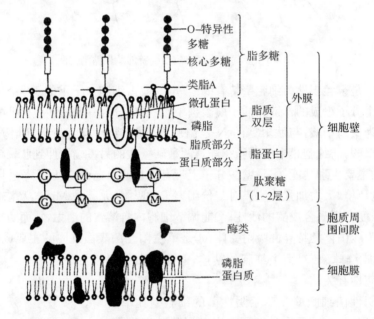

图1-2-8　革兰阴性菌细胞壁结构

革兰阳性菌与革兰阴性菌细胞壁的差异见表1-2-1所示。

表1-2-1　革兰阳性菌与革兰阴性菌细胞壁结构的比较

特　征	革兰阳性菌	革兰阴性菌
强度	较坚韧	较疏松
厚度	厚,20～80nm	薄,5～10nm
肽聚糖层数	多,可达50层	少,1～3层
肽聚糖含量	多,可占胞壁干重的50%～80%	少,占胞壁干重的10%～20%
磷壁酸	+	-
外膜	-	+
结构	三维空间(立体结构)	二维空间(平面结构)

(3)作用于细菌细胞壁的抗生素及酶　凡能破坏肽聚糖结构或抑制其合成的物质,都能

损伤细胞壁使细菌破裂或变形。因此，一些抗生素及酶对细菌的抑制或杀灭作用都是通过作用于细胞壁中的肽聚糖而实现的。如溶菌酶能水解肽聚糖中 N-乙酰葡萄糖胺与 N-乙酰胞壁酸之间的 β-1,4 糖苷键，致使细菌裂解。青霉素、头孢菌素主要作用于五肽桥形成阶段；环丝氨酸、磷霉素作用于聚糖支架合成阶段；万古霉素、杆菌肽则作用于四肽链形成阶段。由于人和动物细胞均无细胞壁结构和肽聚糖，故这类抗菌药物对人和动物细胞均无毒性。此外，由于革兰阴性菌肽聚糖外侧有外膜层的存在而起保护作用，故溶菌酶、青霉素等药物对革兰阴性菌无明显抗菌作用。

（4）细胞壁的功能　①保护细胞，使其免受由于渗透压改变而引起细胞的破裂；②维持菌体基本形态；③为细胞的生长、分裂和鞭毛运动所必需；④阻挡有害物质进入细胞。此外，细菌细胞壁还与细菌致病性、抗原性和对某些药物及噬菌体的敏感性有关。

（5）细胞壁缺陷型细菌　泛指那些由于长期受某些环境因素影响或通过人工施加某种压力而导致细菌细胞壁合成不完整或完全缺失。这种细胞壁受损的细菌一般在普通环境中不能耐受菌体内的高渗透压，从而导致胀裂死亡，但其在高渗环境下仍可存活。根据导致细胞壁缺失的因素和缺失的程度不同，可将细胞壁缺陷型细菌分为支原体、原生质体、原生质球和细菌 L-型四种类型。

①支原体（mycoplasma）：指在长期进化过程中逐渐形成，能适应自然环境条件的无细胞壁的原核细胞型微生物。支原体细胞膜中含有一般原核细胞所不具备的甾醇，即使缺乏细胞壁仍有较高的机械强度，因此可在普通环境中生长。

②原生质体（protoplast）：指在人工条件下，用溶菌酶完全水解或通过青霉素阻止其细胞壁的正常合成而获得的仅有细胞膜包裹的原球状结构。一般由革兰阳性菌在高渗环境中形成。原生质体由于没有坚韧的细胞壁，故任何形态的菌体均呈球形。原生质体对环境条件很敏感，而且特别脆弱，渗透压、振荡、离心甚至通气等因素都易引起其破裂。

③原生质球（spheroplast）：又称球状体或原球体，指在人工条件下，用溶菌酶部分水解或用青霉素不完全抑制细胞壁形成后所获得的仍带有部分细胞壁的原球状结构。一般由革兰阴性细菌在高渗环境中形成。原生质球细胞壁肽聚糖虽被除去，但外壁层中脂多糖、脂蛋白仍然保留，外壁的结构尚存。故原生质球较原生质体对外界环境更具一定抗性，并能在普通培养基上生长。

④细菌 L-型（bacterial L-form）：指细菌在实验室培养过程中通过自发突变而产生的遗传性状稳定的细胞壁缺陷菌株。由于它最先被英国 Lister 医学研究院发现而得名。

上述四种细胞壁缺陷型细菌的共同特征是对环境因素的影响非常敏感。后三种类型对环境的敏感度为：原生质体＞原生质球＞细菌 L-型。由于原生质体和原生质球比正常细菌更易于导入外源性遗传物质，故是遗传育种和进行细胞融合的基础研究材料。

（6）周质空间（periplasmic space）　又称壁膜空间，指革兰阴性菌细胞壁与细胞膜之间的狭窄空间。其中含有多种周质蛋白，如碱性蛋白酶、磷脂酶等。这些酶对细菌的营养吸收、核酸代谢、趋化性和抗药性等常有重要作用。

2. 细胞膜（cell membrane）

细胞膜又称细胞质膜（cytoplasmic membrane），是紧靠在细胞壁内侧的一层柔软而富有弹性的半透性薄膜，厚约 8nm，占细胞干重的 10% 左右。细胞膜的化学成分主要为磷脂（20%～30%）、蛋白质（50%～70%）和少量的多糖。组成细胞膜的骨架结构成分为磷脂分子,它由磷酸、甘油和脂肪酸及含氮碱基组成,它既具有疏水性的非极性基团,又具有亲水性的极性基团,它在水溶液中很容易形成具有高度定向性的双分子层,相互平行排列,亲水的极性基朝外,疏水的非极性基朝内,这样就形成了膜的基本骨架(图 1-2-9)。细胞膜中的蛋白质则不同程度地贯穿或镶嵌在双层磷脂分子之间,并可以在磷脂双分子层中做侧向运动,由此组成具有一定流动性的膜结构,这就是 Singer 于 1972 年提出的所谓流动镶嵌学说。

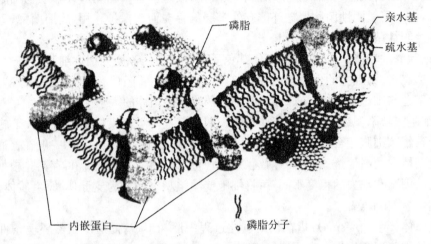

图 1-2-9　细菌细胞膜模式结构

由于细菌细胞内没有行使独立功能的细胞器,因此其细胞膜具有非常重要的生理功能:①控制细胞内、外物质(营养物质和代谢废物)的运送、交换;②维持细胞内正常渗透压的屏障作用;③合成细胞壁各种组分(LPS、肽聚糖、磷壁酸)和荚膜等大分子的场所;④进行氧化磷酸化或光合磷酸化的产能基地;⑤传递信息。

间体(mesosome)又称为中体或中介体(图 1-2-10),是由细胞膜内陷而形成的一种管状、层状或囊状结构。它与细胞壁的合成、核质分裂、细胞呼吸以及芽孢形成有关。由于间体具有类似真核细胞线粒体的作用,又称拟线粒体。

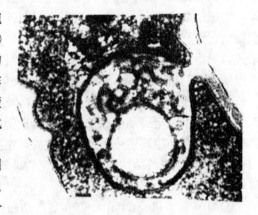

图 1-2-10　白喉棒状杆菌的间体

3. 细胞质及内含物

细胞质(cytoplasm)是细胞膜包围的除核质外的全部物质。它无色透明,呈黏胶状,主要成分为水、蛋白质、核酸、脂类,也含有少量的糖和盐类。由于细胞质内富含核糖核酸,生长旺盛的幼龄菌含量更高,因而细胞嗜碱性强。细胞质是细菌的内环境,含丰富的酶系统,是细菌蛋白质和酶类生物合成的重要场所。此外,细胞质内还含有核糖体、颗粒状内含物和气泡等物质。

(1) 核糖体　核糖体(ribosome)亦称核蛋白体,是分散存在于细菌细胞质中的亚微颗粒,由 RNA 和蛋白质组成,细菌细胞中绝大部分(约 90%)的 RNA 存在于核糖体内。在电子显微镜下可见到细菌的核糖体由 50S 和 30S 两个亚基组成,在一定条件下聚合成完整有活性的 70S 核糖体,用以合成蛋白质;真核细胞核糖体由 60S 和 30S 两个亚基组成,在合成蛋白质时组装成 80S 的活性单位,完成蛋白质的合成。由于两者组成上存在差异,因此许多能有效作用于细菌核糖体的抗生素对人体无害。

(2)胞质颗粒　细胞质中含有多种颗粒状内含物,多数为能源性贮藏物。每种细菌细胞内的胞质颗粒种类是不同的,较为常见的是异染颗粒,最早发现于迂回螺菌(*Spirillum volutans*)中,故又称为迂回体。异染颗粒是以无机偏磷酸盐聚合物为主要成分的一种无机磷的贮备物。异染颗粒嗜碱性或嗜中性较强,用蓝色染料(如甲苯胺蓝或甲烯蓝)染色后不呈蓝色而呈紫红色,故称异染颗粒。白喉棒状杆菌和结核分枝杆菌细胞中都有比较典型的异染颗粒,在菌种鉴定中具有一定意义。

4. 核质

细菌细胞的核位于细胞质内,没有核膜、核仁,仅为一核区,因此称为原始形态的核(primitive form nucleus)或拟核(nucleoid)。虽然该结构与真核生物的细胞核有很大差异,但都是遗传的物质基础。细菌的核质是由一条细长的环状双链 DNA 反复盘绕弯曲而成的块状物,呈球状、棒状或哑铃状(图 1-2-11)。一般情况下细菌细胞内的核质体数目为 1 个;处于分裂期的细菌,由于 DNA 复制先于细胞分裂,故一个细菌细胞内可含有 2～4 个核质体。在化学组成上,核质不含有组蛋白,DNA 约占 60%,

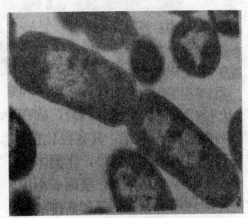

图 1-2-11　细菌的核质

RNA 为 30%,其余 10% 为蛋白质。在大肠埃希菌中细胞长度只有 2～6μm,而闭合环状 DNA 的长度却可达 1400μm,相对分子质量为 3×10^9。目前已知大肠埃希菌 K12 含有碱基对 4.6×10^6 个,基因 4100 个。细菌类群的 DNA 相对分子质量差异较小,一般为 $1\times10^9\sim6\times10^9$,其中蓝细菌较高,而支原体略低。核质携带了细菌绝大多数的遗传信息,是细菌生长发育、新陈代谢和遗传变异的控制中心。

质粒(plasmid)是细菌染色体外的遗传物质,又称为附加体,实质为闭环双链 DNA 分子。质粒相对分子质量较细菌染色体小,约为 $2\times10^6\sim100\times10^6$,所携带的基因数也比染色体少,通常只有 1～200 个。质粒携带某些特殊的遗传基因,控制多种遗传性状,如致育性、抗药性、产生抗生素、降解某些化学物质等,但质粒对细菌的生存并不是必需的,它可在菌体内自行消失,也可经一定处理后从细菌中除去,但不影响细菌的生存。

(二) 特殊结构

细菌的特殊结构是指某些细菌在一定条件下所特有的结构,具有某些特定的功能,如荚膜、鞭毛、菌毛、芽孢等。

1. 荚膜(capsule)

有些细菌在一定营养条件下能够向细胞壁外分泌出一层疏松、透明的黏液性物质,根据这层黏液性物质的厚度、可溶性及在细胞表面存在的状况可把它们分为荚膜、微荚膜或黏液层。如果这层物质黏滞性较大,具有一定外形,厚度在 0.2μm 以上,并在光学显微镜下可观察到与其周边有明显界限,称为荚膜或大荚膜(macrocapsule)。荚膜本身不易着色,用负染色法使菌体和背景着色后，就可在光学显微镜下观察到菌体外围绕一层透明发亮的荚膜层（图 1-2-12）。荚膜的主要成分因菌种而异，大多数细菌的荚膜由多糖组成，如肺炎双球菌，少数细菌的荚膜为多肽，如炭疽芽孢杆菌的荚膜为 D-谷氨酸的多肽。因此，荚膜对于细菌的鉴别和分型具有重要的作用。

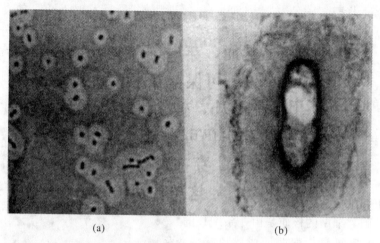

(a)　　　　　　　　(b)

图 1-2-12　荚膜(a)和黏液层(b)(引自 Madigan et al, 2003)

荚膜的形成受遗传特性控制，但并非是细菌细胞必不可少的结构，失去荚膜的细菌同样能正常生长，但可导致菌落特征发生变化。产荚膜的细菌菌落通常光滑透明，称光滑型（smooth，S 型）菌落；不产荚膜的细菌菌落表面干燥粗糙，称粗糙型（rough，R 型）菌落，条件发生改变可使两者之间发生转变。

荚膜的主要功能是保护细菌，一方面保护细菌免受干燥的影响，另一方面对一些病原菌来说，荚膜能保护其免受吞噬细胞的吞噬和消化，因此荚膜是构成细菌致病力的因素之一，细菌失去荚膜其致病力就降低。另外，荚膜还具有贮藏养料的功能，以备营养缺乏时重新利用。

产荚膜细菌对人类既有利又有害。人们可以从肠膜明串珠菌的荚膜中提取葡聚糖，葡聚糖已被用来治疗失血性休克的血浆代用品。也可利用荚膜物质具有抗原性对细菌进行分型、鉴定。另外，产荚膜细菌常常给发酵生产带来麻烦。牛奶、蜜糖、面包及其他含糖液变得"黏胶状"就是由于受了某些产荚膜细菌的污染。此外，有些细菌能借助荚膜牢固地黏附在牙齿表面引起龋齿。

2. 芽孢(spore)

某些细菌在其生活史的一定阶段，于营养细胞内形成一个圆形或椭圆形、对不良环境有极强抗性的特殊结构，称为芽孢，又称内生孢子(endopsore)。每个细菌细胞内一般只形成一个芽孢，而一个芽孢遇到适宜的环境条件也只能萌发产生一个营养细胞。因此芽孢仅仅是芽孢细菌生活史中的一环，是细菌的休眠体，并不是繁殖体。

生成芽孢的细菌多为杆菌，球菌和螺旋菌仅少数种能生芽孢。各种细菌芽孢着生的位置、形状、大小因菌种而异，故在分类鉴定上有一定意义（图 1-2-13）。如破伤风梭菌（*Clostridium tetani*）的芽孢在菌体顶端，其直径比菌体大且呈鼓槌状；枯草芽孢杆菌（*Bacillus subtilis*）的芽孢位于菌体的中央，卵圆形，比菌体小；丁酸梭菌（*Clostridium butyricum*）的芽孢位于菌体的中央，椭圆形，比菌体大，呈两头小中间大的梭形。

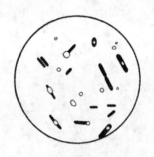

图 1-2-13 细菌芽孢形态示意图

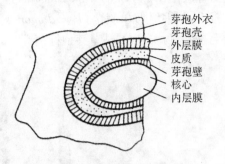

图 1-2-14 细菌芽孢的结构模式图

芽孢具有厚而致密的壁和高度的折光性,一般染料不易着色,必须采用特殊的芽孢染色法,才能在光学显微镜下观察到菌体内的芽孢。利用电子显微镜,不仅可观察到芽孢的表面特征,还可观察到一个成熟的芽孢具有核心、内膜、初生细胞壁、皮层、外膜、外壳层及外孢子囊等多层结构(图 1-2-14)。

芽孢的形成需要一定的外界条件,这些条件因菌种而异。然而,芽孢一旦形成,则对热、干燥等恶劣环境条件均具有很强的抵抗能力。有的芽孢在一定条件下可保存几十年而不丧失其生活力。芽孢尤其能耐高温,如枯草芽孢杆菌的芽孢在沸水中可存活 1h,破伤风梭菌的芽孢可存活 3h,而肉毒梭菌的芽孢则可忍受 6h 以上,即使在 180℃ 的干热中仍可存活 10min。除耐热外,芽孢也能抵抗低温,它在液氮温度(−190℃)中 6 个月仍能存活。芽孢对辐射、干燥和大多数化学杀菌剂也具有极大的抗性。芽孢之所以具有如此高度的抗逆性,这与其结构及成分有关。芽孢含水量低,是由致密且厚的多层结构包裹成的坚实小体,故通透性差,化学消毒剂不易渗入。此外,芽孢含有 2,6-吡啶二羧酸(dipicolinic,DPA),此成分以钙盐形式存在,与芽孢耐热性有关。

芽孢在自然界分布广泛,因此要严防芽孢污染伤口、用具、敷料、手术器械等。芽孢对各种不良环境抵抗力强,用一般的方法不易将其杀死。目前,杀灭芽孢最可靠的方法是高压蒸汽灭菌法。当进行消毒灭菌时往往以芽孢是否被杀死作为判断灭菌效果的指标。

3. 鞭毛(flagella)

某些细菌的细胞表面伸出细长、弯曲的丝状物称为鞭毛。其数目为 1～10 根,具有运动的功能,鞭毛细而长,其长度为菌体的若干倍,一般为 5～20μm,直径只有 10～20nm(图 1-2-15)。因此,用光学显微镜必须采用特殊的鞭毛染色法,才能观察到细菌鞭毛,最直接的方法就是利用电子显微镜观察。

细菌鞭毛的数目和着生位置是细菌种的特征。因此可将细菌分为四类(图 1-2-16)。①单毛菌(monotrichaete):在菌体的一端只生一根鞭毛,如霍乱弧菌(Vibrio cholerae)。②端毛菌(amphitrichaete):菌体两端各具一根鞭毛,如

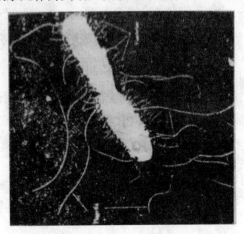

图 1-2-15 细菌鞭毛和菌毛

鼠咬热螺旋体（*Spirochaet a morsusmuris*）。③丛毛菌（lophotrichaete）：菌体一端或两端生一束鞭毛，如铜绿假单胞菌（*Pseudomonas aeruginosa*）。④周毛菌（peritrichaete）：周身都有鞭毛，如大肠埃希菌、枯草芽孢杆菌等。

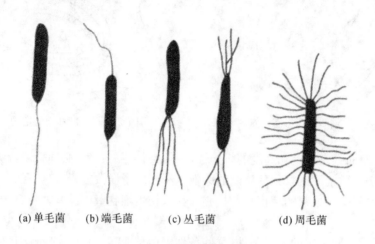

(a)单毛菌　　(b)端毛菌　　(c)丛毛菌　　　　(d)周毛菌

图 1-2-16　细菌的鞭毛示意图

鞭毛的化学组分主要是蛋白质，只含有少量的多糖或脂类。鞭毛蛋白具有很强的免疫原性，又称鞭毛抗原，各种细菌的鞭毛蛋白由于氨基酸组成不同导致鞭毛抗原特性上的差别，因此在细菌的分类、分型、鉴定上具有一定意义。

某些细菌的鞭毛还与细菌的致病性有一定的关系，如空肠弯曲菌、霍乱弧菌等，由于鞭毛运动活泼，可帮助细菌穿透小肠黏膜表面覆盖的黏液层，有利于细菌黏附到小肠上皮细胞并产生毒性物质导致病变发生。

4. 菌毛（fimbria）

多数革兰阴性菌及少数阳性菌的细胞表面有一些比鞭毛更细、较短而直硬的丝状物，称为菌毛，亦称伞毛或纤毛。菌毛直径比鞭毛更细，所以必须用电子显微镜才能观察到。菌毛由菌毛蛋白组成，与鞭毛相似，但菌毛不具运动功能，所以也见于非运动的细菌中。根据形态、功能不同可将菌毛分为普通菌毛和性菌毛两种类型。

（1）普通菌毛（common pili）　普通菌毛短而直，周身分布，数目可达百根以上（图 1-2-17）。普通菌毛主要与细菌的黏附性有关，能与宿主细胞表面的相应受体结合，导致感染的发生。如大肠埃希菌的普通菌毛能黏附于肠道和下尿道黏膜上皮细胞，引发肠炎或尿道炎。无菌毛的细菌则易被黏膜细胞的纤毛运动、肠蠕动或尿液冲洗而被排除，失去菌毛，致病力亦随之丧失。因此，普通菌毛与细菌的致病性有关。

（2）性菌毛（sex pili）　性菌毛比普通菌毛粗而长，数量少，一个细胞仅具 1～4 根。性菌毛是在性质粒（F 因子）控制下形成的，故又称 F 菌毛。带有性菌毛的细菌称为 F^+ 菌或雄性菌，无菌毛的细菌称为 F^- 菌或雌性菌。性菌毛能在细菌之间传递 DNA，细菌的毒性及耐药性即可通过这种方式传递，这是某些肠道杆菌容易产生耐药性的原因之一（图 1-2-18）。

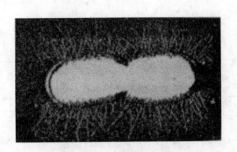

图 1-2-17 细菌的菌毛

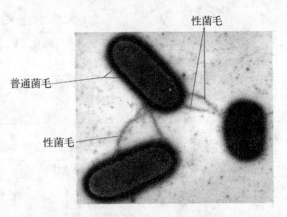

图 1-2-18 大肠埃希菌性菌毛电镜照片
(引自 Foundations of Microbiology)

三、细菌的生长繁殖

细菌需要从外界环境中不断摄取营养物质,合成自身组成成分并获得能量,才能进行新陈代谢和生长繁殖。在细菌代谢过程中,可产生多种对人类生活和医学实践有重要意义的代谢产物。

(一) 细菌生长繁殖的条件

1. 充足的营养物质

充足的营养物质是细菌新陈代谢及生长繁殖的物质基础,为细菌生长繁殖提供必需的原料和足够的能量。主要包括水分、碳源、氮源、无机元素和生长因子。在一定范围内,菌体细胞的生长繁殖速度与其营养物质的浓度成正比。

2. 合适的酸碱度

细菌生长繁殖要有最适宜的 pH 值和一定的 pH 值适应范围,一般在 pH 4.0~9.0 之间都可生长。但大多数细菌最适宜的 pH 为 6.8~7.4,在此范围内细菌的酶活性强,生长繁殖速度快。少数种类细菌在偏酸或偏碱的情况下也能生长,如嗜酸乳杆菌的最适 pH 为 5.8~6.6,而霍乱弧菌最适 pH 则为 8.4~9.2。在适宜 pH 条件下,特别在含糖液体培养基中,细菌代谢旺盛,很快分解糖产生有机酸,降低了培养基中的 pH,不利于细菌继续生长和代谢。因此,在配制培养基时,不仅要注意调节其合适的 pH,还应加入适宜的缓冲物质,如磷酸盐、碳酸盐或有机物(如氨基酸)等。

3. 适宜的温度

温度对细菌生长速度的影响最大,细菌生长繁殖必须要有适宜的温度范围。根据细菌对温度范围要求不同,可分为低温菌、中温菌和高温菌三类(表 1-2-2),都有各自的最低、最适合、最高生长温度范围。大多数细菌属于中温菌(最适温度为 25~32℃),人体致病菌的最适温度为 37℃。

4. 必要的气体环境

主要是 O_2 和 CO_2。固氮菌能固定空气中的氮气。通常根据细菌生长与氧气的关系,将细菌分为五种类型(表 1-2-3)。

(1)需氧菌 在有氧的环境中才能生长繁殖,如结核分枝杆菌、枯草芽孢杆菌。

表1-2-2　细菌生长的温度范围

细菌类型	最低温度范围/℃	最适温度范围/℃	最高温度范围/℃	代表类型
低温菌	−5～0	10～20	25～30	极地、冷藏物中的细菌
中温菌:室温菌	10～20	25～32	40～50	腐生菌
体温菌	10～20	37	40～50	寄生病原菌
高温菌	25～45	50～55	70～80	温泉、堆肥中的细菌

表1-2-3　细菌与氧气的关系

细菌类型	最适生长时 O_2 体积/％	代表类型
需氧菌	≥20	结核分枝杆菌
微需氧菌	2～10	空肠弯曲菌
耐氧菌	≤2	乳酸菌
兼性厌氧菌	有 O_2 或无 O_2	大肠杆菌
专性厌氧菌	不能有 O_2	破伤风梭菌

（2）微需氧菌　能在含有极少量分子氧的情况下生长,但并不利用分子氧作为受氢体,它们适应于在较低氧分压下生长,但实质上进行的是无氧呼吸。如空肠弯曲菌、红斑丹毒丝菌等。

（3）耐氧菌　在生长过程中一般不需要氧气,但氧气的存在对其影响不大,如乳酸菌。

（4）兼性厌氧菌　在有氧或无氧的环境中均能生长,有氧时进行需氧呼吸,无氧时进行厌氧发酵,以有氧下生长较好,如大肠杆菌等。

（5）厌氧菌　在无氧的环境中才能生长繁殖,氧对其生长有毒害作用,如破伤风梭菌、丙酮丁醇梭菌。

一般细菌在代谢过程中都需要微量的 CO_2,主要是参与生成草酰乙酸以补偿中间代谢产物而进入三羧酸循环以及合成菌体中的许多重要化合物,如嘌呤、嘧啶和氨基酸。一般细菌在代谢过程中产生的 CO_2 即可满足需要,但有些细菌如脑膜炎奈瑟菌等在初次分离培养时,需要在 $5\%～10\%CO_2$ 条件下才能生长。

（二）细菌生长繁殖的规律

1. 细菌个体生长繁殖

原核细胞型微生物中除个别现象（如结核分枝杆菌可以通过分枝方式繁殖）外,一般所进行的繁殖方式是二分裂的无性繁殖,即细菌生长到一定时期,在细胞中间逐渐形成横隔,由一个母细胞分裂成两个大小基本相等的子细胞。

细菌的繁殖速度极快,细菌繁殖一代所需要的时间随细菌种类不同而异,同时又受环境条件的影响。在上述各种条件满足时,一般细菌如大肠杆菌繁殖的速度为每 20～30min 分裂一次,称为一代,个别细菌如结核杆菌分裂较慢,繁殖一代用时为 18～20h,故结核病人的标本培养需较长时间。

2. 细菌群体生长繁殖的规律

细菌在液体培养基中的生长繁殖具有一定的规律性。描述细菌群体在整个培养期间的菌数变化规律的曲线称为生长曲线（growth curve）,其制作方法是将一定数量的细菌接种在适宜的液体培养基中培养,每隔一定的时间取样计算菌数,以时间（h）为横坐标,细菌数的对数为纵坐标进行作图即得细菌的生长曲线。

按生长繁殖的速度不同,细菌生长曲线可分为 4 期,如图 1-2-19 所示。

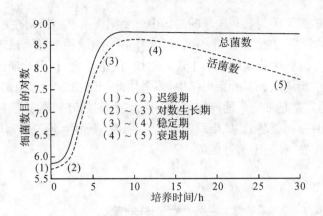

图 1-2-19 细菌的生长曲线

(1)迟缓期(lag phase) 是细菌适应环境的繁殖前准备时期。细菌不分裂、菌数不增加，但细胞内合成代谢活跃，胞内核酸、蛋白质的量均增加，细胞体积变大。迟缓期的出现是由于细菌需要适应新的环境条件，并产生足够量的酶、辅酶以及某些必要的中间代谢产物。当这些物质达到一定浓度时，细菌才开始分裂繁殖。迟缓期长短，可以概括地反映出细菌的生长繁殖条件是否适宜。影响迟缓期长短的因素有菌种、菌龄、接种量以及接种前后培养基成分的差异等。在生产上，这个时期愈短愈好。加入酶激活剂如 Mg^{2+} 能缩短迟缓期。

(2)对数生长期(logarithmic growth phase) 细菌经迟缓期后，进入对数生长期。此期是细菌分裂繁殖最快的时期，细菌数按几何级数增加，即 $2^0 \rightarrow 2^1 \rightarrow 2^2 \rightarrow 2^3 \rightarrow \cdots \rightarrow 2^n$，细菌数目的对数呈直线上升。此期的细菌代谢活跃，生长速率快，群体中的细胞化学组成及形态、生理特征比较一致，且细菌的形态、大小、染色性均典型，对外界环境因素的作用比较敏感。因此实验室研究细菌生物学性状和做药敏试验选用对数生长期细菌为佳(多数细菌经 8～18h 的培养物)。有些抗菌药物在这一时期作用细菌的效果较好。

(3)稳定期(stationary phase) 在一定容积的培养基中，对数生长期的细菌迅速生长繁殖，引起营养物质的消耗，有害代谢产物的积累以及其他环境条件如 pH、氧化还原电势的改变，对细菌生长不利。故对数生长期末期细菌生长速率逐渐下降，死亡率渐增，以至新繁殖的细菌与死亡细菌数趋于平衡，活菌数保持相对稳定，故称稳定期。此期细菌形态和生理发生改变，开始积累贮存物质，革兰阳性菌可被染成革兰阴性。细菌的芽孢多在此期形成，某些次级代谢产物如外毒素、抗生素等也在此期开始产生。

(4)衰退期(decline phase) 有害代谢产物大量积累，细菌死亡数超过繁殖数，活菌数急剧减少，细菌衰老。此期细菌形态不典型，常呈现衰退型，代谢活动也趋于停滞。细菌形态显著改变，出现畸形，菌体变长，肿胀或扭曲，有的菌体发生自溶。形成芽孢的细菌，此期芽孢成熟。该时期死亡的细菌以对数方式增加，但在衰退期后期，部分细菌对不良环境能产生一定的抗性，在一定程度上使死亡速率降低。

细菌对不同营养物质的利用能力是不同的，有的可以直接被利用，如葡萄糖或 NH_4^+ 等；有的需要过一段时间才能被吸收利用，如乳糖或鱼粉等。当培养基中同时含有这两类碳源或氮源时，细菌在生长过程中会出现二次生长现象。

了解细菌的生长曲线对研究细菌生理学和生产实践都有重要的指导意义。例如为了尽量减少菌数的增加,在无菌制剂和输液的制备中就要把灭菌工序控制在迟缓期,以保证输液质量和减少热原的污染;在大量培养细菌时,选择适当的菌种、菌龄、培养基及控制培养条件,可缩短迟缓期。对数生长期的细菌生长繁殖快,代谢旺盛,利用此期的细菌作为连续发酵的种子,以缩短生产周期。实验室工作中,多采用此期细菌进行细菌形态结构、生理代谢等方面的研究。稳定期是细菌代谢产物增多,并大量积累的时期。发酵工业上,为更多地获得细菌产生的代谢物,如氨基酸、抗生素等,可适当补充营养物,延长稳定期。形成芽孢的细菌,芽孢在衰退期成熟,有利于菌种保藏。

【知识拓展】

一、大肠埃希菌

大肠埃希菌俗称大肠杆菌,为革兰阴性杆菌,菌体呈短杆或长杆状,长 $1.0\sim3.0\mu m$,宽 $0.5\sim1.0\mu m$。大多数有周鞭毛,能运动,有菌毛。无芽孢,一般无荚膜。菌落呈白色至黄白色,表面光滑。

大肠埃希菌为人和动物肠道中的正常菌群,一般不致病,在肠道内能合成维生素 B、维生素 K,供人体吸收利用,产生的大肠菌素,能抑制志贺菌、沙门菌等病原菌的生产,对机体是有利的。但在一定条件下可引起肠外感染。某些菌株的致病性强,引起肠内感染腹泻,统称致病大肠埃希菌。

二、金黄色葡萄球菌

金黄色葡萄球菌为革兰阳性球菌。菌体呈球形或稍呈椭圆形,直径 $0.4\sim1.2\mu m$,显微镜下排列成葡萄串状,无芽孢、鞭毛,大多数无荚膜。

金黄色葡萄球菌是人类化脓感染中最常见的病原菌,是医院交叉感染的重要来源。可引起局部化脓感染,也可引起肺炎、伪膜性肠炎、心包炎等,甚至败血症、脓毒症等全身感染。也是常见的引起食物中毒的致病菌。近年来,葡萄球菌的抗药菌株不断增加,据统计,金黄色葡萄球菌对青霉素 G 的抗药菌株已高达 90% 以上,给临床用药带来一定困难。

【习题与思考】

一、选择题

1. 细菌细胞壁的主要成分是 （　　）
   A. 脂蛋白　　　　B. 肽聚糖　　　　C. 脂多糖　　　　D. 核蛋白
2. 与细菌的运动有关的结构是 （　　）
   A. 鞭毛　　　　　B. 菌毛　　　　　C. 纤毛　　　　　D. 荚膜
3. 内毒素的主要成分为 （　　）
   A. 肽聚糖　　　　B. 蛋白质　　　　C. 脂多糖　　　　D. 核酸
4. 增强细菌抗吞噬作用的结构是 （　　）
   A. 普通菌毛　　　B. 荚膜　　　　　C. 芽孢　　　　　D. 鞭毛
5. 研究细菌的生物学性状最好是选用细菌群体生长繁殖的哪个时期? （　　）
   A. 迟缓期　　　　B. 对数期　　　　C. 稳定期　　　　D. 衰亡期

二、填空题

1. 细菌的三种基本形态有球菌、_____和_____。

2. 菌毛可分为_____和_____两类，前者具有_____作用，后者具有传递遗传物质的作用。

3. 细菌的繁殖方式为_____。

三、名词解释与简答题

1. 解释芽孢、生长曲线的概念。

2. 试比较革兰阳性菌和革兰阴性菌细胞壁的区别。

3. 何为生长曲线？有何特点？

4. 请简明解说细菌的特殊结构及其主要功能。

（叶剑尔）

任务 1-3   放线菌

 学习目标

知识目标
- 掌握放线菌的形态构造、菌落特征；
- 掌握放线菌的繁殖方式和培养条件；
- 了解常见放线菌的生物学特性及在工业上的应用。

技能目标
- 能区分细菌和放线菌的不同点。

 【背景知识】

放线菌（actinomyces）是一类菌丝呈分枝状生长的原核细胞型微生物。因其菌落呈放射状，故称为放线菌。放线菌具有菌丝和孢子结构，革兰染色呈阳性。

放线菌广泛分布于自然界，主要存在于土壤中，泥土特有的"土腥味"主要是由于多数放线菌种类可产生土腥味素（geosmins）。放线菌在分解有机物质、改变土壤结构以及自然界物质转化中起一定作用。大多数放线菌是需氧性腐生菌，只有少数为寄生菌，可使人和动物致病。

放线菌是抗生素的主要产生菌，迄今报道的 8000 多种抗生素中，约 80% 是由放线菌产生的。常用的抗生素除了青霉素和头孢霉素外，绝大多数是放线菌的产物。放线菌还可用于制造维生素、酶制剂（蛋白酶、淀粉酶、纤维素酶等）及有机酸，在医药工业上有重要意义。

【任务内容】

一、放线菌的形态与结构

放线菌是介于细菌和真菌之间又接近于细菌的单细胞分枝微生物，基本结构与细菌相似，细胞壁由肽聚糖组成，并含有二氨基庚二酸（DAP），不含有真菌细胞壁所具有的纤维素或几丁质。目前在进化上已经把放线菌列入广义的细菌。

放线菌由菌丝和孢子组成。

(一)菌丝

菌丝是由放线菌孢子在适宜环境下吸收水分,萌发出芽,芽管伸长呈放射状、分枝状的丝状物。放线菌的菌丝基本为无隔的多核菌丝,直径细小,大量菌丝交织成团,形成菌丝体(mycelium)。

菌丝按着生部位及功能不同,可分为基内菌丝、气生菌丝和孢子丝三种(图 1-3-1)。

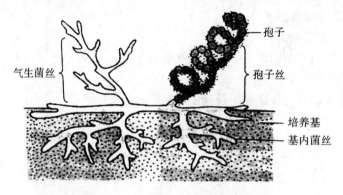

图 1-3-1　放线菌的一般形态和构造

1. 基内菌丝

基内菌丝伸入培养基质表面或伸向基质内部,像植物的根一样,具有吸收水分和营养的功能,又称营养菌丝或一级菌丝。基内菌丝无隔,直径较细,通常为 $0.2\sim1.2\mu m$。有的无色,有的产生色素,呈现不同的颜色。色素分为脂溶性和水溶性两类,后者可向培养基内扩散,使之呈现一定的颜色。

2. 气生菌丝

基内菌丝不断向空中生长,分化出直径比基内菌丝粗、颜色较深的分枝菌丝,称为气生菌丝或二级菌丝。

3. 孢子丝

气生菌丝发育到一定阶段,顶端可分化形成孢子(spore),这种形成孢子的菌丝称为孢子丝。孢子丝的形状、着生方式、螺旋的方向、数目、疏密程度以及形态特征是鉴定放线菌的重要依据(图 1-3-2)。

(二)孢子

气生菌丝发育到一定阶段即分化形成孢子。孢子成熟后,可从孢子丝中逸出飞散。放线菌的孢子属无性孢子,是放线菌的繁殖器官。孢子的形状不一,有球形、椭圆形、杆形或柱状。排列方式不同,有单个、双个、短链或长链状。在电镜下可见孢子表面结构不同,有的表面光滑,有的为疣状、鳞片状、刺状或毛发状。孢子颜色多样,呈白、灰、黄、橙黄、淡黄、红、蓝等色。孢子的形态、排列方式和表面结构以及色素特征是鉴定放线菌的重要依据。

二、放线菌的培养特性

(一)培养条件

绝大多数放线菌为异养菌,营养要求不高,能在简单培养基上生长。多数放线菌分解淀粉的能力较强,故培养基中大多含有一定量的淀粉。放线菌对无机盐的要求较高,培养基中

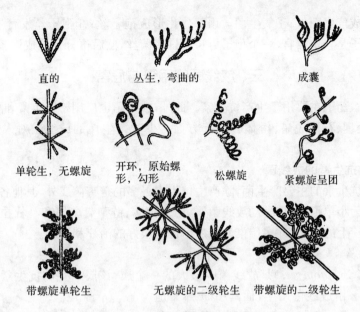

直的 丛生，弯曲的 成囊

单轮生，无螺旋 开环，原始螺 松螺旋 紧螺旋呈团
形，勾形

带螺旋单轮生 无螺旋的二级轮生 带螺旋的二级轮生

图 1-3-2　放线菌孢子丝的类型

常加入多种元素如钾、钠、硫、磷、镁、铁、锰等。

放线菌大多为需氧菌，所以在抗生素生产中，需进行通气搅拌培养，以增加发酵液中的溶氧量。

放线菌最适生长温度 28～30℃，对酸敏感，最适 pH 为中性偏碱，在 pH7.2～7.6 环境中生长良好。

(二) 菌落特征

放线菌生长缓慢，培养 3～7d 才能长成典型菌落。

放线菌菌落通常为圆形，类似或略大于细菌的菌落，比真菌菌落小。菌落表面干燥，有皱褶，致密而坚实。当孢子丝成熟时，形成大量孢子堆，铺于菌落表面，使菌落呈现颗粒状、粉状、石灰状或绒毛状，并带有不同的颜色。由于大量基内菌丝伸入培养基内，故菌落与培养基结合紧密，不易被接种针挑起。放线菌在固体平板培养基上培养后形成的菌落特征，可作为菌种鉴别的依据。

(三) 繁殖方式及生活周期

放线菌主要通过无性孢子的方式进行繁殖。在液体培养基中，也可通过菌丝断裂的片段形成新的菌丝体而大量繁殖，工业发酵生产抗生素时常采用搅拌培养即是依此原理进行的。

放线菌主要通过横隔分裂方式形成孢子。

现以链霉菌的生活史（图 1-3-3）为例说明放线菌的生活周期：①孢子萌发，长出芽管；②芽管延长，生出分枝，形成基内菌丝；③基内菌丝向培养基

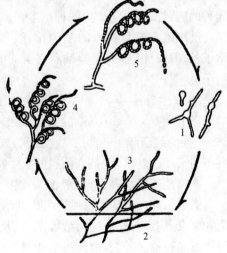

1. 孢子萌发；2. 基内菌子；3. 气生菌丝；
4. 孢子丝；5. 孢子丝分化为孢子
图 1-3-3　链霉菌生活史

外空间生长形成气生菌丝；④气生菌丝顶部分化形成孢子丝；⑤孢子丝发育形成孢子，如此循环反复。孢子是繁殖器官，一个孢子可长成许多菌丝，然后再分化形成许多孢子。

三、放线菌的用途与危害

放线菌在医药上主要用于生产抗生素。此外，放线菌也应用于维生素和酶类的生产、皮革脱毛、污水处理、石油脱蜡、甾体转化等方面。少数寄生性的放线菌对人和动植物有致病性。

(一) 产生抗生素的放线菌

放线菌是抗生素的主要产生菌，除产生抗生素最多的链霉菌属外，其他各属中产生抗生素较多的依次为小单孢菌属、游动放线菌属、诺卡菌属、链孢囊菌属和马杜拉放线菌属。由于抗生素在医疗上的应用，许多传染性疾病已得到很好的治疗和控制。

1. 链霉菌属

链霉菌属(*Streptomyces*)是放线菌中最大的一个属，该属产生的抗生素种类最多。现有的抗生素80%由放线菌产生，而其中90%又是由链霉菌属产生的。根据该菌属不同菌的形态和培养特征，特别是根据气生菌丝、孢子堆和基内菌丝的颜色及孢子丝的形态，可把链霉菌属分为14个类群，其中有很多种类是重要抗生素的产生菌，如灰色链霉菌产生链霉素，龟裂链霉菌产生土霉素，卡那霉素链霉菌产生卡那霉素等。此外，链霉菌还产生氯霉素、四环素、金霉素、新霉素、红霉素、两性霉素、制霉菌素、万古霉素、放线菌素D、博莱霉素以及丝裂霉素等。

有的链霉菌能产生一种以上的抗生素，而不同种的链霉菌也可能产生同种抗生素。

链霉菌有发育良好的基内菌丝、气生菌丝和孢子丝，菌丝无隔，孢子丝性状各异，可形成长的孢子链(图1-3-4)。

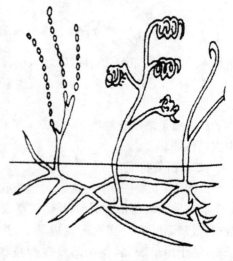

图 1-3-4　链霉菌的形态

2. 诺卡菌属

诺卡菌属(*Nocardia*)的放线菌主要形成基内菌丝，菌丝纤细，一般无气生菌丝(图1-3-5)。少数菌产生一薄层气生菌丝，成为孢子丝。基内菌丝和孢子丝均有横隔，断裂后形成不同长度的杆形，这是该菌属的重要特征。

本属菌落表面多皱、致密、干燥或湿润，呈黄、黄绿、橙红等色。用接种环一触即碎。

诺卡菌属产生30多种抗生素，如治疗结核和麻风的利福霉素，对引起植物白叶病的细菌和原虫、病毒有作用的间型霉素，以及对 G^+ 有作用的瑞斯托菌素等。此外，该菌属还可用于石油脱蜡、烃类发酵及污水处理。

3. 小单孢菌属

小单孢菌属(*Micromonospora*)放线菌的基内菌丝纤细，无横隔，不断裂，亦不形成气生菌丝，只在基内菌丝上长出孢子梗，顶端只生成一个球形或椭圆形的孢子，其表面为棘状或疣状(图 1-3-6)。

本属菌落凸起,多皱或光滑,常呈橙黄、红、深褐或黑色。

本属约 40 多种,喜居于土壤、湿泥和盐地中,能分解自然界的纤维素、几丁质、木素等,同时也是产生抗生素较多的属,可产生庆大霉素、创新霉素、卤霉素等 50 多种抗生素。

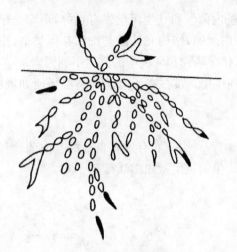

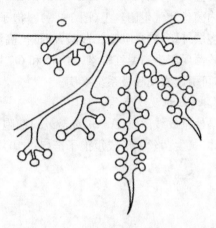

图 1-3-5　诺卡菌的形态　　　　　　图 1-3-6　小单孢菌的形态

4. 链孢囊菌属

链孢囊菌属(*Streptosporangium*)的特点是孢囊由气生菌丝上的孢子丝盘卷而成(图 1-3-7)。孢囊孢子无鞭毛,不能运动。有氧环境中生长发育良好。菌落与链霉菌属的相似。能产生对 G^+、G^-、病毒和肿瘤有作用的抗生素,如多霉素。

5. 游动放线菌属

游动放线菌属(*Actinoplanes*)的放线菌一般不形成气生菌丝,基内菌丝有分枝并形成各种形态的球形孢囊,这是该菌属的重要特征(图 1-3-8)。囊内有孢子囊孢子,孢子有鞭毛,可运动。

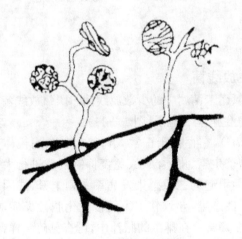

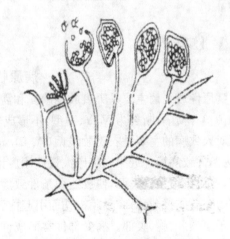

图 1-3-7　链孢囊菌的形态　　　　　　图 1-3-8　游动放线菌的形态

本属生长缓慢,2~3周才形成菌落,菌落湿润发亮。

本属菌至今已报道14种,产生的抗生素有创新霉素、奈醌类的绛红霉素等,后者对肿瘤、细菌、真菌均有一定作用。

6. 高温放线菌属

高温放线菌属(*Thermoactinomycetes*)的基内菌丝和气生菌丝发育良好,单个孢子侧生在基内菌丝和气生菌丝上(图1-3-9)。孢子是内生的,结构和性质与细菌芽孢类似,孢子外面有多层外壁,内含吡啶二羧酸,能抵抗高温、化学药物和环境中的其他不利因素。

该菌属产生高温红霉素,对 G^+ 和 G^- 均有作用。常存在于自然界高温场所如堆肥、牧草中,可引起农民呼吸系统疾病。

7. 马杜拉放线菌属

马杜拉放线菌属(*Actinomadura*)细胞壁含有马杜拉糖,有发育良好的基内菌丝和气生菌丝体,气生菌丝上形成短孢子链(1-3-10)。产生的抗生素如洋红霉素等。

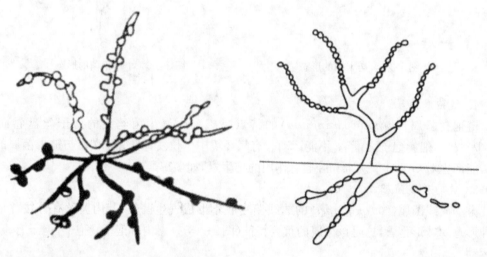

图1-3-9 高温放线菌的形态　　　　　图1-3-10 马杜拉放线菌的形态

【知识拓展】

病原性放线菌

病原性放线菌主要是厌氧放线菌属和需氧诺卡菌属中的少数放线菌。厌氧放线菌属的基内菌丝有横隔,断裂为 V、Y、T 型,不形成气生菌丝和孢子(图1-3-11)。

对人致病的主要是衣氏放线菌(*A. israclii*),它存在于正常人口腔、齿龈、扁桃体与咽部,为条件致病菌。近年来临床大量使用广谱抗生素、皮质激素、免疫抑制剂或进行大剂量放疗,造成机体菌群失调,使放线菌条件致病菌引起的二重感染发病率急剧上升,或因机体抵抗力减弱或拔牙、口腔黏膜损伤而引起内源性感染,导致软组织的慢性化脓性炎症,疾病多发于面颈部、胸、腹部。病变部位常形成许多瘘管。在排出的脓汁中,可查见硫磺样颗粒,肉眼可见,可疑颗粒压片、镜检后可见放射状排列的菌丝。

牛型放线菌首先自母牛体内分离出,对人无致病能力,可引起牛的颚肿病。

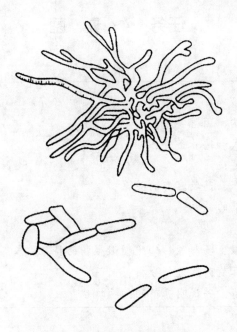

图 1-3-11 衣氏放线菌的形态

星型诺卡菌主要由呼吸道或创口侵入人体,引起肺部感染,症状类似脓肿的急性感染或伴发脓肿的急性肺炎。也可播散至全身如肾、肝、脾、心包及肾上腺等器官,引起脓肿及多发性瘘管。

【习题与思考】

一、选择题

1. 放线菌细胞壁组成成分主要是 （　　）

A. 肽聚糖　　　　B. 脂多糖　　　　C. 纤维素　　　　D. 几丁质

2. 孢子是放线菌的 （　　）

A. 溶酶体　　　　B. 无性繁殖体　　C. 休眠体　　　　D. 菌丝体

3. 以下哪种抗生素不是放线菌产生的? （　　）

A. 链霉素　　　　B. 氯霉素　　　　C. 青霉素　　　　D. 庆大霉素

二、填空题

1. 放线菌个体典型的结构为_____和_____。

2. 放线菌的最适培养温度是_____℃。

（曲均革）

任务 1-4　真　菌

知识目标
- 掌握真菌的形态结构、菌落特征；
- 掌握真菌的繁殖方式和培养条件；
- 熟悉几种常见的真菌；
- 了解真菌与药物生产、药物霉变的关系；
- 了解真菌与人类疾病的关系。

技能目标
- 能区别真核细胞型微生物与原核细胞型微生物的特征；
- 会培养真菌，并对真菌菌落进行分析；
- 会用显微镜观察真菌，并说明真菌的细胞特征。

【背景知识】

　　真菌具有真正的细胞核，细胞质中含有多种细胞器，菌体通常为丝状（例如丝状真菌），可产生各种孢子，不含叶绿素，典型地以无性和（或）有性两种方式进行繁殖，在植物、动物或其他真菌上营寄生或共生生活，或在动植物残体上、在淡水、海洋、陆地或地面等生境中营腐生生活。真菌在自然界分布广泛，种类繁多，估计有 100 多万种，其中已描述的约有 1 万个属 7 万余种，说明尚有大量的真菌物种有待人们去发现和开发利用。

【任务内容】

一、真菌的概念与分类

（一）真菌的概念和特征

　　真菌是一类不含叶绿素，无根、茎、叶分化，具有细胞壁的真核细胞型微生物。从生物学的观点来看，与原核细胞型微生物相比，主要具有以下重要特征：

　　1. 具有完整的细胞核，含有包括核膜、核孔、核仁在内的完整构造。

　　2. 细胞质内含有许多已分化的细胞器，如线粒体、内质网、高尔基体、溶酶体等。

　　3. 具有完整细胞壁（一般来说，不同类型真菌的细胞壁成分略有差异），低等真菌含有纤维素，酵母菌含有葡聚糖，高等真菌含有几丁质。

　　4. 细胞形态少数为单细胞，如酵母菌；多数是有分枝的多细胞丝状体，如丝状真菌。

　　5. 通过有性、无性繁殖产生各种孢子，由有性、无性世代相互交替构成独特的生活周期，即生活史。

　　6. 尽管高等真菌可以产生类似植物的子实体，但是均无根、茎、叶的分化。

　　7. 细胞中主要依靠油滴和肝糖储存养料，而不是依靠淀粉颗粒。

　　8. 不含叶绿素，不能进行光合作用，营养类型主要为化能异养，营腐生、寄生或共生生活。

9. 大多不能运动,仅少数种类的孢子如游动孢子具有鞭毛,鞭毛为典型的"9+2"结构,其构造和成分跟细菌鞭毛完全不同。

综上所述,真菌是一类单细胞或多细胞的真核细胞型微生物,不含叶绿素,无法进行光合作用,而通过吸收营养物质营腐生、寄生或共生生活,属于化能异养型。大多数为多细胞并有发达的菌丝体,主要以无性繁殖、有性繁殖方式产生各类孢子来产生后代。所有这些特征足以将真菌与原核生物、植物和动物区分开来,独立构成真菌界(fungal kingdom)。

(二)真菌的分类

人类认识和利用真菌的历史在西方已有 3500 年以上,我国已有 6000 年之久。真菌分类学的产生和发展却是在近 200 年左右。1729 年,米凯利(Micheli)首次用显微镜观察研究真菌,提出了真菌分类检索表。1735 年,林奈在《自然系统》等书中将真菌分为 10 个属。以上工作即为真菌分类研究的起点,当时设置的一些属名至今仍然沿用。1772 年,林奈"双名法"的采用,对真菌分类学的发展起了巨大的推动作用。在很长一段时间里,依据林奈最早提出的两界说,真菌一直被列入植物界。现代分类学家已趋向于将真菌划分成一个单独的界即真菌界(fungal kingdom),在界下设真菌门和粘菌门。历史上的学者们根据各自不同的观点建立了许多分类系统,在近 30 年中就出现了 10 多个新分类系统。其中安斯沃思(Ainsworth,1973)的分类系统,在真菌界下设立两门:粘菌门和真菌门,与以往不同的是,他将藻状菌进一步划分为鞭毛菌和接合菌,将原来属于真菌门的几个大纲,在门下升级至亚门,共有五亚门:鞭毛菌亚门、接合菌亚门、子囊菌亚门、担子菌亚门和半知菌亚门。马古利斯(1974)的分类系统把粘菌排除在真菌界之外,将地衣包括进来,在界下直接设接合菌门、子囊菌门、担子菌门、半知菌门和地衣菌门。亚历克索普罗斯(Alexopoulos,1979)将真菌界分为裸菌门(即粘菌门)和真菌门,后者又分为鞭毛菌门(分单鞭毛菌亚门、双鞭毛菌亚门)、无鞭毛菌门(分接合菌亚门、子囊菌亚门、担子菌亚门、半知菌亚门)。阿尔克斯(1981)将前人归入鞭毛菌亚门(纲)的一些种类独立提出,将其升级至门,设立了粘菌门、壶菌门、卵菌门和真菌门;在真菌门划出六纲:接合菌纲、内孢霉纲、焦菌纲、子囊菌纲、担子菌纲和半知菌纲。产生多个分类系统的原因,是学者们在考虑真菌的亲缘关系时,对一些有用的标准评价不一。一个理想的分类系统应该能正确反映真菌的自然亲缘关系和进化趋势。在现今已有的众多分类系统中,还没有一个被世界公认而确定合理的分类系统。

在将多个分类系统加以比较之后,多数人认为安斯沃思和亚历克索普罗斯两人的系统较为全面,接近合理,又反映了新进展的内容,已被越来越多的人所接受。现按照安斯沃思(Ainsworth)分类系统简单介绍真菌的分类地位。

安斯沃思(Ainsworth)分类系统将真菌界分为粘菌门和真菌门,真菌门又分 5 个亚门,共包括 18 个纲,68 个目,具体的分类检索表如表 1-4-1。

表 1-4-1　真菌界的门和亚门分类检索表(Ainsworth,1973)

1　有原生质团或假原生质团··粘菌门 Mycomycota

1　无原生质团或假原生质团,同化阶段为典型的菌丝体··················真菌门 Eumycota········2

　　2　有能动细胞(游动孢子或游动配子),有性阶段产生典型的卵孢子······鞭毛菌亚门 Mastigomycotina

　　2　无能动细胞··3

　　　　3　有有性阶段···4

二、真菌的形态与结构

(一) 酵母菌

　　酵母菌(yeast)是一群单细胞的真核微生物。这个术语是无分类学意义的普通名称。通常用于以芽殖或裂殖来进行无性繁殖的单细胞真菌,以区别于霉菌。可产生 4 个或 8 个子囊孢子进行有性繁殖。酵母菌一般呈卵圆形、圆形、圆柱形或柠檬形,大小约$(1\sim5)\mu m\times(5\sim30)\mu m$,最长的可达 $100\mu m$(图 1-4-1)。各种酵母菌有其一定的大小和形态,但也随菌龄及环境条件而异。即使在纯培养中,各个细胞的形状、大小亦有差别。有些酵母菌细胞与其子代细胞连在一起成为链状,称为假丝酵母。酵母菌细胞和丝状真菌细胞一样,具有典型的真核生物的细胞结构,细胞壁的主要成分为葡聚糖或甘露醇糖,细胞质内含多种细胞器(图 1-4-2)。

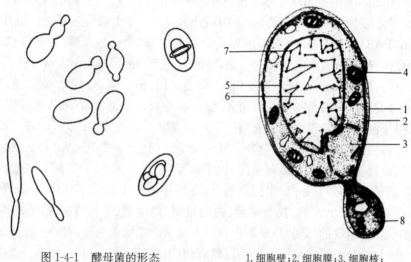

图 1-4-1　酵母菌的形态

1.细胞壁;2.细胞膜;3.细胞核;
4.线粒体;5.液泡膜;6.液泡;
7.液泡粒;8.芽体

图 1-4-2　酵母菌的细胞构造

(二) 丝状真菌

　　丝状真菌俗称霉菌(mould),菌体均由分枝或不分枝的菌丝(hypha)构成。许多菌丝交织在一起所形成的菌丝团,称为菌丝体(mycelium)。菌丝在光学显微镜下呈管状,直径约 $2\sim10\mu m$,比一般细菌和放线菌菌丝大几倍到几十倍(图 1-4-3)。霉菌的菌丝有两类:一类为无隔膜菌丝,多核或单核,整个菌丝为长管状单细胞,细胞质内大多含有多个核。其生长过程只表现为菌丝的延长和细胞核的裂殖增多以及细胞质的增加。如根霉、毛霉、犁头霉等。另一类为有隔膜菌丝,菌丝由横隔膜分隔成串的多细胞,每个细胞内含有一个或多个细胞核(图 1-4-4)。有些菌丝,从外观看虽然像多细胞,但横隔膜上具有小孔,使细胞质和细胞核可以自由流通,而且每个细胞的功能也都相同。如青霉菌、曲霉菌、白地霉菌等绝大多数霉菌菌丝均属此类。

在固体培养基上,部分菌丝伸入培养基内吸收养料,称为营养菌丝;另一部分则向空中生长,称为气生菌丝。有的气生菌丝发育到一定阶段,分化成繁殖菌丝,可以产生各种孢子,所以又称为孢子菌丝(图 1-4-5)。

霉菌菌丝细胞均由细胞壁、细胞膜、细胞质、细胞核组成。幼龄时,细胞质充满整个细胞,老龄的细胞则出现大的液泡,其中含有多种贮藏物质,如肝糖、脂肪滴及异染颗粒等,当然也含有多种细胞器。

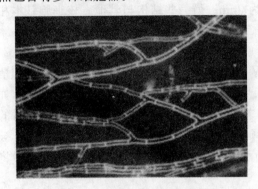

图 1-4-3　显微镜下的霉菌菌丝

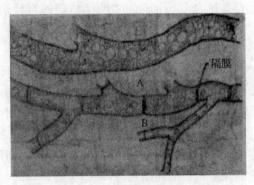

图 1-4-4　霉菌菌丝的形态
A.无隔菌丝　B.有隔菌丝

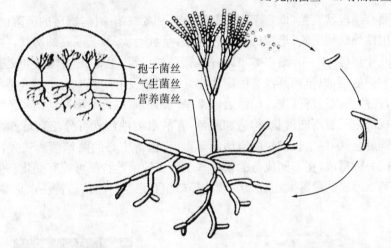

图 1-4-5　霉菌菌丝类型

1. 细胞壁

细胞壁厚约 $100\sim250nm$,主要由多糖组成。除少数水生低等霉菌的细胞壁中含纤维素外,大部分霉菌细胞壁由几丁质组成。几丁质是由数百个 N-乙酰葡萄糖胺分子以 β-1,4 葡萄糖苷键连接而成的多聚糖。它与纤维素结构很相似,只是每个葡萄糖上的第二个碳原子和乙酰氨相连,而纤维素的每个葡萄糖上的第二个碳原子却与羟基相连。

几丁质和纤维素分别构成了高等霉菌和低等霉菌细胞壁的网状结构即微纤丝(microfibril),包埋于一种基质之中。实验证明,根据细胞壁组分的不同,可将霉菌分为许多类别,这些类别与常规的分类学指标有密切关系。因此在真菌分类中,细胞壁组分分析是重要的鉴定依据之一。

真菌的细胞壁可被蜗牛(如大蜗牛)消化液中的酶(包括葡聚糖酶、几丁质酶、甘露聚糖酶等)所消化。土壤中一些细菌也具有分解真菌细胞壁的酶。酵母菌和霉菌细胞壁被溶解后,可得到原生质体。

2. 细胞膜

细胞膜厚约 7~10nm。其组成结构与其他真核细胞相似。

3. 细胞核

如同高等生物一样,由核膜、核仁组成,核内有染色体。核的直径为 $0.7~3.0\mu m$,核膜上有直径为 40~70nm 的小孔,核仁的直径约为 3nm。另一些结构与其他真核细胞基本相同,故不一一介绍。

(三) 高等真菌

所谓高等真菌,就是指能产生大型子实体的真菌(又称为大型真菌),可以分化出类似植物的伞状子实体。大多数属于担子菌亚门,如蘑菇、木耳、猴头菇等,少数为子囊菌亚门,如虫草菌、羊肚菌、竹黄菌等。大型真菌的子实体较大、凭肉眼即可看清。与大型真菌相对的是小型真菌,即丝状真菌,它们的个体微小,必须借助于显微镜才能看清。大型真菌通常被称为蕈菌,根据其经济价值又分为食用菌、药用菌、毒蕈菌等等。在本任务的知识拓展中将详细介绍其中的药用真菌,即菌类药。

三、真菌的菌落

这里主要介绍丝状真菌(即霉菌)的菌落特点,和放线菌一样,霉菌的菌落也是由分枝状菌丝组成。因菌丝较粗而长,形成的菌落较疏松,呈绒毛状、絮状或蜘蛛网状,一般比细菌菌落大几倍到几十倍(图1-4-6,图1-4-7)。有些霉菌如根霉、毛霉、链孢霉,生长很快,菌丝在固体培养基表面蔓延,以至菌落没有固定大小。在固体发酵过程中污染了这类霉菌,如不及早采取措施,往往造成经济损失。菌落表面常呈现出肉眼可见的不同结构和色泽特征,这是因为霉菌形成的孢子有不同形状、构造和颜色,有的水溶性色素可分泌到培养基中,使菌落背面呈现不同颜色;一些生长较快的霉菌菌落,处于菌落中心的菌丝菌龄较大,位于边缘的则较年幼。同一种霉菌,在不同成分的培养基上形成的菌落特征可能有变化。但各种霉菌,在一定培养基上形成的菌落大小、形状、颜色等却相对稳定。故菌落特征也是鉴定霉菌的重要依据之一。

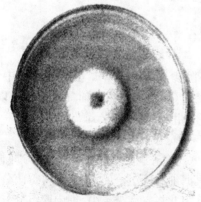

图1-4-6 霉菌的平皿培养

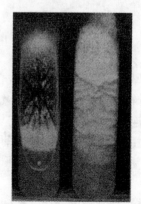

图1-4-7 黑曲霉的斜面培养

四、真菌的繁殖

真菌的繁殖能力一般都很强,而且方式多样,主要靠形成无性和(或)有性孢子来进行。一般菌丝生长到一定阶段,先行无性繁殖,形成无性孢子;到后期,在同一菌丝体上产生有性繁殖结构,形成有性孢子。根据孢子形成方式、孢子的作用以及本身的特点,真菌又可分为多种类型,在分类上具有重要意义。

(一) 无性繁殖

无性繁殖是指不经过两性细胞的配合,只是营养细胞的分裂或营养菌丝的分化而形成同种新个体的过程。真菌无性繁殖虽然可以通过营养菌丝断裂、细胞分裂(例如裂殖酵母属)或出芽方式(例如酵母菌)进行,但主要还是通过产生各种类型无性孢子来完成。

1. 厚垣孢子(chlamydospore)

这类孢子具有很厚的壁,故又名厚壁孢子,很多真菌都能形成这类孢子。厚垣孢子也是真菌的休眠体,可抵抗高热与干燥等不良环境条件。它们的形成方式为:首先在菌丝顶端或中间,一部分原生质浓缩、变圆,类脂物质密集,然后在四周生出厚壁或者原来的细胞壁加厚,形成圆形、纺锤形或长方形的厚垣孢子。有的表面还有刺或疣的突起。有的真菌在营养丰富、环境条件正常时照样形成厚垣孢子。大多则是在恶劣环境下形成,只有当环境条件适宜时,厚垣孢子才能萌发,长出新菌丝。如毛霉中的总状毛霉,往往在菌丝中间部分形成这样的孢子(图 1-4-8-e)。

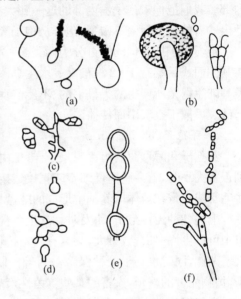

图 1-4-8　真菌的无性孢子类型

(a) 游动孢子;(b) 孢囊孢子;(c) 分生孢子;
(d) 芽孢子;(e) 厚垣孢子;(f) 节孢子

2. 节孢子(athrospore)

节孢子由菌丝断裂形成。菌丝生长到一定阶段,出现许多横隔膜,然后从横隔膜处断裂,产生很多单个孢子。如白地霉幼龄菌体为多细胞丝状,衰老时菌丝内出现许多横隔膜,然后自横隔膜处断裂,形成一串串短柱形、筒状或两端钝圆的细胞,即节孢子,亦称粉孢子。最典型的例子是白地霉所产生的无性孢子就属于这种类型(图 1-4-8-f)。

3. 分生孢子(conidium)

分子孢子系由菌丝分枝顶端细胞或菌丝分化来的分生孢子梗的顶端细胞分裂或收缩而形成的单个或成簇的孢子。分生孢子的形状、大小、结构、着生方式随菌种不同而异。红曲霉属、交链孢霉属等的分生孢子,着生于菌丝或其分枝的顶端,单生、成链或成簇排列,分生孢子梗的分化不明显。而曲霉属和青霉属却具有明显分化的分生孢子梗,梗的顶端再形成孢子。分生孢子是最常见的无性孢子,大多数真菌均以此方式进行繁殖,这是一种外生孢子(图 1-4-8-c),还有小分生孢子和大分生孢子之分(图 1-4-9),其作用可能有利于借助空气传播。

4. 孢囊孢子（sporangiospore）

这种孢子形成在一个特殊的、囊状结构的孢子囊内，故名孢囊孢子。霉菌发育到一定阶段，菌丝加长，顶端细胞膨大成圆形、椭圆形或梨形的囊状结构（图1-4-8-b）。囊的下方有一层无孔隔膜与菌丝分开而形成孢子囊，并逐渐长大。囊中密集细胞质和许多核，每个核外包围细胞质，随后，这些包围了核的细胞质分割成小块，并形成

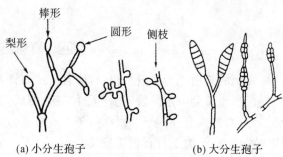

图 1-4-9　分生孢子的形态

（a）小分生孢子　　　　（b）大分生孢子

孢子壁，这样每小块就发育成一个孢囊孢子。原来膨大的细胞壁就成了孢子囊壁。孢子囊下方的菌丝叫孢子囊梗，孢子囊与孢子囊梗之间的隔膜是凸起的，使孢子囊梗深入到孢子囊内部。我们把伸入孢子囊内部的这一膨大部分叫囊轴。孢囊孢子成熟后，孢子囊破裂，孢子散出。有的孢子囊壁不破裂，孢子从孢子囊上的小管或孔口溢出。

孢囊孢子按其运动性可分为两类：一类是游动的孢囊孢子，又称游动孢子（zoospore），在其侧面或后端有 1～2 根鞭毛。水生真菌如绵霉属就以游动孢子进行繁殖，随水传播；一类是陆生霉菌所产生的无鞭毛的、不能游动的孢囊孢子，又称不动孢子或静孢子，当孢子囊壁破裂后散于空气中而传播。

5. 芽孢子（blastospore）

芽孢子和酵母菌的出芽现象一样，是由母细胞出芽而形成的（图1-4-8-d）。当芽细胞长到正常大小时，就会脱离母细胞或直接连接在母细胞上，例如玉米黑粉菌能产生芽孢子。某些毛霉或根霉在液体培养基中形成的酵母型细胞，也属于芽孢子。

上述各种无性孢子，萌发时就产生芽管，进一步发育成菌丝体。真菌的无性孢子一个季节中可产生许多次，数量大，又具有一定抗性。这些特点被用于发酵工业，在短期内可得到大量菌体，同时也利于菌种保藏。倘若控制不好，也常引起实验室和工业生产上的霉菌污染，植物病害的蔓延，人畜的某些真菌性疾病。

还值得说明的是，在某种意义上而言，芽孢子、节孢子均属分生孢子之列，所以有的教科书上把分生孢子分为小分生孢子、大分生孢子、芽孢子和节孢子。上述介绍的各种类型的无性孢子的形成方式、形态大小各有差异，是真菌分类的重要依据之一。

（二）有性繁殖

经过两个性细胞结合而产生新个体的过程称为有性繁殖。真菌的有性繁殖过程可分为三个阶段（图1-4-10）：第一阶段是质配（plasmogamy），即两个性细胞接触后进行结合，两者的细胞质融合在一起。此时，两个性细胞的核也共存于同一细胞中，称双核细胞。这两个核不结合，每个核的染色体数目都是单倍的（可用 n＋n 表示）。第二阶

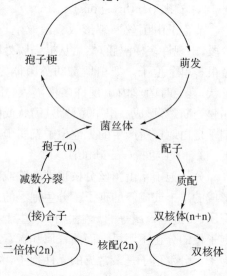

图 1-4-10　真菌的有性繁殖过程

段为核配(karyogamy),质配后,双核细胞中的两个核融合(或结合),产生出二倍体接合子核,此时核的染色体数是双倍的(可用 2n 表示)。在低等真菌中,质配后立即核配,而高等真菌常有双核阶段,质配后两个核并不立即结合,需经很长时间才能核配。在此期间,双核细胞甚至又可同时各自分裂。第三段是减数分裂(meiosis),核配后经一定发展阶段,具有双倍体的细胞核,通过减数分裂,核中的染色体数目又恢复到单倍体状态。大多数真菌在核配以后一般都立即发生减数分裂,菌体核的染色体数都是单倍的。双倍体只限于接合菌亚门真菌的接合子(zygote)阶段。在霉菌中,有性繁殖不及无性繁殖那么经常与普遍,多发生在特定条件下,往往在自然条件下较多,在一般培养基上不常出现。

真菌的有性繁殖通常都是通过产生各种类型的有性孢子来完成的,不过真菌有性孢子的形成是一个相当复杂的过程。这里只根据有性结合方式和有性孢子的类型进行简略介绍(图 1-4-11)。

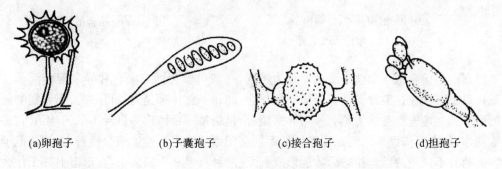

(a)卵孢子　　　　　(b)子囊孢子　　　　　(c)接合孢子　　　　　(d)担孢子

图 1-4-11　真菌的有性繁殖类型

1. 卵孢子(oospore)

卵孢子由两个大小不同的配子囊结合发育而成。小型配子囊叫雄器,大型配子囊叫藏卵器,它们均由菌丝分化而来。藏卵器中的原生质在与雄器配合前,往往收缩成一个或数个原生质团,成为单核卵球。有的藏卵器原生质分为两层,中间的原生质浓密,称为卵质即卵球,其外层叫周质。当雄器与藏卵器配合时,雄器中的内含物、细胞质和细胞核通过授精管进入藏卵器与卵球结合,卵球生出外壁即成为卵孢子(图 1-4-11-a、图 1-4-12)。例如鞭毛菌亚门壶菌纲、卵菌纲中的真菌,其有性孢子就是卵孢子。

2. 接合孢子(zygospore)

接合孢子由菌丝生出的结构基本相似、形态相同或略有不同的两个配子囊接合而成。首先,两个经过化学诱发,各自向对方伸出的极短的特殊菌丝,称为接合子梗(zyophore)。性质协调的两个接合子梗成对地相互吸引,并在它们的顶部融合形成融合膜。两个接合子梗的顶端膨大,形成配子囊。而后,在靠近每个配子囊的顶端形成一个隔膜即配子囊隔膜,使两者都分隔成两个细胞,即一个顶生的配子囊柄细胞,随后融合膜消解,两个配子囊发生质配,最后核配。由两个配子囊融合而成的细胞,起初叫原接合配子囊。原接合配子囊再膨大发育成厚而多层的壁,变成颜色很深、体积较大的接合孢子囊,在它的内部产生一个接合孢子。应该强调的是,接合孢子囊和接合孢子在结构上是不相同的(图 1-4-11-c、图 1-4-13)。接合孢子经过一定的休眠期,在适宜的环境条件下,萌发成新的菌丝。产生接合孢子是接合菌亚门的有性繁殖特征。

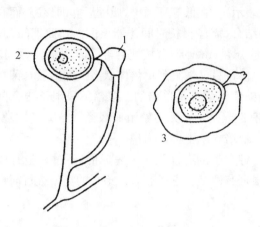

1. 雄器；2. 藏卵器；3. 卵孢子

图 1-4-12　卵孢子的形成

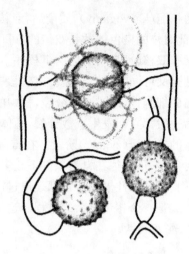

图 1-4-13　接合孢子的形成

根据产生接合孢子菌丝来源或亲和力不同，一般可分为同宗配合和异宗配合两类。例如毛霉目中就存在这两种类型。所谓同宗配合，即每一菌体都是自身可孕的，不靠别的菌体帮助而能独立地进行有性生殖。所谓异宗配合，是指每一菌体都是自身不孕的，不管它是否雌雄同体，都需要借助别的可亲和菌体的不同交配型来进行有性生殖。换言之，接合孢子的产生需两种不同质的菌丝相遇后才能形成，而这两种有亲和力的菌系，在形态上并无什么区别。根霉和毛霉目中多数种如高大毛霉等均以此方式形成接合孢子。异宗配合来自不同质菌丝，那么如何辨认它们呢？这两种菌丝分化形成的配子囊，两者在形态、大小上无法区别，更无雌雄之分，但生理上确有差异，所以常用接合作用来判断。一般以"＋"和"－"来表示两个不同质的细胞，即认定一种配子囊为"＋"，凡能与之结合形成接合孢子的配子囊则为"－"，否则为"＋"。

3. 子囊孢子（ascospore）

形成子囊孢子是子囊菌亚门的典型特征，在子囊中形成的有性孢子叫子囊孢子。子囊是一种囊状结构，绝大多数子囊菌的子囊呈长形、棒形或圆筒形，有的具特征性的球形或卵形，还有的为长方形。每个子囊内通常含 2～8 个子囊孢子，有的是 4 个或 6 个，以 8 个最常见（图 1-4-11-b），子囊孢子数目常是 2 的倍数。子囊孢子和子囊一样，其形状、大小、颜色也是多种多样的。子囊多半聚集产生，在多个子囊的外部，通常由菌丝体组成共同的保护组织，整个结构成为一个子实体，子囊包在其中。这种有性子实体称为子囊果。子囊果的结构、形态、大小随种而异，而且有其特定的名称，主要有三种类型（图 1-4-14）。

（1）闭囊壳（cleistothecium）　子囊产生于完全封闭的子囊果内。

（2）子囊壳（perithecium）　子囊由几层菌丝细胞组成的特殊的壁所包围，子囊果成熟时，出现一个小孔，通过孔口放出子囊孢子。

（3）子囊盘（apothecium）　仅在子囊基部有多层菌丝组成盘状。子囊平行排列在盘上，上部展开，犹如果盘，故称子囊盘。

子囊果成熟后，子囊孢子从子囊中释放出来，在适宜条件下萌发成新的菌体。各种子囊菌形成子囊的方式也不一样。最简单的是两个营养细胞接合后直接形成，啤酒酵母菌的子囊即如此。而高等子囊菌形成子囊的方式较复杂,多由形态上具分化的两性细胞接触后形成。上述特征,常作为分类的依据。

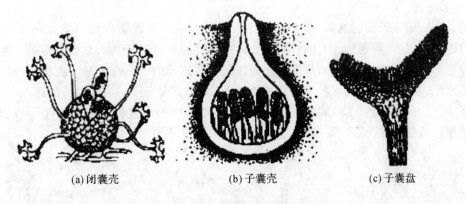

(a)闭囊壳　　　　　　　(b)子囊壳　　　　　　　(c)子囊盘

图 1-4-14　子囊菌的子囊果类型

4. 担孢子(basidiospore)

担孢子是担子菌亚门真菌所产生的有性孢子。在担子菌中,常以菌丝结合的方式产生双核菌丝,在双核菌丝的两个核发生分裂之前可以产生勾状分枝而形成锁状联合。双核菌丝的顶端细胞膨大为担子,担子内两性细胞核配合后形成一个二倍体的细胞核,经过减数分裂后形成四个单倍体的核。同时在担子顶端长出四个小梗,小梗顶端稍微膨大,最后四个核分别进入小梗的膨大部位,于是形成四个外生的单倍体的担孢子(图 1-4-11-d)。担孢子多为圆形、椭圆形、肾形或腊肠形。另外,值得注意的是能够产生担孢子的真菌大多为大型真菌,如蘑菇等,有时又叫做覃菌,有的可食或入药,也有的具有较大毒性,如毒蘑菇等。

从上述繁殖方式可以看出:真菌从一种孢子开始,经过一定的生长发育,最后又能产生同一种孢子。这一过程包括无性繁殖和有性繁殖两个阶段。我们把这一循环称为真菌生活史。典型的生活史是:真菌的菌丝体(营养体)在适宜条件下产生无性孢子,无性孢子萌发形成新的菌丝体,如此重复多次。这是真菌生活史中的无性繁殖阶段。真菌生长发育后期,在一定条件下,开始发生有性繁殖,即从菌丝体上分化出特殊的性器官或性细胞,经过质配、核配,形成双倍体细胞核,最后经减数分裂形成单倍体有性孢子,该类孢子萌发再形成新的菌丝体,这就是真菌的有性繁殖阶段。所以完整的真菌生活史,包括无性世代和有性世代,两者相互交替,形成其独特的生活周期。

五、真菌的培养

真菌的营养要求不高,在自然界的许多环境中都能见到真菌的生长,人工培养也比较容易,常用的培养基为沙保(Sabouraud)琼脂培养基,大多数真菌在 pH2～9 范围内均可生长,最适 pH 为 4～6。真菌生长最适温度为 22～28℃,需要较高的湿度和氧气。但有的病原性真菌在 37℃下也能够生长,有的真菌可在 0℃以下生长,常引起冷藏品的腐败。真菌繁殖能力很强,但生长速度比细菌慢,多数需要培养数天后才能长成典型的菌落。

六、几种常见的真菌

(一) 毛霉(*Mucor*)

毛霉是一种较低等的真菌,多为腐生,较少寄生。具有分解蛋白质的能力,是用于制腐乳、豆豉等食品的重要菌种。有的可用于大量生产淀粉酶,如鲁毛霉、总状毛霉等。梨形毛霉还是生产柠檬酸的重要菌种,具有转化甾族化合物的能力。毛霉分布于土壤、肥料中,也常见于水果、蔬菜以及各种淀粉性食物和谷物上,引起霉腐变质。毛霉生长迅速,产生发达的菌丝。菌丝一般白色,不具隔膜,不产生假根。以孢囊孢子进行无性繁殖(图 1-4-15-a),孢子囊黑色或褐色,表面光滑。有性繁殖则产生接合孢子(图 1-4-16)。

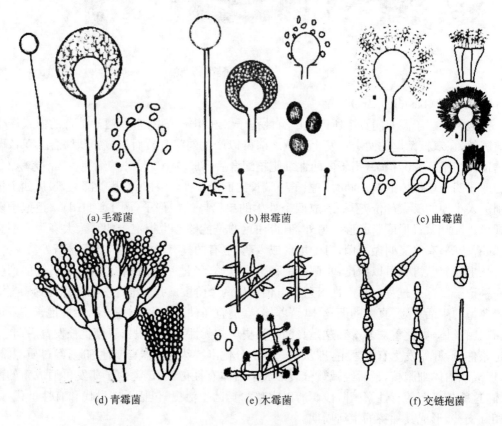

(a) 毛霉菌　　　　　　(b) 根霉菌　　　　　　(c) 曲霉菌

(d) 青霉菌　　　　　　(e) 木霉菌　　　　　　(f) 交链孢菌

图 1-4-15　几种常见的真菌

(二) 根霉(*Rhizopus*)

与毛霉同属于毛霉目,很多特征相似,主要区别在于,根霉有假根和匍匐菌丝(图 1-4-17)。匍匐菌丝呈弧形,在培养基表面水平生长。在匍匐菌丝着生孢子囊梗的部位,菌丝可伸入培养基内呈分枝状生长,犹如树根,故称假根,这是根霉的重要特征(图 1-4-15-b)。其有性繁殖产生接合孢子,无性繁殖形成孢囊孢子。

根霉菌丝体白色、无隔膜,单细胞,气生性强,在培养基上交织成疏松的絮状菌落,生长迅速,可蔓延覆盖整个表面。在自然界分布很广,空气、土壤以及各种器皿表面都有存在。并常出现于淀粉质食品上,引起馒头、面包、甘薯等发霉变质,或造成水果蔬菜腐烂。

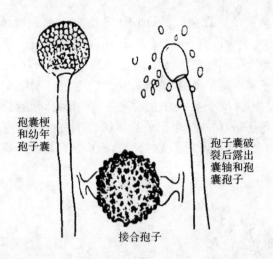

孢囊梗和幼年孢子囊

接合孢子

孢子囊破裂后露出囊轴和孢囊孢子

图 1-4-16 高大毛霉

根霉能产生淀粉酶、糖化酶，是工业上有名的生产菌种。有的用作发酵饲料的曲种。我国酿酒工业中，用根霉作为糖化菌种已有悠久的历史，同时也是家甜酒曲的主要菌种。近年来在甾体激素转化、有机酸的生产中被广泛利用。常见的根霉有匍枝根霉、米根霉等。

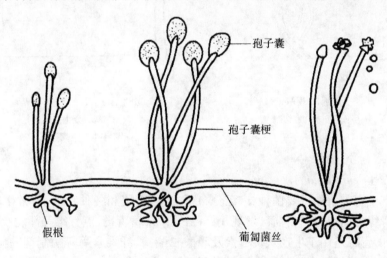

孢子囊

孢子囊梗

假根

葡匐菌丝

图 1-4-17 根霉

（三）曲霉（*Aspergillus*）

曲霉是发酵工业和食品加工业的重要菌种，已被利用的有近 60 种。2000 多年前，我国就用于制酱，也是酿酒、制醋曲的主要菌种。现代工业利用曲霉生产各种酶制剂（淀粉酶、蛋白酶、果胶酶等）、有机酸（柠檬酸、葡萄糖酸、五倍子酸等），农业上用作糖化饲料菌种。例如黑曲霉、米曲霉等。曲霉广泛分布在谷物、空气、土壤和各种有机物品上。生长在花生和大米上的曲霉，有的能产生对人体有害的真菌毒素，如黄曲霉毒素 B_1 能导致癌症，有的则引起水果、蔬菜、粮食霉腐。

曲霉菌丝有隔膜,为多细胞丝状真菌。在幼小而活力旺盛时,菌丝体产生大量的分生孢子梗。分生孢子梗顶端膨大成为顶囊,一般呈球形。顶囊表面长满一层或两层辐射状小梗(初生小梗与次生小梗)。最上层小梗瓶状,顶端着生成串的球形分生孢子(图1-4-15-c)。以上几部分结构合称为"孢子穗",孢子呈绿、黄、橙、褐、黑等颜色。分生孢子梗生于足细胞上,并通过足细胞与营养菌丝相连(图1-4-18)。曲霉孢子穗的形态,包括分生孢子梗的长度、顶囊的形状、小梗着生是单轮还是双轮,分生孢子的形状、大小、表面结构及颜色等,都是菌种鉴定的依据。曲霉属中的大多数仅发现了无性阶段,极少数可形成子囊孢子,故在真菌分类中多数仍归于半知菌类。

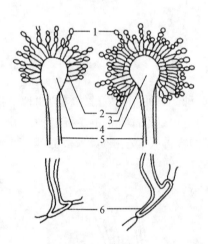

1. 分生孢子;2. 小梗;3. 梗基;
4. 顶囊;5. 分生孢子梗;6. 足细胞
图1-4-18　曲霉

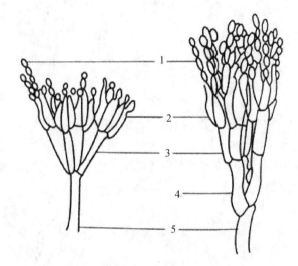

1. 分生孢子;2. 小梗;3. 梗基;
4. 副枝;5. 分生孢子梗
图1-4-19　青霉

(四)青霉(*Penicillium*)

青霉是产生青霉素的重要菌种,广泛分布于空气、土壤和各种物品上,常生长在腐烂的柑橘皮上呈青绿色而得名。目前已发现几百种,其中产黄青霉、点青霉等都能产生大量青霉素。此外,有的青霉还用于生产灰黄霉素及磷酸二酯酶、纤维素酶等酶制剂、有机酸。1981年报道,疣孢青霉是纤维素酶的新来源,它能分解棉花纤维。

青霉菌丝与曲霉相似,但无足细胞。分生孢子梗顶端不膨大,无顶囊,经多次分枝,产生几轮对称或不对称的小梗(图1-4-19),小梗顶端产生成串的青色分生孢子。孢子穗形如扫帚(图1-4-15-d)。美国研究者Thom按照分生孢子梗的形态,把青霉属分为四组,即一轮青霉:分生孢子梗只有一轮分枝;二轮青霉:分生孢子梗产生两轮分枝;多轮青霉:分生孢子梗具三轮以上分枝;不对称青霉:分生孢子梗上不对称地产生或多或少轮层的分枝。孢子穗的形态构造是分类鉴定的重要依据。青霉属中大多数种至今也尚未发现其有性阶段,属于半知菌类。

(五)木霉(*Trichoderma*)

木霉含有多种酶类,尤其是纤维素酶含量很高,是纤维素的重要生产菌。木霉菌在生长时菌落迅速扩大,呈棉絮状或密丛束状,菌落表面呈不同程度的绿色。菌丝透明,有隔,分枝繁复,分生孢子梗为菌丝的短侧枝,对生或互生,可继续分形成二级、三级分枝,分枝末端即为小梗,小梗瓶状,分生孢子由小梗束生、对生、互生或单生。分生孢子近球形、椭圆形、圆桶形或倒卵形(图1-4-15-e)。近来发现可以引起多种植物病害,常污染药物和食品。

(六) 交链孢霉(*Alternaria*)

交链孢霉是土壤、空气、工业材料上常见的腐生菌,植物叶子、种子和枯草上也常见到,有的是栽培植物的寄生菌。菌丝暗至黑色,有隔膜,以分生孢子进行无性繁殖。分生孢子梗较短,单生或丛生,大多数不分枝,与营养菌丝几乎无区别。分生孢子呈纺锤状,顶端延长喙状,多细胞,有壁砖状分隔,分生孢子常数个成链,一般为褐色,尚未发现有性世代(图1-4-15-f)。有些菌种可用于生产蛋白酶,某些种还可用于甾族化合物的转化。

七、主要病原性真菌

多数真菌对人无害,只有少数可引起人类疾病。由于真菌感染而使人或动物所引起的疾病称为真菌病,能引起疾病的真菌就叫做病原性真菌。在病原性真菌中,有些主要侵犯表层皮肤、毛发、指甲等组织引起浅部感染,另一些则通过侵犯深部组织引起深部感染。近年来,随着抗生素使用导致菌群失调,免疫抑制剂及抗肿瘤药物的应用使机体免疫力低下等因素的影响,真菌病有逐年增多趋势。

(一) 浅部感染真菌

由一群生物学性状相近的真菌侵犯表层皮肤、毛发、指甲等,但不侵袭深层组织所引起的疾病称为浅部真菌病,真菌浅部感染主要表现为各种皮癣、体癣。能引起浅部感染的真菌通常叫做皮肤癣菌(dermatophytes),具有传染性强、发病率高,同种癣菌感染不同部位或不同癣菌感染相同部位等特点。根据菌落特征以及分生孢子形态,可将皮肤癣菌划分为3个属,并以此进行鉴别和诊断(表1-4-2)。

表1-4-2　浅部感染真菌分类及特点

属名	种类	颜色	侵害部位	镜检特征
毛癣菌属 *Trichophyton*	23	颜色多样	皮肤,指(趾),毛发	大分生孢子少,小分生孢子多,厚膜孢子少
表皮癣菌属 *Epidermophyton*	1	黄绿色	皮肤,指(趾)	小分生孢子无,厚膜孢子多
小孢子癣菌属 *Mirosporum*	15	灰白,橘红	皮肤,毛发	大小分生孢子均少,厚膜孢子多

(二) 深部感染真菌

除了引起皮肤浅表或皮下组织感染外,有些真菌还能引起深部感染,由于真菌通过深部组织感染所引起的疾病称为深部感染性真菌疾病。比较常见的深部感染真菌主要有假丝酵母菌属(*Candida*)中的白色念珠菌(*Candida albicans*)与隐球菌属(*Cryptococcus*)中的新生隐球菌(*Cryptococcus neoformans*),现将它们的生物学特性、致病性与微生物学检查等内容介绍如下。

1. 白色念珠菌

(1)生物学特性　菌体圆形或卵圆形,主要以出芽方式繁殖,在组织内可产生芽孢子及假菌丝。培养时,在假菌丝中间或其末端形成厚膜孢子为本菌主要特征之一。培养37℃,

2～3d,可形成类酵母样菌落,菌落灰色或奶油色,光滑,有酵母气味;随后菌落增大,颜色变深,质地变硬或有皱褶。常用普通琼脂、血琼脂、沙保琼脂培养基培养。

(2)致病性　为条件致病性真菌,侵犯部位多为皮肤、黏膜、内脏等,可引起念珠菌病(candidiasis)。所致疾病有:①皮肤感染:皮肤潮湿、皱褶部位(腋窝、腹股沟、乳房下)、肛门周围、会阴部及指(趾)间,引起湿疹样皮肤念珠菌病、肛门周围瘙痒症及肛门周围湿疹和指间糜烂症。②黏膜感染:鹅口疮、口角糜烂、外阴炎、真菌性阴道炎。③内脏感染:肺炎、支气管炎、肠炎、膀胱炎、肾盂肾炎、败血症。④中枢神经系统感染:脑膜炎、脑膜脑炎、脑脓肿等。

(3)微生物学检查

①直接镜检:镜下所见:圆形或卵形芽孢子、假菌丝。

②分离培养:沙保培养基:25℃,1～4d,乳白色酵母样型菌落,镜下可见假菌丝,成群的卵圆形芽孢子。

③鉴别和鉴定:通过芽管形成试验、厚膜孢子形成试验来鉴定。

2. 新生隐球菌

(1)生物学性状　主要分布于鸽粪、人的体表、口腔、粪便中。菌体为圆形的酵母样细胞,外周有一层肥厚的胶质样荚膜,以芽生方式繁殖,无假菌丝,常用血琼脂或沙保培养基培养。

(2)致病性　一般为正常菌群,抵抗力降低时可导致感染,致病物质为荚膜多糖,常通过呼吸道传播,可致深部和浅部感染,主要感染肺部等内脏器官、淋巴结、骨骼、皮肤黏膜等,还容易侵犯中枢神经系统,引起慢性脑膜炎。

(3)微生物学检查

①直接镜检:采用墨汁涂片法检查,菌体圆形,具透明的肥厚荚膜。

②分离培养:沙保培养基,25℃或37℃,2～5d,菌落乳白色、黏液性细菌型菌落,蜡样光泽,继续培养菌落增厚,由乳白、奶油色变为橘黄色。镜检见圆形或卵圆形菌体,无假菌丝。

③免疫试验:抗原胶乳凝集试验、荧光抗体技术等。

【知识拓展】

真菌与中药

自然界有很多大型真菌可以入药,我们常称为药用真菌,又称菌类药,是我国中药的组成部分,近年来受到日益重视。当然许多真菌也能够滋生在中药材上,导致中药的霉变,这方面不是我们讨论的重点。

早在1000多年前的东汉末年,世界上第一部本草《神农本草经》记载了雷丸、猪苓、茯苓等真菌药物。我国著名药学家李时珍在他的巨著《本草纲目》中收集、整理的真菌药物有灵芝、木耳、马勃等20多种,对各种药物的性能、作用和有无毒性分别作了记载。据不完全记载,我国的药用真菌有270～300种,现将其中比较重要、常见的品种列于下,供参考。

冬虫夏草(*Cordyceps Sinensis*)(图1-4-20)　益肺肾、补精髓、滋补强壮、止咳喘、镇静,含蛋白质、冬虫草酸、维生素 B_{12} 等,为名贵药材。分布在四川、云南、西藏、贵州、甘肃等地。

竹黄(*Shiraia bambusicola*)(图1-4-20)　治疗胃病、百日咳及关节炎,含竹红菌素、多糖等成分。主要分布在江苏、浙江、四川、贵州、安徽等地。

麦角（*Claviceps purpurea*）　促使子宫收缩，含生物碱，误食可使人畜中毒。分布在黑龙江、湖北、陕西、江苏、浙江等地。

茯苓（*Poria cocos*）　宁心安神、利水消肿、健脾补中，具抗癌作用，为珍贵中药，含 β-茯苓聚糖、茯苓三帖酚等。分布在四川、云南、福建、江苏、江西、山西、山东、河北、贵州，人工可栽培。

猪苓（*Polyporus umbellatus*）　利水渗湿，治急性肝炎，促进钠、钾电解质排除。对小鼠 S-180 肉瘤抑制率达 99.5%。分布在甘肃、河北、山西、陕西等地，可人工栽培。

雷丸（*Omphalia lapidescens*）　杀三虫（绦、钩、脑囊虫），含雷丸素。分布在陕西、四川、云南，可栽培。

蝉花（*Omphalia lapidescens*）　治小儿惊癫、瘈瘲、夜啼、心悸，含甘露醇。分布在辽宁、山东、四川等地，可人工培育。

香菇（*Lentinus edodes*）　治风破血，益味助食，理小便不禁，降低血浆胆固醇，可防治佝偻病，抗癌。分布在浙江、福建、台湾、江西。现多为栽培。

蜜环菌（*Armillaia mellea*）　治风湿腰膝痛、四肢痉挛、眩晕头痛、小儿惊痫等。分布在黑龙江、吉林、辽宁等地，可人工栽培。

云芝（*Polysticus verslcolor*）　清热消炎，治疗支气管炎、慢性肝炎，有抗癌作用。分布于各地林区，可液体培养。

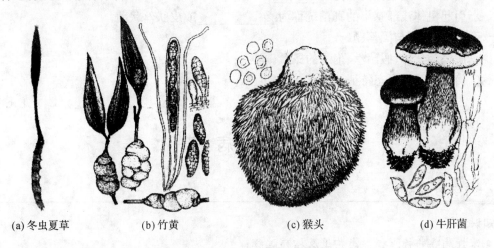

(a) 冬虫夏草　　　　(b) 竹黄　　　　　(c) 猴头　　　　　(d) 牛肝菌

图 1-4-20　几种常见的药用真菌

猴头（*Hericum rlnacells*）（图 1-4-20）　对消化道肿瘤、十二指肠溃疡、肝炎有疗效，有抗癌作用。分布在黑龙江、吉林等地，可人工栽培。

黑木耳（*Auricularia aurcula*）　益气强身，活血止血止痛，治内伤痛、崩淋血痢、高血压、便血。分布于各地林区，可人工栽培。

美味牛肝菌（*Boletus edulis*）（图 1-4-20）　具舒筋、活络、散寒、抗癌功效。分布在黑龙江、安徽、吉林、台湾、云南等地。

金针菇（*Collybia velutipes*）　预防高血压，治疗肝炎、胃溃疡，有助青少年生长，抗癌。分布在黑龙江、广东、福建、台湾。现为人工栽培。

雷震子（*Xylaria sp.*）　除湿、镇惊、利小便、止心悸、催乳、补心肾，治失眠、跌打损伤。

分布在四川、广东等地,可人工栽培。

竹荪(*Dictyophora duplicata*)　治疗脚气。分布在福建、广西、黑龙江,可人工栽培。

【习题与思考】

一、选择题

1. 真菌属于真核型微生物的主要依据是 （　）
　A. 多细胞　　　　　　　　　　　B. 具有有隔菌丝和无隔菌丝
　C. 具有核膜、核仁　　　　　　　D. 具有线粒体和叶绿体

2. 真菌的有性繁殖包括哪三个阶段? （　）
　A. 质配、核配和减数分裂　　　　B. 质配、核配和有丝分裂
　C. 裂殖、芽殖和萌发　　　　　　D. 接合、转化和转导

3. 真菌孢子的主要作用是 （　）
　A. 繁殖　　　　　　　　　　　　B. 抵抗不良反应
　C. 入侵宿主细胞　　　　　　　　D. 引起炎症反应

二、填空题

1. 真菌的繁殖方式包括无性繁殖和_____。

2. 真菌的最适生长温度是_____℃。

3. 引起机体浅部感染的真菌统称为_____或皮肤丝状菌。

三、名词解释与简答题

1. 解释菌丝体、假菌丝、孢子的概念。

2. 简述真菌的形态特征。

(龙正海)

任务 1-5　病　毒

学习目标

知识目标

● 掌握病毒的特点、形态构造及增殖过程;

● 熟悉噬菌体的特点及噬菌体的应用;

● 了解几种常见病毒(或新近发现的)及与其有关的疾病。

技能目标

● 能对病毒特征进行分析;

● 认识病毒的致病性。

【背景知识】

病毒(virus)是一类非细胞型微生物。自 19 世纪末发现烟草花叶病毒(Tobacco mosaic

virus,TMV)以来,病毒学的研究得到飞速的发展,新的病毒不断地被发现,如引起艾滋病的人类免疫缺陷病毒(HIV)、引起"疯牛病"的朊病毒等。在微生物引起的疾病中,大约有75%是由病毒引起的,远远超过其他微生物所引起的疾病。常见的疾病有流行性感冒、胃肠炎、肝炎、艾滋病,还有近年出现的 SARS、禽流感等。病毒致病的主要特点有:许多病毒性疾病不仅传染性强、传播快、流行广,而且病死率高。某些病毒感染还与肿瘤、免疫缺陷、自身免疫性疾病、神经系统疾病和先天性畸形等密切相关。病毒引起的疾病严重影响人类的健康,而且目前病毒性疾病尚缺乏理想的治疗药物。病毒在自然分布广泛,其主要特征有:①个体微小,能通过除菌滤器,必须用电子显微镜放大才能看见;②构造简单,无完整的细胞结构,一种病毒只含一种核酸(DNA 或 RNA);③严格的寄生性,必须在易感的活细胞内进行增殖;④对抗生素及磺胺类药物不敏感。

【任务内容】

一、病毒的形态、结构与分类

结构完整、有感染性的病毒颗粒称病毒体(virion)。病毒体具有一定的大小、形态、结构,是一个完整的传染单位。

(一) 病毒的大小与形态

病毒的大小以纳米(nm)作为测量单位。不同病毒的大小相差悬殊,大的如痘病毒,直径可达 300nm,小的如脊髓灰质炎病毒,直径只有 27～30nm,绝大多数人类病毒的直径在100nm 左右。由于病毒个体微小,故绝大多数病毒只能在电子显微镜下才能看见,而痘病毒等较大病毒经特殊处理后可在光学显微镜下看见(图 1-5-1)。

病毒的形态因种而异。大多数人类病毒呈球形,也有的呈弹头状或呈砖块形,植物病毒多为杆状,细菌病毒(噬菌体)多呈蝌蚪状(图 1-5-2)。

(二) 病毒的结构与化学组成

病毒主要由核酸和蛋白质组成。核酸构成病毒的核心(core),蛋白质包裹在核酸外,称为衣壳(capsid)。核心与衣壳构成最简单的病毒体,亦称核衣壳(necleocapsid),即裸病毒。有的病毒如腺病毒在衣壳上还具有纤维突起(fiber protruding),又称触须纤维(antennal fiber)。较复杂的病毒在核衣壳外还有一层包膜(envelop),这类病毒又称包膜病毒(图 1-5-3)。

1. 病毒核酸

病毒核酸即病毒基因组,位于病毒的核心,化学成分为 DNA 或 RNA。携带病毒的全部遗传信息,决定病毒的遗传特性。根据病毒所含基因类型的不同,分为 DNA 病毒和RNA 病毒。DNA 病毒大多为双链(微小 DNA 病毒除外),RNA 病毒大多为单链(呼肠病毒除外)。单链 RNA(ssRNA)有正链和负链之分,双链 DNA(dsDNA)或双链 RNA(dsRNA)皆有正链和负链。此外,病毒核酸还可为线型和环型的,有的则是分节段的。病毒核酸的大小差别亦十分显著,最大的痘病毒为 dsDNA 病毒,由约 $4×10^6$ 个核苷酸组成,最小的微小病毒(parvovirus)为 ssDNA 病毒,仅由 $5×10^3$ 个核苷酸组成。不同种的病毒其核酸含量有差异,如流感病毒的核酸含量为 1%,而某些病毒的核酸含量高达 50%。有些病毒的核酸具有传染性,称为传染性核酸。传染性核酸进入易感细胞内可以产生子代病毒。

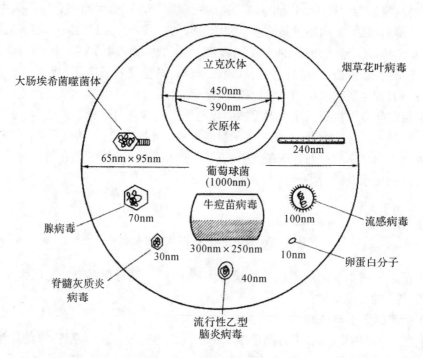

图 1-5-1　各类微生物大小的比较

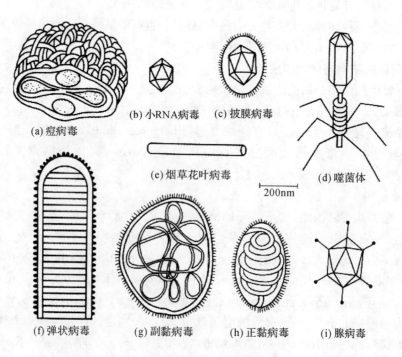

图 1-5-2　几种病毒体的形态与结构模式图

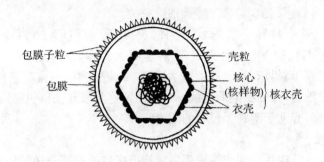

图 1-5-3 病毒体结构模式图

有些病毒核心除核酸外,还含有一些酶蛋白,如聚合酶、转录酶等。

2. 病毒衣壳

病毒衣壳裹在病毒基因组外面,由多肽构成的壳微粒(capsomer)即蛋白质亚单位组成。各微粒之间按一定的方式排列成不同的对称类型。①螺旋对称型:衣壳通常由单一的壳微粒沿着盘旋的病毒核酸呈螺旋形对称性排列,如流感病毒。②立体对称型:病毒体衣壳上的壳微粒立体对称排列,呈有规则的多面体形。通常由 12 个顶、30 个棱形成有 20 个等边三角形的正 20 面体,如流行性乙型脑炎病毒及脊髓灰质炎病毒。③复合对称型:指同一病毒壳微粒的排列既有立体对称又有螺旋对称,如噬菌体的头部是立体对称,尾部是螺旋对称(图 1-5-4)。

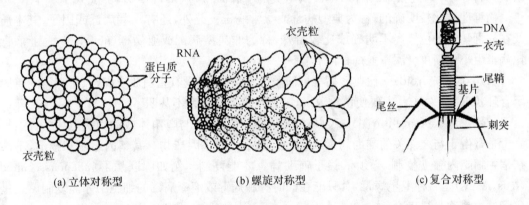

(a) 立体对称型　　　　　　(b) 螺旋对称型　　　　　　(c) 复合对称型

图 1-5-4 病毒的三种可能形态

病毒衣壳的形状和空间构型取决于壳微粒的特征。螺旋对称型的衣壳还与该病毒核酸的长度有关。衣壳蛋白由病毒基因编码,其主要功能是:维持病毒的形态结构;保护病毒核酸免受核酸酶或其他有害因素的破坏;具有黏附作用,能与易感细胞受体结合,辅助病毒对易感细胞的传染;具有抗原性,能使机体发生特异性免疫应答,阻止病毒的扩散。

3. 病毒包膜

病毒包膜是包绕在核衣壳外面的一层膜样结构,为包膜病毒所具有。它是由病毒在宿主细胞内成熟后以出芽的方式释放时获得的宿主细胞膜或核膜,含有胞膜蛋白及宿主细胞膜的类脂和多糖成分,由于包膜蛋白几乎都是由病毒基因组编码的,故具有抗原特异性,是病毒鉴定、分型依据之一,与病毒的致病性和免疫性密切相关。包膜对病毒核衣壳有保护作用,并能吸附或融合易感细胞,与病毒感染细胞有关。

有些病毒包膜表面具有呈放射状排列的突起,称为包膜子粒(peplomeres)或刺突(spike)。如流感病毒包膜上有两种突起,一种呈棒状的称为血凝素,另一种呈哑铃状的称为神经氨酸酶。包膜子粒具有特定的生物学性质,如流感病毒的血凝素能吸附宿主细胞并凝集某些动物的红细胞,神经氨酸酶与病毒从宿主细胞释放有关。包膜病毒对干燥、热、酸、脂溶剂、胆盐等敏感,有助于鉴别无包膜的病毒。

4. 病毒蛋白质

病毒蛋白质分为结构蛋白和非结构蛋白。构成成熟的有感染性的病毒颗粒所需的蛋白质称为结构蛋白,包括衣壳蛋白、包膜蛋白和与核酸紧密结合在一起的病毒内部蛋白(或称核心蛋白)。病毒的非结构蛋白主要指病毒的酶蛋白,在病毒的复制中起重要作用,如一些重要的聚合酶、转录酶、内切酶、外切酶、核苷酸磷酸水解酶、tRNA 氨基酰酶等。非结构蛋白中有酶功能的蛋白具有抗病毒药物的作用备受重视。

(三) 病毒的分类

病毒的分类方法有多种。如按感染途径和与宿主的关系及临床特征可分为呼吸道病毒、消化道病毒、虫媒病毒、性接触传播病毒、肝炎病毒、嗜神经病毒、出血热病毒、肿瘤病毒等;按病毒核酸的类型分为 DNA 病毒、RNA 病毒、DNA 逆转录病毒和 RNA 逆转录病毒等。1995 年国际病毒分类委员会第一次将病毒分为三大类,即在原有的 DNA 病毒与 RNA 病毒之间新增了 DNA 和 RNA 逆转录病毒类。这一新类包括了原属 RNA 病毒类的逆转录病毒科(HIV 属此科)和原属 DNA 病毒类的嗜肝 DNA 病毒科(HBV 属此科)。

病毒性质比较明确的,称为典型病毒或寻常病毒。此外,还有一些病毒或因子,其本质及在病毒学中的位置尚不明确或比较特殊,称为非典型病毒或亚病毒(subvirus)。亚病毒比病毒更小更简单。属于亚病毒的有:

(1)类病毒(viroid) 比典型病毒更简单的感染因子,没有蛋白质衣壳,只有裸露的单股闭合环状 RNA 分子。主要使植物致病,与人类疾病的关系不甚明了。

(2)卫星病毒(satellites) 多数与植物病毒相关,少数与噬菌体或动物病毒相关。卫星病毒是寄生于与之无关的辅助病毒(helper viruses)的基因产物。其基因组是缺损的,不能在宿主细胞内独立复制,必须依赖于辅助病毒才能复制。例如腺联病毒(adenoassociated virus,AAV)是一种卫星病毒,其只能在同时有腺病毒或疱疹病毒的细胞中才能复制。卫星病毒过去曾称为拟病毒。

(3)朊粒(prion) 是一种传染性蛋白颗粒,如羊瘙痒因子(scrapie-agent),不含或仅含极微量的核酸,过去曾称为朊病毒。近年来不少学者认为朊粒不宜列入病毒范畴,其生物学地位待定。

二、病毒的增殖

(一) 病毒的增殖过程

由于病毒缺乏完整的酶系统,故病毒的增殖方式不同于其他微生物,只有其核酸进入易感性活细胞后生物活性才能启动。表现为病毒核酸指令控制宿主细胞,提供原料、能量、某些酶类和合成场所等,以基因组为模板,按一定的程序复制和合成子代病毒所需要的核酸和蛋白质,然后组装并释放子代病毒。这种以病毒核酸分子为模板进行复制的方式称为自我复制(self-replication)。

病毒以自我复制方式增殖,其过程大致分为吸附、穿入、脱壳、生物合成、装配与释放五个相互联系的阶段(图 1-5-5),称之为增殖周期。其周期的长短因病毒种类、核酸类型、宿主细胞及所处环境等有所差异。增殖过程中任何一个环节发生障碍都可能影响病毒的增殖,而病毒在复制过程中阻断或抑制宿主细胞的正常代谢。

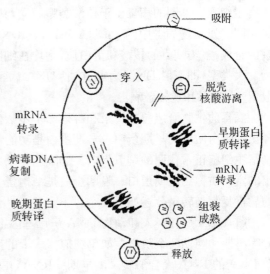

图 1-5-5 病毒复制示意图

1. 吸附(adsorption)

吸附是指在一定条件下病毒与易感细胞接触,并通过其表面的吸附点(即配体)与易感细胞膜上的相应受体相互结合的过程。病毒与宿主细胞吸附可有两种方法,一是病毒因随机碰撞或因静电引力使病毒与宿主细胞结合,这种结合是非特异的、是可逆的。二是病毒表面的吸附部位(VAS)与宿主细胞表面的受体(receptor)结合。这种结合是特异的、是不可逆的。这种特异性结合就决定了病毒对宿主细胞的亲嗜性,表现出种系特异性、组织特异性及致病作用的特异性。但是病毒可有不止一种细胞受体,而且还有不少病毒受体尚未被发现。非易感细胞(抗性细胞)由于缺乏或失去该病毒受体,则不能实现吸附。细胞上有无对某种或某些病毒的受体除与细胞本身遗传特征外,还与其生理状态有关。如果要想阻止病毒的复制,最理想的方法就是阻断它与细胞的吸附。多种因素可影响吸附或使吸附的病毒脱离细胞,例如去垢剂、低 pH、高渗可使吸附的脊髓灰质炎病毒脱离。

2. 穿入(penetration)

穿入即病毒颗粒或其基因组进入宿主细胞内的过程。病毒吸附于易感细胞后,立即开始穿入细胞,又称病毒内化。穿入方式随病毒种类而异。无包膜的病毒,多以吞饮形式进入易感细胞,病毒与细胞表面结合,经细胞膜内陷吞入形成吞饮泡。有包膜病毒大多数依赖包膜中的特异蛋白与宿主细胞膜发生融合并脱去包膜,使核衣壳进入细胞。有的由细胞表面酶协助病毒脱壳,核酸直接进入宿主细胞内,如噬菌体。

3. 脱壳(uncoating)

脱壳即病毒体进入后,病毒的胞膜或(和)壳体除去而释放出病毒基因组的过程。脱壳一般紧接穿入后(或与穿入同时发生),即立即去除衣壳,游离核酸。不同的病毒脱壳方式不一样,多数病毒如流感病毒在被吞饮后,吞饮体在细胞溶酶体酶的作用下,将衣壳裂解而释放出病毒基因组。痘类病毒进入宿主细胞后,先经溶酶体酶的作用立即脱去外层衣壳,再通过脱壳酶脱去内层衣壳。

4. 生物合成(biosynthesis)

生物合成包括子代病毒核酸的复制与蛋白质的合成。在这个阶段细胞内找不到任何病毒颗粒,称为隐蔽期(eclipse)。此时病毒核酸调控指令宿主细胞首先合成功能蛋白,然后复制子代病毒核酸和结构蛋白。功能蛋白主要是有关的酶类,如转录酶、聚合酶、内切酶、连接酶等。这些酶类有的由病毒基因编码,有的由病毒诱导而由宿主细胞基因编码或直接来源于宿主细胞。不同的病毒由于核酸类型不同,其核酸复制及蛋白质合成的部位和过程也不尽相同。如动物病毒中的 dsDNA 病毒,其 DNA 在宿主细胞核内合成,病毒蛋白则在细胞浆内合成;痘类病毒的核酸和蛋白质,则均在细胞浆内合成。病毒的生物合成过程基本可分为六大类型,即双股 DNA 病毒、单股 DNA 病毒、单正股 RNA 病毒、单负股 RNA 病毒、双股 RNA 病毒和逆转录病毒。

病毒的生物合成包括转录和翻译两个步骤。①早期转录:发生在病毒核酸复制之前,翻译出的蛋白质称为早期蛋白。早期蛋白是功能性蛋白质,主要是病毒复制所需要的酶和抑制宿主细胞正常代谢的调节蛋白。②晚期转录:以子代病毒核酸为模板所进行的转录,翻译出的蛋白质称为晚期蛋白。晚期蛋白是结构蛋白,主要构成病毒的衣壳。含不同类型核酸的病毒复制与转录分述如下:

(1)DNA 病毒 人和动物 DNA 病毒基因组大多数为双链 DNA(dsDNA),其复制一般分为早期和晚期两个阶段。如单纯疱疹病毒的生物合成,首先利用宿主细胞核内含有的依赖 DNA 的 RNA 聚合酶转录出早期 mRNA,在胞浆的核糖体上翻译出早期蛋白,这些早期蛋白主要用于合成子代 DNA,为非结构蛋白(包括依赖 DNA 的 DNA 聚合酶、脱氧胸腺嘧啶激酶和其他一些功能蛋白),为病毒核酸的复制提供酶和条件。晚期阶段为病毒 dsDNA解链后,在 DNA 多聚酶等作用下,以亲代 DNA 为模板复制出子代 DNA,最后以子代 DNA分子为模板转录晚期 mRNA,在胞浆翻译出病毒晚期蛋白(包括子代病毒的衣壳蛋白和结构蛋白)。dsDNA 病毒的 DNA 按半保留方式复制,即亲代 DNA 首先由解链酶作用下解开为正链(+)DNA 和负链(-)DNA,然后在 DNA 聚合酶催化作用下分别合成互补的负链(-)DNA 和正链(+)DNA,从而形成了两个新的双股 DNA(±DNA)分子,即子代 DNA分子。通过这个复制过程,生成的两个子代 DNA 与亲代 DNA 分子的结构完全相同。

(2)RNA 病毒 RNA 病毒的基因组大多为单链 RNA(ssRNA),绝大多数都在宿主细胞的胞浆内合成病毒全部成分,少数如正黏病毒、某些副黏病毒的 RNA 在核内合成。单正链 RNA 病毒如小 RNA 病毒、出血热病毒的核酸本身具有 mRNA 功能,不含 RNA 聚合酶,病毒进入细胞后可直接附着于核糖体上,可以转译早期蛋白包括结构蛋白和非结构蛋白,然后以病毒 RNA 为模板,依靠早期蛋白复制出子代病毒核酸。单负链 RNA 病毒如流感病毒、狂犬病病毒等的核酸不具有 mRNA 功能,但本身含有依赖 RNA 的 RNA 聚合酶,这些病毒可依赖这些酶首先复制出与亲代互补的正股 RNA 作为 mRNA,再转译出早期蛋白,继而复制子代病毒核酸。

(3)逆转录病毒 这是一类特殊的 RNA 病毒,含有两条相同的+RNA 基因组,并具有逆转录酶(retrotranscriptase,RT),在宿主细胞内依靠这种酶进行逆转录。首先利用病毒亲代 RNA 为模板合成互补的 DNA 链,为杂交中间体(RNA:DNA),然后经细胞的 DNA聚合酶作用,以 DNA 链为模板,合成互补的另一条 DNA 而转变为 dsDNA,并整合于宿主细胞的 DNA 中,再转录复制出子代病毒核酸。如人类嗜 T 细胞病毒、人类免疫缺陷病毒。

5. 装配(assembly)与释放(release)

病毒子代核酸和结构蛋白合成后,在宿主细胞内的一定部位组装为成熟的病毒颗粒,这一过程称为装配(assembly),也可称为成熟(maturation)。大多数 DNA 病毒是在细胞核内装配,RNA 病毒则在胞浆内装配。包膜病毒的装配在核衣壳形成后在核膜或胞浆膜上完成。如疱疹病毒在胞核内组装成核衣壳后,通过核膜进入胞浆时形成内包膜,由胞浆向胞外释放时再形成外包膜。

子代病毒体从宿主细胞游离出来的过程称为释放(release)。成熟病毒从宿主细胞释放的方式,依病毒种类不同而异。有的病毒以出芽方式不断从细胞膜释放,如流感病毒、疱疹病毒等;有的使宿主细胞破坏而释放出来,如腺病毒、脊髓灰质炎病毒;也有的通过细胞间桥或细胞融合在细胞间传播,如巨细胞病毒;有些肿瘤病毒的基因则整合到宿主细胞基因上,随宿主细胞分裂而传代。

(二) 病毒的异常增殖

病毒的增殖过程形式多样,在正常情况下,产生并释放出有感染性的、完整的子代病毒。但病毒在细胞内复制过程中,任何阶段均有可能被阻断,从而出现异常的结果,例如出现顿挫感染、缺陷干扰颗粒、卫星病毒等。

三、病毒对理化因素的抵抗力

病毒受理化因素作用失去感染性,称为灭活。灭活的病毒不一定失去抗原性。大多数病毒耐冷不耐热,如在室温数小时或 60℃加热 30min 即被灭活,也有的病毒如乙型肝炎病毒需 100℃ 10min 才能灭活。在-20℃可保存数月,-70℃或加保护剂冷冻真空干燥后,可更长期存活,因此,常用低温保存病毒。但有的病毒如呼吸道合胞病毒对低温敏感。病毒对紫外线、氧化消毒剂敏感,常用次氯酸盐溶液、戊二醛等作为病毒消毒剂,过氧乙酸常用于乙型肝炎病毒的消毒。包膜病毒还对脂溶剂如乙醚、氯仿等敏感。大多数病毒对甘油的抵抗力比细菌强,故常用含 50%甘油的盐水保存和运送病毒标本。目前在临床上尚未发现对病毒有效的抗生素和磺胺类药物。

四、病毒的人工培养

由于病毒必须在活的易感的细胞中才能增殖,所以在分离培养病毒时必须提供活的细胞。目前实验室最常用的方法是细胞培养法,其次还有鸡胚培养法和动物接种法。细胞培养法包括器官培养、组织培养和细胞培养等。这就要求实验室必须具备一定的实验条件(如洁净操作台、CO_2 孵箱等)和一定的技术条件(如无菌操作技术)。

(一) 细胞培养

1. 细胞培养的程序

(1)制备单层贴壁细胞 将离体的活组织,用机械法捣碎并用胰蛋白酶消化把组织分散成单个细胞,然后经洗涤和计数,并用细胞培养液配制成一定浓度的细胞悬液,再分装入细胞培养瓶或培养管内,细胞则将贴附于瓶壁或管壁上,培养数天后瓶壁或管壁将被一层细胞覆盖,形成单层贴壁细胞,可供病毒分离培养用。为防止细菌污染,培养液内还需加入一定浓度的抗生素,常用的抗生素是青霉素和链霉素。

根据细胞的来源、染色体特征及传代次数,可将细胞分为三种类型:①原代细胞株;②二倍体细胞株;③传代细胞系。

(2)标本的接种 将所要分离的病毒标本接种入培养好的单层贴壁细胞,在适宜的环境下进行培养后,观察病毒在细胞内的增殖情况。

（二）鸡胚培养

发育中的鸡胚可提供多种部位供培养某些病毒使用，不同种类的病毒，适于在鸡胚的不同部位生长。常用于接种病毒的鸡胚部位有以下几处：绒毛尿囊膜、尿囊腔、羊膜腔、卵黄囊（图1-5-6）。

（三）动物接种

动物接种是最原始的病毒培养方法。常用的动物有小鼠、豚鼠、家兔、雪貂和猴等。接种途径随病毒而异，有鼻腔、皮内、皮下、腹腔内、脑内、静脉内等途径。动物接种

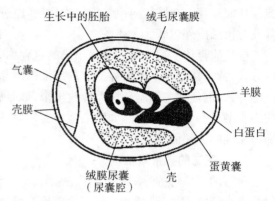

图 1-5-6 鸡胚构造及接种部位示意图

后，应逐日观察动物的发病情况。当动物濒临死亡时，应及时剖杀动物并取病变组织进行传代和鉴定。动物接种培养病毒的影响因素太多，目前已较少采用。但是，对少数目前还不能用鸡胚培养或细胞培养来进行人工培养的病毒，如乙型肝炎病毒等仍须采用动物接种来培养。

四、噬菌体

噬菌体（bacteriophage，phage）是感染细菌、真菌、放线菌或螺旋体等微生物的病毒。噬菌体与细菌的变异密切相关。

（一）噬菌体一般特性

1. 形态结构与化学组成

噬菌体个体微小，没有完整的细胞结构，只能在活的微生物细胞内复制增殖，是一类专性易感细胞内寄生的微生物。噬菌体在电子显微镜下有三种形态，即蝌蚪状、球形和丝状。大多数噬菌体呈蝌蚪状，由头部和尾部两部分组成（图1-5-7）。噬菌体头部呈六边形、立体对称，内含核酸，外裹一层蛋白质外壳。尾部是一管状结构，由一个中空的尾髓和外面包着的尾鞘组成。在头、尾连接处有一尾领结构，尾部末端有尾板、尾刺和尾丝。尾髓具有收缩功能，可使头部核酸注入宿主菌，尾板内有裂解宿主菌细胞壁的溶菌酶，尾丝为噬菌体的吸附器官，能识别宿主菌体表面的特殊受体（图1-5-8）。

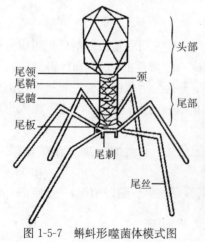

图 1-5-7 蝌蚪形噬菌体模式图

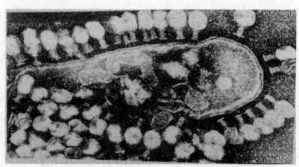

图 1-5-8 电镜下所见噬菌体吸附于大肠埃希菌

2. 噬菌体感染宿主细胞后的结果

噬菌体感染宿主菌后,可有两种结果。

(1)在宿主菌细胞内复制增殖,产生子代噬菌体,最终裂解宿主菌,称为毒性噬菌体(virulent phage)。毒性噬菌体在敏感菌内以复制方式进行增殖,增殖过程包括吸附、穿入、生物合成、成熟和释放几个阶段。

噬菌体裂解细菌后,可使混浊的菌液变为澄清,在培养细菌的平板培养基上可出现溶菌空斑,称为噬菌斑。

(2)噬菌体感染易感细菌后,其基因与宿主菌染色体整合,多数情况下,不产生子代噬菌体,不引起细菌裂解,但噬菌体 DNA 能随细菌 DNA 复制,并随细菌的分裂而传代,称为温和噬菌体(temperate phage)或溶原性噬菌体(lysogenic phage)。整合在细菌基因组中的噬菌体基因组称为前噬菌体(prophage),带有前噬菌体基因组的细菌称为溶原性细菌(lysogenic bacterium)。前噬菌体偶尔可自发地或在某些理化和生物因素的诱导下脱离宿主菌基因组而进入溶菌周期,产生成熟噬菌体,导致细菌裂解。温和噬菌体的这种产生成熟噬菌体颗粒和溶解宿主菌的潜在能力,称为溶原性(lysogeny)。某些前噬菌体可导致细菌基因型和性状发生改变,称为溶原性转换(lysogenic conversion),与细菌的变异密切相关(图 1-5-9)。

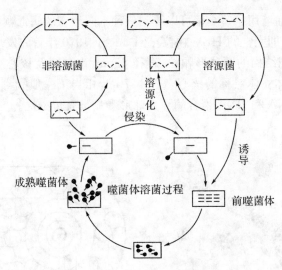

图 1-5-9 噬菌体与宿主菌之间的关系

(二) 噬菌体的应用

1. 细菌的鉴定与分型

噬菌体与宿主菌的关系具有高度特异性,即一种噬菌体只能裂解一种和它相应的细菌,故可用于未知细菌的鉴定与分型。如用葡萄球菌噬菌体可把金黄色葡萄球菌分为 5 群 22 型。这种噬菌体分型法在对某些传染病进行流行病学调查及追踪传染源时很有用处。

2. 分子生物学研究的重要工具

噬菌体对基因工程理论与技术的发展已经发挥了重要作用。噬菌体基因数量少,结构比细菌和高等细胞简单得多,而且容易获得大量突变体,因此成为分子生物学研究的重要工具。近年来,在分子生物学研究中将用噬菌体作为重要载体构建基因文库、肽文库、抗体文库和蛋白质文库。

3. 细菌感染的诊断与治疗

在某些局部感染时可用噬菌体作为一种辅助治疗,如应用铜绿假单胞菌噬菌体治疗烧伤创面的感染。但由于噬菌体的特异性过于专一,限制了噬菌体在临床上的广泛应用。

噬菌体还可用于抗病毒药及抗肿瘤药物(如抗肿瘤抗生素)的筛选和致癌物的检测。

在发酵工业中应严防噬菌体的污染。

 【知识拓展】

一、乙型肝炎病毒

乙型肝炎病毒(hepatitis B virus,HBV)是乙型肝炎(简称乙肝)的病原体。乙肝传播广泛,易形成持续带毒状态或慢性感染,也有可能演变为肝硬化或肝癌。婴幼儿感染 HBV 后易成为持续病毒携带者。全世界有 2 亿多 HBV 携带者(我国约有 1.3 亿),因此必须引起我们的高度重视。

(一)生物学特性

1. 形态和结构

乙型肝炎患者的血清用电镜观察可以看到三种不同形态的病毒颗粒(图 1-5-10)。

(1)大球形颗粒 即完整的 HBV 颗粒,是 Dane 于 1970 年首先发现的,故又称 Dane 颗粒,它是一种双层衣壳结构的圆球形颗粒,直径 42nm,由包膜及核心组成。用化学方法去其包膜即露出二十面体立体对称的核心,直径 27nm,相当于一般病毒的核衣壳,其内部为双链未闭合的环状 DNA 和 DNA 聚合酶。大球形颗粒具有传染性。

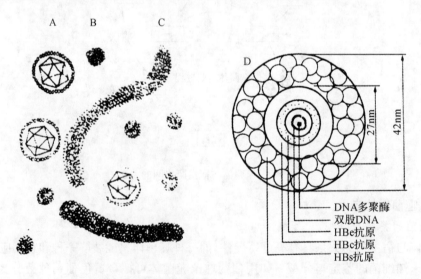

图 1-5-10 乙型肝炎病毒三种相关颗粒的形态
A. Dane 颗粒;B. 小球形颗粒;C. 管形颗粒;D. Dane 颗粒的组成

(2)小球形颗粒 直径为 22nm,它不是完整的 HBV,可能是装配 Dane 颗粒时过剩的病毒外壳。该颗粒于 HBV 感染者血清中最为常见。主要成分为 HBsAg,它不含病毒

DNA,也无 DNA 多聚酶活性。

(3)管形颗粒 直径为 22nm,长 100～700nm,实际上是由许多小球形颗粒串联而成的,也是不完整的病毒颗粒,主要成分为 HBsAg。

小球形颗粒和管形颗粒均不具传染性。

2. 抗原组成

(1)表面抗原(HBsAg) 以前称为澳大利亚抗原(简称澳抗)或肝炎相关抗原。HBsAg 存在于上述三种颗粒表面中,在 HBV 感染的肝细胞胞浆中生成。能刺激机体产生 HBsAg 的抗体(HBsAb),该抗体有抗 HBV 感染的作用。

(2)核心抗原(HBcAg) 存在于 Dane 颗粒的核心和受染肝细胞核内,故血清中不易检测到。它在肝细胞核内复制,可从患者肝活检标本中检测到。HBcAg 的抗原性强,能刺激机体产生 HBcAg 的抗体(HBcAb),在乙肝病人或 HBsAg 携带者中常可检出此抗体,它对机体无保护作用,但可作为乙肝感染的指标。

(3)e 抗原(HBeAg) 现认为 e 抗原是 HBV 核心抗原的降解产物,为相对分子质量约 17000 的小分子多肽,仅见于 HBsAg 阳性血清中。由于 e 抗原与 HBV 的 DNA 在血液循环中的消长动态相符,故 HBeAg 可作为体内 HBV 复制及血清具有传染性的指标。HBeAg 能刺激机体产生 HBeAg 的抗体(HBeAb)。血清中出现的 HbeAb,对 HBV 感染有一定的保护作用。

3. 抵抗力

HBV 对外界环境的抵抗力很强,能耐受干燥、低温、紫外线和一般消毒剂的作用。煮沸 10min,HBsAg 仍具有抗原性;煮沸 30～60min 可使之灭活;5%漂白粉上清液浸泡患者的食具需 30min 才能将其灭活;0.5%过氧乙酸、5%次氯酸钠和环氧乙烷均可灭活 HBV,消除其传染性,但抗原性不被破坏。

(二) 致病性与免疫性

1. 传染源和传播途径

乙型肝炎的主要传染源是患者和无症状的 HBV 携带者。乙型肝炎的潜伏期长达 45～160d(以 60～90d 多见)。在潜伏期、急性期、慢性活动期的患者血液中均有 HBV,故有传染性。无症状的 HBV 携带者,血中长期有此病毒而无症状,是更危险的传染源。

输血或注射是乙型肝炎的主要传播途径,公用物品(如手术器械、公用剃刀、牙刷等)也可引起传染,与患者或病毒携带者密切接触、共餐等也可经口-口途径而传播此病毒。此外,携带 HBV 的母亲(HBeAg、HBsAg 阳性)可通过垂直传播(通过胎盘或分娩时通过产道)感染胎儿。

2. 致病机理

HBV 经过多种途径侵入机体后,在肝细胞内增殖,但对肝细胞无直接损害作用,其致病主要是通过机体对肝细胞膜上的病毒抗原(HBsAg 及 HBcAg)以及因 HBV 感染使肝细胞膜抗原改变而暴露的肝特异性脂蛋白(LSP)抗原产生免疫应答,通过致敏淋巴细胞或抗体的作用,导致肝细胞损伤。肝细胞破坏的范围与程度,因病毒数量、毒力和机体的免疫应答能力不同而表现出不同的临床类型。如有些人感染 HBV 后无临床症状,成为表面抗原携带者,大多数经过一定时间后抗原可被消除;少数可能有肝细胞轻度损伤或发生临床症状,甚至转变为慢性活动性肝炎或肝硬化,有时还可诱发肝癌。已证明,在癌变细胞中有整合的

HBV DNA,说明 HBV 的感染与肝癌的发生存在一定的关系。

患者病后对同型病毒的再感染有抵抗力;对异型病毒仅有部分抵抗能力。所以有人能感染一次以上的病毒性肝炎。

(三) 微生物学检查

乙型肝炎的病原学检查主要用血清学方法,包括对三个抗原抗体系统的检测。其中以放射免疫(RIA)和酶联免疫吸附试验(ELISA)最为敏感;其次是反向间接血凝和免疫黏附血凝;琼脂扩散和对流免疫电泳不敏感。对不同抗原抗体的检测,应结合几项指标进行分析才能作出诊断(表1-5-1)。

表 1-5-1　HBV 抗原抗体检测结果的临床分析

HBsAg	HBeAg	抗-HBe	抗-HBc	抗-HBs	结果分析
+	+	−	−	−	急性乙型肝炎潜伏期或早期
+	+	−	+	−	急性或慢性乙型肝炎
−	−	+	+	+	急性乙型肝炎恢复期
−	−	−	+	+	过去曾感染过 HBV
−	−	−	+	−	感染过 HBV
−	−	−	−	+	接种乙型肝炎疫苗或感染过 HBV

(四) 防治原则

乙型肝炎的预防措施主要是严格筛选供血员,治疗患者,对注射器、针头、牙科器械等进行严格消毒,防止医源性传播,重视母婴传播的阻断工作,提高个体免疫防御水平,进行预防接种等。

1. 自动免疫

目前应用的疫苗有:①血源疫苗:是从无症状携带者血清中提纯的 HBsAg 经甲醛灭活而成。其免疫效果良好,实践证明安全有效。②基因工程疫苗:即将编码 HBsAg 的基因克隆到酵母菌或哺乳动物细胞中使其高效表达,经纯化后获得大量 HBsAg 供制备疫苗。此外还有多肽疫苗、重组乙肝疫苗等,亦在研制中。其免疫效果与血源疫苗相似。

2. 被动免疫

目前常使用乙型肝炎免疫球蛋白(HBIg),它是以含有高效价抗-HBs 的人血清中提出的 Ig 制成的,对易感者进行被动免疫有保护作用。为阻断母婴间的垂直传播,应使用高价HBIg 给婴儿注射,特别是对孕妇为 HBV 感染者(包括 HBsAg 阳性者);亦可用 HBIg 和HBsAg 血源疫苗对新生儿作被动-自动免疫,也有良好效果。

二、人类免疫缺陷病毒

人类免疫缺陷病毒(human immunodeficiency virus,HIV)是艾滋病(AIDS)的病原体。艾滋病是获得性免疫缺陷综合征(aquired immunodeficiency syndrome,AIDS)的缩写译名。该病是一种性传播性疾病。以细胞免疫发生严重缺陷为特征,多伴发机会性致死性感染和罕见的肿瘤。自1981年美国报道第一例艾滋病以来,病例及 HIV 携带者逐年增加。该病流行广泛、病情凶险、病死率高,已引起世界各国的高度重视。

HIV 在分类上属逆转录病毒科。此类病毒大多引起禽类、猿猴、鼠、猫的肿瘤。引起人类疾病的逆转录病毒有人类嗜 T 细胞病毒(human T-cell leukemia virus,HTLV),分Ⅰ、Ⅱ、Ⅲ型,Ⅰ、Ⅱ型引起人类白血病和淋巴瘤,Ⅲ型即 HIV。

(一)生物学特性

1. 形态与结构

该病毒颗粒呈球形,直径约 100nm,核心为单链 RNA,带有依赖 Mg^{2+} 的逆转录酶、核心蛋白(gp24)及核衣壳蛋白(gp18)。核衣壳外有包膜,包膜上有两种糖蛋白成分的刺突,一种为 gp41,覆盖在包膜上;另一种为 gp120,从膜上向外伸出,位于包膜表面,能识别细胞膜上有 CD_4^+ 受体的细胞(如 T_H 细胞、M_Φ),与该病毒的特异性吸附、穿入以及致病作用有关(图 1-5-11)。

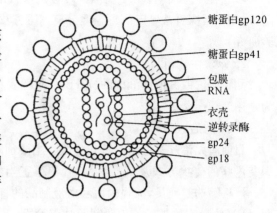

图 1-5-11 人类免疫缺陷病毒
(HIV)结构模式图

糖蛋白gp120
糖蛋白gp41
包膜
RNA
衣壳
逆转录酶
gp24
gp18

2. 抵抗力

HIV 对外界抵抗力较弱。56℃ 30min 可灭活,次氯酸钠(0.2%)、漂白粉(0.1%)、戊二醛(0.2%)、H_2O_2(0.3%)、乙醇(50%)和乙醚等能完全灭活病毒,但对紫外线有较强抵抗力。20~22℃室温可存活数天。

3. 变异性

HIV 有高度变异性,能频繁地改变其抗原性。在宿主体内易发生基因突变和抗原变异。

(二)致病性与免疫性

1. 传染源和传播途径

传染源是艾滋病患者及无症状带毒者。主要通过性接触(包括同性与异性)、输入污染 HIV 的血液或血制品以及静脉注射药物成瘾者共用的未经消毒的注射器和针头而传染;母婴垂直传播也是重要的传染方式。

2. 发病机理

病毒侵入人体后,有一较长的潜伏期(约 1~14 年,平均 6 年),急性感染者为 6~13d。病毒选择性地侵犯 CD_4^+ 细胞(T_H 细胞、M_Φ、血管内皮细胞、脑脊髓中的胶质细胞等),并在其中大量增殖,引起 CD_4^+ 细胞(尤其是 T_H 细胞)变性、坏死,从而引起以 CD_4^+ 细胞缺陷为主的严重细胞免疫缺陷。表现为细胞免疫功能及体液免疫功能全面衰竭,抗感染能力明显降低,诱发条件致病菌的严重感染。常见的病原体有病毒(如巨细胞病毒、EB 病毒、HBV、单纯疱疹病毒)、真菌(如念珠菌、隐球菌)、原虫(肺囊虫、孢子虫、弓浆虫)和细菌(如分枝杆菌、化脓性球菌)。所致疾病多种多样,50%患者伴有卡氏肺囊虫肺炎;合并发生肿瘤者达 40%,其中卡波济肉瘤(Kaposi sarcoma)占 90%。由于这些严重合并症,预后极其不良,最终导致患者死亡。

人体感染 HIV 后,经 2~3 周可产生 HIV 抗体,但对机体无保护作用。

(三) 微生物学检查原则

1. 病毒分离与鉴定

取患者血分离单核淋巴细胞,再与正常人淋巴细胞混合培养,检测上清液中的逆转录酶,或用核酸探针法鉴定病毒。但分离病毒方法复杂费时,阳性率不高,费用昂贵,仅用于实验研究。

2. 血清学诊断

测定血清或其他体液中的抗-HIV,阳性表示过去或现在感染了 HIV。以 ELISA 法最为常用。

(四) 防治原则

目前尚无治疗艾滋病的特效疗法。主要预防措施在于开展广泛的宣传教育,使人们认识艾滋病的传播方式及其严重性,杜绝不正当的性接触,严禁吸毒,取缔娼妓,加强国际检疫。严格筛选献血员,加强输血和血液制品的管理,确保血液制品的安全。在特异性预防方面,HIV 疫苗在国外正处于研制及试用阶段。

抗病毒药物如叠氮胸腺嘧啶核苷(AZT)、苏拉明钠、康特拉肯、钨酸亚锑(HPA_{23})等已试用于临床,起一定缓解症状的作用。免疫调节剂如 IFN-γ、IL-2、胸腺素等对改善免疫功能有一定疗效。中药扶正固体、清热解毒、活血化瘀等方剂有激发机体免疫功能的作用,是正在探索的治疗 AIDS 的措施之一。

 【习题与思考】

一、选择题

1. 裸露病毒体的结构是　　　　　　　　　　　　　　　　　( )

A. 核酸＋包膜　　　　　　　　　B. 核心＋衣壳＋包膜

C. 核衣壳＋刺突　　　　　　　　D. 核心＋衣壳

2. 不属于病毒体特征的是　　　　　　　　　　　　　　　　( )

A. 非细胞结构　　　　　　　　　**B.** 只含一种类型核酸

C. 可在任何活细胞内增殖　　　　D. 对抗生素不敏感

3. 病毒的遗传物质是　　　　　　　　　　　　　　　　　　( )

A. DNA　　　　　B. RNA　　　　C. DNA＋RNA　　D. DNA 或 RNA

二、填空题

1. 病毒体积微小,其测量单位是____,必须在____下观察。

2. 某些病毒在核衣壳外有包膜,其上的突起结构称为_____。

3. 病毒的复制周期包括_____、_____、_____、_____和_____五个阶段。

三、名词解释与简答题

1. 解释病毒体、核衣壳、烈性噬菌体、温和噬菌体的概念。

2. 病毒与其他生物相比有哪些重要生物学特性?

3. 简述病毒体的结构。

(黄贝贝)

任务 1-6　微生物的致病性与免疫

【背景知识】

细菌的致病性是由其毒力因子决定的，而控制这些毒力因子（如菌毛、毒素、酶等）的基因可以是染色体上某些特殊的位点，也可以是由细菌内的质粒或噬菌体所携带的遗传成分。近年来在医学细菌学领域对细菌致病机制的研究中出现了一个新概念——"毒力岛"（pathogenicity island），即在有毒力的细菌染色体基因组中，可存在不同于基因组核心序列的决定细菌毒力的完整 DNA 序列。毒力岛两端具有插入序列，可携带其他转移因子的基因，故可水平转移到其他细菌。毒力岛可通过接合、转化、转导等方式转移到无毒的毒株中，构成新的毒力岛，使其成为毒力毒株。所以毒力岛的发现，为我们了解细菌的毒力和致病因子提供了有效的途径，对于阐述细菌性疾病的发病机理具有重要的意义。

【任务内容】

一、微生物的感染

感染（infection），又称为传染，是指病原微生物克服机体的防御机能，侵入机体，在一定部位生长繁殖，引起不同程度的病理过程。这些能够引起人体或动物体发生感染的微生物称为病原微生物或病原菌。感染的发生、发展和结果，是病原菌的致病作用和机体的免疫力相互斗争的过程，而能否使机体发生病变，主要取决于细菌的致病性。所谓致病性是指病原菌能引起机体产生疾病的能力。

（一）感染的来源

1. 外源性感染

外源性感染（exogenous infection）是指来自宿主体外的病原菌通过各种途径进入体内所引起的感染。传染源主要包括患者、恢复期病人、健康带菌者，以及病畜、带菌动物、媒介昆虫等。

2. 内源性感染

少数细菌在正常情况下,寄生于人体的体表或体内并不引起疾病。当机体免疫力低下时如长期应用免疫抑制剂,或者由于外界因素的影响,如长期大量使用广谱抗生素引起体内正常菌群失调,由此导致条件致病菌迅速繁殖而造成的感染称之为内源性感染(endogenous infection)。

(二) 感染的类型

病原菌由于受到多种因素的影响侵入机体后并不一定导致机体发病,因此,感染类型可出现不感染、隐性感染、潜伏感染、显性感染及带菌状态等不同类型,这些类型并非一成不变,可随病原体与宿主双方力量的增减而移行、转化或交替出现。

1. 隐性感染

隐性感染(inapparent infection)又称亚临床感染(subclinical infection),是指机体的免疫力较强,或侵入的病原菌数量少,毒力弱,感染后对机体造成的损伤较轻,不出现或出现不明显的临床症状的感染。隐性感染后,机体可获得足够的特异性免疫力,对机体有利。

2. 潜伏感染

潜伏感染(latent infection)是指当机体与病原菌在相互作用过程中暂时处于平衡状态时,病原菌潜伏在病灶内或某些特殊组织中,以后在一定诱因下可引起复发,呈急性过程,其间不表现临床症状的感染。潜伏期时间不等,数月、数年甚至数十年,病原菌一般不出现在血液、分泌物或排泄物中。如单纯疱疹病毒急性感染后长期潜伏于神经节细胞内,当机体抵抗力降低时可再次发作引起唇疱疹等。

3. 显性感染

显性感染(apparent infection)是指机体抗感染免疫力较弱,或侵入的病原菌数量多,毒力较强,以至机体组织细胞受到较严重损伤,生理功能发生改变,并出现一系列临床症状的感染。显性感染的过程在机体内可分为潜伏期、发病期和恢复期。这是机体与病原菌之间力量对比的变化所造成的,也反映了感染与免疫的发生与发展。

根据临床症状出现的快、慢、缓急,显性感染可分为急性感染(acute infection)和慢性感染(chronic infection)。根据感染部位与性质的不同,显性感染又可分为局部感染(local infection)和全身感染(generalized infection)。

(1)局部感染　是指病原菌侵入机体后,在一定部位定居下来,生长繁殖并产生毒性产物,不断侵害机体的感染过程。这是由于机体动员了一切免疫功能,将入侵的病原菌限制于局部,阻止了它们的蔓延扩散。如化脓性球菌引起的疖痈等。

(2)全身感染　全身感染是感染中比较严重的类型,感染发生后,病原菌及其毒性代谢产物向全身扩散引起全身性症状,临床有如下表现:

①菌血症(bacteremia):病原菌由局部侵入血流,但不在血液中繁殖,只是通过血流播散,且无明显的中毒症状。如伤寒病早期可发生菌血症。

②败血症(septicemia):病原菌侵入血流,并在其中大量生长繁殖,产生毒性代谢产物,造成机体严重损伤,出现全身中毒症状。如高热、白细胞增高、肝脾肿大等。

③毒血症(toxemia):病原菌侵入机体后,在局部组织中生长繁殖,本身不侵入血流,但其毒素进入血流引起特殊的中毒症状。如白喉、破伤风等。

④脓毒血症(pyemia):化脓性细菌在引起败血症的同时,通过血流到达其他组织器官,

产生新的化脓性病灶。如严重的金黄色葡萄球菌的感染。

4. 带菌状态

带菌状态(carrier state)是指感染后临床症状消失,但病原菌未被及时清除,而在体内继续存在,并可经常或间歇性向体外排菌。处于带菌状态的个体称为带菌者(carrier)。由于带菌者一般不被人们注意,故是一些传染病的重要传染源。若健康人(包括隐性感染者)体内带有病原菌,称为健康带菌者。如在流行性脑脊膜炎或白喉的流行期间,不少健康人的鼻咽腔内带有脑膜炎球菌或白喉杆菌;医护工作者常与患者接触,很容易成为带菌者,在病人之间互相传播,造成交叉感染。患者病愈之后但体内仍带有病原菌的,称为恢复期带菌者。如痢疾、伤寒、白喉恢复期带菌者均比较常见。因此及时查出带菌者,并有效地加以隔离治疗,在防止传染病的流行上是重要的手段之一。

二、细菌的致病性

细菌能引起疾病的性能称为细菌的致病性(pathogenicity)。病原菌的致病作用与其毒力、侵入机体的数量以及途径密切相关。

(一) 细菌的毒力

细菌致病力的强弱程度称为细菌的毒力(virulence),毒力的大小常用半数致死量(median lethal dose,LD50)或半数感染量(median infective dose,ID50)表示,即在一定时间内,通过一定接种途径,能使一定体重或年龄的某种动物半数死亡或感染所需要的最少细菌数或毒素量。构成细菌毒力的物质是侵袭力和毒素。

1. 侵袭力(invasiveness)

侵袭力是细菌突破宿主的防御机能,在体内定居、繁殖、扩散的能力。侵袭力包括荚膜、黏附素和侵袭性物质等。

(1)与侵袭有关的菌体表面结构

①荚膜:细菌细胞表面的荚膜及荚膜类物质具有抵抗宿主吞噬细胞的吞噬和体液中杀菌物质对细菌的损伤作用,从而使病原菌在机体内迅速繁殖,引起疾病。因此荚膜可增强细菌的侵袭力。如有荚膜的炭疽杆菌、肺炎球菌等,不易被吞噬细胞吞噬杀灭,其致病性明显增强;当其失去荚膜后,则能被吞噬细胞迅速吞噬、杀灭。某些细菌表面有类似荚膜的物质,如链球菌的微荚膜,伤寒沙门菌和丙型副伤寒沙门菌表面的 Vi 抗原,以及某些大肠杆菌的 K 抗原等也具有抵抗吞噬作用及抵御抗体和补体的作用。

②黏附素:黏附素是病原菌借以黏附到宿主靶细胞表面的蛋白质物质。细菌的黏附素可以分为两种:一种是细菌菌毛分泌的,如大肠埃希菌菌毛、淋病耐瑟菌菌毛产生的菌毛黏附素;另一种是非菌毛分泌,而是由细菌细胞的表面结构组成,如 A 族链球菌的膜磷壁酸、肺炎支原体表面的 P1 蛋白等。

细菌的黏附素与宿主细胞相应受体结合,通常是构成细菌感染的第一步。如果细菌不能黏附到宿主细胞表面,将会被机体呼吸道的纤毛运动、肠蠕动、尿液冲洗等活动所清除,以致不能形成感染。因此,细菌的黏附作用与细菌的致病性密切相关。

细菌的黏附作用具有组织特异性,如 A 族链球菌一般黏附于咽喉部位,痢疾杆菌黏附于结肠黏膜部位。黏附作用的特异性往往与宿主易感细胞表面的相应受体有关。

细菌黏附于宿主细胞表面后,有的仅在组织表面生长繁殖并引起疾病,如霍乱弧菌、百日咳杆菌;有的能侵入上皮细胞繁殖,使细胞发生病变,并使浅表组织产生炎症或损伤,如痢疾杆菌、白喉杆菌;有的则通过黏膜上皮细胞间隙侵入深层组织或血液,引起严重的深部感染或全身感染,如链球菌、布氏杆菌。

(2)胞外酶

细菌在生长繁殖过程中能产生一些胞外酶,其本身无毒性,但在细菌的感染过程中有一定作用,有利于细菌在机体组织中的生长、繁殖及扩散。常见的胞外酶主要有血浆凝固酶、透明质酸酶、链激酶、胶原酶、SIgA 酶等。

①血浆凝固酶(coagulase):大多数致病性金黄色葡萄球菌能产生一种血浆凝固酶(游离血浆凝固酶),加速人或兔血浆的凝固,保护病原菌不被吞噬或免受抗体等的作用。血浆凝固酶是一种类似凝血酶原的物质,其作用是使血浆中的纤维蛋白原变为纤维蛋白,使血浆凝固。凝固物堆积在菌体表面或病灶周围,保护吞噬细胞不被吞噬和杀灭。

②透明质酸酶(hyaluronidase):又称扩散因子。它可溶解机体结缔组织中的透明质酸,从而使结缔组织疏松,通透性增强,有利于病原菌扩散。如化脓性链球菌具有透明质酸酶,使病菌在组织中扩散,易造成全身感染。

③链激酶(streptokinase):又称链球菌溶纤维蛋白酶,大多数引起人类感染的链球菌能产生链激酶。其能激活溶纤维蛋白酶原成为溶纤维蛋白酶,而使纤维蛋白凝块溶解,以促进病原菌和毒素在体内的扩散。致病性链球菌能产生此酶。

④胶原酶(collagenase):一种蛋白水解酶,能分解肌肉和皮下组织的胶原蛋白,促进病原菌在机体组织内扩散。如产气荚膜梭菌、溶组织梭菌均能产生此酶。

⑤SIgA 酶:能破坏 SIgA 对黏膜的免疫保护作用。

2. 毒素

细菌的毒素是细菌致病性的关键因素。按其来源、性质和毒性作用的不同,可分为外毒素和内毒素两大类。

(1)外毒素(exotoxin)　通常是革兰阳性细菌产生,如破伤风杆菌、白喉杆菌、肉毒杆菌、金黄色葡萄球菌和产气荚膜杆菌等,某些革兰阴性细菌如霍乱弧菌、痢疾杆菌、绿脓杆菌等亦能产生。大多数外毒素是细菌在生长繁殖过程中合成并分泌到菌体外的毒性物质,但也有存在于菌体细胞内,当细胞破裂后才被释放到胞外,如产毒素性大肠杆菌和痢疾杆菌的外毒素。此外,还有一类肉毒毒素,并非由肉毒杆菌直接释放,而是在细胞内先合成无毒的前体毒素,当细菌死亡后游离出来,再通过肠道内的胰蛋白酶或细菌产生的蛋白酶激活后才具有毒性。但因它的毒性、化学成分、致病作用等与外毒素相似,故归为外毒素。

多数外毒素的的化学成分为蛋白质,相对分子质量为 27000～900000,不耐热、不稳定,一般 60～80℃加热 30min 即可被破坏。如破伤风毒素加热 60℃ 20min 或经太阳光直射或经化学药品如 0.3% NaOH、0.55%盐酸或 70%乙醇作用 1h,均可破坏毒性。但葡萄球菌肠毒素能耐 100℃ 30min,并能抵抗胰蛋白酶的破坏作用。

外毒素一般具有很强的免疫原性,可刺激机体产生抗毒素抗体,其能中和游离外毒素的毒性作用。如用 0.3%～0.4%的甲醛作用外毒素后,就会成为失去毒性而仍保留免疫原性的类毒素。用类毒素免疫动物可以制备抗毒素,因此,类毒素在某些传染病的防治上具有重要的意义。

外毒素的分子结构一般由 A、B 两个亚单位组成。A 亚单位为外毒素的活性成分,决定毒素的致病特点和作用方式;B 亚单位为结合成分,无毒性但能与宿主细胞膜上的特异性受体结合,决定毒素对宿主细胞的选择亲和性。通常 B 亚单位协助 A 亚单位进入靶细胞,然后再发挥其毒性作用,两个亚单位中的任何一个单独存在时,均对机体无毒害作用。如霍乱弧菌肠毒素、产毒素性大肠杆菌产生的不耐热肠毒素。由于 B 亚单位无毒性且抗原性强,可以将其提纯制成亚单位疫苗,预防相关的外毒素性疾病。

外毒素的毒性极强,尤其是肉毒毒素,其毒性比 KCN 强 1 万倍,1mg 肉毒梭菌的外毒素纯品可杀死 2 亿只小鼠。不同细菌产生的外毒素,对机体组织器官的毒性作用具有选择性,能引起特定的病变和症状。例如肉毒杆菌、破伤风杆菌及白喉杆菌所产生的外毒素,虽对神经系统都有作用,但作用部位不同,临床症状亦不相同。肉毒杆菌外毒素主要作用于胆碱能神经轴突终末,阻断传递介质(乙酰胆碱)的释放,引起运动神经末梢麻痹,出现眼肌、咽肌等的麻痹,引起眼睑下垂、复视、吞咽困难等,严重的可因呼吸肌麻痹不能呼吸而死亡;破伤风杆菌外毒素能与中枢神经系统抑制性突触前膜的神经节苷脂结合,阻断抑制性介质的释放,导致神经持续兴奋,引起骨骼肌强直性痉挛;白喉杆菌外毒素有和外周神经末梢及特殊组织(如心肌)的亲和力,通过抑制蛋白质的合成引起心肌炎、肾上腺出血及神经麻痹等。根据外毒素对宿主细胞的亲和性及作用方式的不同,可将外毒素分为细胞毒素、神经毒素和肠毒素三大类。肉毒毒素和破伤风毒素为典型的神经毒素;白喉毒素是细胞毒素;而霍乱弧菌和产毒型大肠杆菌产生的则为肠毒素(表 1-6-1)。

表 1-6-1 外毒素种类及特点

毒素名称	产生细菌	作用特点
肠毒素		
霍乱肠毒素	霍乱弧菌	活化腺苷环化酶,使 cAMP 增加
不耐热性肠毒素(LT)	产毒素性大肠杆菌	活化腺苷环化酶,使 cAMP 增加
耐热性肠毒素(ST)	产毒毒性大肠肝菌	活化鸟苷环化酶,使 cGMP 增加
神经毒素		
痉挛毒素	破伤风杆菌	阻止神经元之间的抑制性冲动传递
肉毒毒素	肉毒杆菌	抑制胆碱能神经释放乙酰胆碱
细胞毒素		
白喉毒素	白喉杆菌	抑制多种细胞的蛋白质合成
外毒素-A	绿脓杆菌	抑制多种细胞的蛋白质合成
溶细胞毒素		
α-溶血素	金黄色葡萄球菌	插入膜脂质双层结构形成通道
β-溶血毒素	亲水气单胞菌	使细胞膜形成小孔,改变细胞膜渗透压
α-毒素	产气荚膜杆菌	分解细胞膜卵磷脂,使膜受损

(2)内毒素(endotoxin) 通常是革兰阴性菌细胞壁中的脂多糖(lipopolysaccharide,LPS)成分,只有当菌体死亡、自溶或用人工方法裂解后才释放出来。如伤寒杆菌、脑膜炎球菌。此外,个别的革兰阳性菌、螺旋体、支原体、衣原体以及立克次体也含有类似脂多糖的内毒素成分。

内毒素主要化学成分为脂多糖,性质稳定,耐热,100℃加热 1h 不被破坏,必须加热160℃经 2~4h,或用强酸、强碱、强氧化剂加热煮沸 30min 才能被灭活。各种革兰阴性菌具有相同的 LPS 基本骨架,即由 O-特异多糖、非特异核心多糖和类脂 A 三部分组成

（图 1-6-1）。类脂 A 在脂多糖的内层，是一种特殊的糖磷脂，是内毒素的主要毒性成分。各种革兰阴性菌内毒素的化学成分和结构相似，因此由不同的革兰阴性菌感染时，由内毒素引起的病理改变和临床症状大致相同。

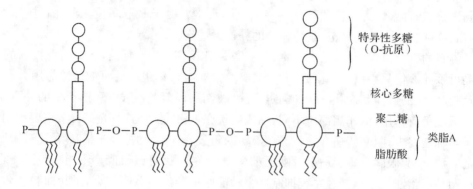

图 1-6-1　细菌脂多糖的基本结构

内毒素具有抗原性，但较外毒素弱。内毒素刺激机体产生的抗菌性抗体不能中和毒性作用。用甲醛处理不能使其脱毒成为类毒素。

内毒素的毒性较弱，作用时无组织细胞选择性，主要引起发热、糖代谢紊乱、白细胞增多及微循环障碍等症状，严重时，大量的内毒素还能引发内毒素血症、中毒性休克及弥散性血管内凝血等疾病，死亡率高。

①发热反应：内毒素作为外源性致热原（即热原质）作用于血液中粒细胞和单核细胞等，使之释放内源性热原质，经血流到达下丘脑并刺激该区的体温中心而引起发热。

②白细胞反应：内毒素进入人体后，大量白细胞黏附于微血管壁，引起血液循环中白细胞数量减少，经 1～2h 后白细胞数量又增多，12～24h 达到高峰。这是因为 LPS 诱生中性粒细胞释放因子，从而刺激骨髓释放中性粒细胞进入血液循环的缘故。此外，内毒素本身也有促进白细胞有丝分裂的作用。但伤寒杆菌内毒素作用较特殊，它始终使血液循环中的白细胞数量减少，原因尚不清楚。

③内毒素血症及内毒素休克：当细菌释放大量内毒素进入机体血液时，可引起内毒素血症。由于血中大量内毒素作用血小板、白细胞、补体、激肽系统时，导致组织胺、5-羟色胺、激肽等血管活性介质释放，引起微血管收缩、舒张功能紊乱和微循环障碍。由于微循环中血液淤滞，有效循环血量减少，从而引起血压下降、组织器官毛细血管灌注不足、缺氧、酸中毒等，严重时可导致以微循环衰竭和低血压为特征的内毒素休克。

④弥漫性血管内凝血（DIC）：内毒素能活化凝血系统的 XII 因子，当凝血作用开始后，使纤维蛋白原转变为纤维蛋白，造成 DIC；由于血小板与纤维蛋白原大量消耗，以及内毒素直接激活纤溶系统，导致血管内凝血被溶解，进而产生出血、渗血倾向，严重时可致死亡。

但适量的、小剂量的内毒素一般对机体无害，并且可激活 B 细胞产生抗体，促进 T 细胞成熟，激活巨噬细胞增强其吞噬消化能力，并释放干扰素和肿瘤坏死因子等。故内毒素有增强机体非特异性免疫和抗肿瘤、抗辐射等作用。

内毒素检测一般用于两种情况：①确定所制备的注射用液和生物制品是否有内毒素污染；②在临床上确定患者是否发生革兰阴性菌引起的内毒素血症，以方便及时治疗，减少休克的发生和死亡。内毒素检测方法常有家兔发热法和鲎试验法两种，前者操作繁琐，影响因素不易控制，后者可用于快速检测。鲎是栖生海边的大型节肢动物，其血液中有核变形细胞内含有凝固酶原和可凝固蛋白(称为凝固蛋白原)。对这些变形细胞进行冻融并裂解，制成含有鲎变形细胞溶解物(LAL)的试剂。当 LAL 与内毒素相遇时，内毒素能激活其中的凝固酶原，使其成为具有活性的凝固酶，从而使凝固蛋白原转变成肉眼可见的凝胶状态的凝固蛋白。该法灵敏度高，可检测出 $0.01\sim1.00$ng/ml 的微量内毒素，但其不能区别测出内毒素是由何种革兰阴性菌产生，而且试验所用的玻璃器皿、溶液等均必须绝对无致热原。

细菌内、外毒素的区别见表 1-6-2。

表 1-6-2 外毒素与内毒素的比较

区别要点	外毒素	内毒素
毒素来源	革兰阳性菌和部分革兰阴性菌产生	革兰阴性细菌产生
存在部位	胞浆内合成分泌至胞外	菌体细胞壁成分，细菌裂解后释放
化学组成	蛋白质	脂多糖
毒素性质	不稳定，易被热、酸及消化酶破坏	较稳定、耐热
毒性作用	强，对机体组织器官有选择性毒害作用，引起特殊的临床症状	较弱，毒性作用大致相同，可引起发热、微循环障碍、感染性休克、DIC 等
抗原性质	强，可刺激机体产生抗毒素，经甲醛处理后可脱毒成类毒素	弱，刺激机体产生抗菌性抗体，甲醛处理不形成类毒素

(二) 细菌侵入的数量

病原菌引起感染，除需有一定的毒力外，还必须有足够的数量。一般情况下，细菌毒力愈强，引起感染所需的菌量愈少；反之则愈大。如毒性较强的鼠疫杆菌，在无特异性免疫力的机体中，只要有数个细菌侵入就可导致感染；而毒力较弱的细菌，如沙门菌，则需摄入上亿个细菌才能引起感染。

(三) 细菌侵入的适当部位

宿主的不同部位、不同组织器官对病原菌的敏感性不同，因此病原菌的侵入部位也是构成感染的重要环节之一。如霍乱弧菌必须经口进入肠道后才能引起感染；破伤风梭菌及其芽孢只有经缺氧状态的深部伤口感染才能引起破伤风；肺炎链球菌则必须借助呼吸道才能引起感染。但也有一些病原菌可经多种渠道感染，如结核分枝杆菌可经呼吸道、消化道、皮肤伤口等多种途径侵入机体，引起结核病。

细菌感染的传播途径有：①呼吸道感染：病人或带菌者通过咳嗽、喷嚏等将含有病原体的呼吸道分泌物随飞沫排至空气，健康人通过吸入病原体污染的空气而引起感染。如肺结核、白喉等。②消化道感染：通过食入病原体污染的食品或饮用水而引起的感染。如伤寒、痢疾和霍乱等。③接触感染：通过人与人或人与带菌动物密切接触引起的感染。如淋病、梅毒等。④创伤感染：通过皮肤、黏膜破损或创伤引起的感染。如葡萄球菌、链球菌引起的化脓性感染等。⑤虫媒传播：以节肢动物为媒介，通过叮咬引起的感染。如鼠疫、乙型脑炎等。

感染过程的发生、发展与结果，除与上述病原菌和机体的各种因素有关外，还与社会因素如社会制度、生活方式、文化程度、卫生状况等及自然因素也有密切关系。

三、病毒的致病性

病毒侵入机体后在易感细胞内复制增殖并引起感染，病毒的感染具有细胞和组织特异性,往往可导致宿主出现轻重不一的病理损伤、临床症状和体征。

(一)病毒的传播方式

病毒感染分水平感染与垂直感染。水平感染指个体之间的感染,即病毒通过呼吸道、消化道或皮肤(机械性损伤、昆虫叮咬或动物咬伤)或黏膜(眼结膜、泌尿生殖道黏膜)接触从某一个体传给另一易感者的感染;垂直感染指某些病毒经胎盘或产道以及母乳由亲代传给子代的感染,如风疹病毒感染孕妇后,可经胎盘感染胎儿,造成胎儿畸形。乙型肝炎病毒、人类免疫缺陷病毒等也可通过垂直感染传给子代。垂直传播方式在其他微生物中较少见到。

(二)病毒感染的类型

1. 隐性感染

隐性感染指无明显临床症状的短暂病毒感染,但可使机体获得一定的免疫力,人类病毒感染大多属此类型。而无症状感染者可能是重要的传染源。

2. 显性感染

病毒的显性感染有急性感染和持续感染。

(1)急性感染　病毒感染后出现明显的临床症状。一般病程较短,在症状出现前后能分离到相应病毒,常随疾病的痊愈而被消灭或自体内排除,这种感染称为急性感染,急性感染又分局部感染和全身感染。

(2)持续感染　病毒感染后,可在体内持续数月或数年,甚至终身带毒,在一定时期内无明显临床症状,称为持续感染。持续感染分为三型:

慢性感染(chronic infection):有一定临床症状,病程可达数月至数年,体内持续存在病毒,并可不断排出体外的慢性进行性感染,如乙型肝炎、传染性软疣。

潜伏感染(latent infection):某些病毒在急性感染后,病毒潜伏于机体某些细胞内,以后在一定诱因下可引起复发,呈急性过程。间隔期称为潜伏期,时间不等,数月、数年甚至数十年,其间不表现临床症状,亦不能用一般方法分离出病毒或查出细胞病变,如单纯疱疹病毒急性感染后长期潜伏于神经节细胞内,当机体抵抗力降低时可再次发作引起唇疱疹等。

慢病毒感染(slow virus infection):亦称慢发感染(slow infection)或迟发感染(delay infection),即病毒感染后,潜伏期长达数年甚至数十年,多侵犯中枢神经系统,缓慢发病,一旦出现症状,多为亚急性、进行性,最后导致死亡。如有的儿童感染麻疹病毒后,病毒在大脑神经细胞中缓慢增殖,最终引起亚急性硬化性全脑炎(SSPE)而死亡。

某些病毒的持续感染,由于病毒DNA与细胞染色体的整合,可诱发正常细胞转化为肿瘤细胞。目前为止,已知与人类肿瘤密切相关的病毒有人类逆转录病毒、EB病毒、人乳头状病毒和嗜肝DNA病毒等。

(三)病毒的致病机制

病毒侵入人体后,其致病机制主要是病毒在细胞内寄生引起的宿主细胞损害,以及诱发机体的免疫应答而造成的免疫病理反应。不同种类的病毒与宿主细胞相互作用,可表现不同的结果。

1. 溶细胞感染

病毒在感染细胞内增殖,引起细胞溶解死亡的作用,称为溶细胞效应。能引起溶细胞效应的病毒称为溶解型病毒。其机制主要是病毒编码的蛋白,尤其是早期蛋白阻断了宿主细胞蛋白质的合成和核酸的复制;或者病毒结构蛋白对宿主细胞的直接毒性作用,导致细胞死亡;或由于细胞膜通透性及溶酶体膜功能改变,细胞内钠(Na^+)浓度升高,钾(K^+)浓度下降,在早期引起细胞"混浊肿胀",在晚期出现溶酶体外漏,导致细胞自溶,故又称溶细胞感染。

2. 非溶细胞感染

有些病毒在感染细胞内增殖,不引起细胞溶解死亡,也不阻碍细胞代谢,呈稳定状态感染,这类病毒称为非溶解型病毒,表现为慢性病毒感染。有些病毒感染细胞后,细胞核或细胞质内可出现 1 个或数个大小不等、经染色后在光学显微镜下可见的斑块,称为病毒包涵体。包涵体是病毒合成的场所,也可能是病毒颗粒的堆积或是细胞对病毒感染的反应产物。有的病毒感染细胞后,不仅不抑制细胞 DNA 的合成,反而促进细胞 DNA 的合成,从而使得细胞增生,有的还可转化,形成肿瘤。DNA 病毒或反转录病毒在感染中可将基因整合于宿主细胞染色体上,或以质粒形式存在于细胞质中,又称整合感染。还有多种病毒如疱疹病毒、人类免疫缺陷病毒等在细胞培养中都可致细胞凋亡。

3. 病毒感染引起宿主的免疫病理损伤

有些病毒感染影响机体正常免疫功能,包括直接侵犯免疫系统细胞、或使感染细胞抗原发生改变,导致异常免疫应答等都可能造成宿主机体的免疫病理损伤,引起疾病。

(1)病毒对免疫系统的损伤　许多人类病毒可感染人的淋巴细胞,从而直接引起免疫功能紊乱,诱发或促进某些疾病,甚至肿瘤的发生,如麻疹病毒、流感病毒、艾滋病病毒、风疹病毒、巨细胞病毒、单纯疱疹病毒、EB 病毒等。

(2)免疫复合物引起的损伤　血流中的抗原-抗体复合物在一定条件下发生沉积,激活补体,吸引中性粒细胞引起Ⅲ型超敏反应,如肾小球肾炎、关节炎等。

(3)抗体增强病毒感染作用　某些病毒,如登革热病毒、黄热病毒等,所产生的中和抗体浓度不足以完全中和病毒时,有利于增加病毒感染单核吞噬细胞的机会,感染细胞膜表面出现大量病毒抗原,激发机体免疫应答,从而引起一系列相应病理反应。

(4)病毒感染可引起免疫应答的功能紊乱　主要表现为失去对自身抗原和非自身抗原的识别功能,而产生针对自身细胞或组织的细胞免疫或抗体,可发展为自身免疫病。

4. 免疫抑制作用

某些病毒感染可抑制免疫功能,甚至使整个免疫系统功能缺陷。如巨细胞病毒感染最终因多种微生物或寄生虫的机会感染而死亡。

四、机体的抗细菌免疫

抗细菌感染的免疫是指机体抵抗细菌感染的能力,是由机体的非特异性免疫和特异性免疫共同协调完成。先天具有的非特异性免疫包括机体的屏障结构,吞噬细胞的吞噬功能以及正常组织和体液中的抗菌物质;后天获得的特异性免疫包括以抗体作用为中心的体液免疫和致敏淋巴细胞及其淋巴因子为中心的细胞免疫。

病原菌侵入机体后,由于其种类繁多、生物学特性的不同、致病物质和致病机制各不相同,机体对它们的抗感染免疫亦随细菌的种类不同而各有差别。

(一)宿主体表的防御功能

1. 机械的阻挡和清除作用

健康和完整的皮肤与黏膜能有效地阻挡病原菌的侵入。呼吸道黏膜上皮细胞的纤毛的定向摆动,可将细菌咳出或咽下;随粪便每日排菌约 10^{12} 个;尿液的冲洗可清除尿道上皮的细菌。

2. 分泌液中化学物质的局部抗菌作用

汗腺分泌的乳酸和皮脂腺分泌的脂肪酸都有一定的抗菌作用。胃酸对伤寒杆菌、痢疾杆菌和霍乱弧菌等病原微生物均有一定的杀灭作用。阴道分泌物中的酸类亦具有抗菌作用。前列腺分泌的精素(spermine)是正常精液中存在的对革兰阳性菌有效的抑制物。泪液、唾液、乳汁和呼吸道分泌物中广泛分布的溶菌酶能溶解革兰阳性菌。

3. 正常菌群的拮抗作用

人体体表以及与外界相通腔道中的正常菌群,可以通过它们的代谢产物抵御病原菌的侵入。如皮肤上的痤疮丙酸菌(propionibacterium acnes)能产生抗菌性脂类,从而抑制金黄色葡萄球菌和化脓性链球菌在皮肤上生长;肠道中的某些厌氧菌能产生脂肪酸而阻止沙门菌在局部生长;肠道中大肠杆菌产生的大肠菌毒和酸性产物能抑制痢疾杆菌和金黄色葡萄球菌;咽部的草绿色链球菌亦能阻止肺炎球菌在局部生长;鼻腔的表皮葡萄球菌和类白喉杆菌能阻止金黄色葡萄球菌定居等。当这种拮抗作用受到影响时,可发生菌群失调症。

(二) 机体抗毒性免疫

抗毒性免疫是一种以抗体为主的体液免疫应答。许多以外毒素致病的病原菌造成的感染,如白喉、破伤风、气性坏疽等,机体的免疫应答主要表现为抗毒素(IgG)中和毒素的作用。由抗毒素与外毒素特异结合形成的免疫复合物,可被吞噬细胞吞噬,并将其降解清除。抗毒素与毒素结合后,可以通过空间屏障而阻碍毒素的毒性基团与易感宿主细胞表面受体结合,或者使毒素的生物学活性部位(酶)被封闭,从而使毒素不能发挥其毒性作用,但抗毒素不能对已与组织结合的毒素起中和作用。

根据外毒素的免疫特点,可用类毒素进行预防接种,应用抗毒素血清进行早期治疗和紧急预防,使用时须保证"早期足量"。

(三) 机体的抗菌性免疫

病原侵入机体后,根据其生物学特性的不同,可分为胞外菌感染和胞内菌感染两大类,机体对这两类感染的免疫反应各有差别。

1. 胞外寄生菌的抗感染免疫

针对胞外细菌感染,机体的特异性免疫主要以体液免疫为主。抗体主要通过以下途径清除感染:

(1)抑制细菌的吸附作用 许多经黏膜感染的细菌(如沙门菌、志贺菌、霍乱弧菌等)须通过其表面的黏附素与黏膜上皮细胞表面的受体结合,才能在黏膜表面定植,是造成感染的先决条件。黏膜表面的抗体,在防止病原菌对黏膜的侵犯中具有非常重要的作用。在黏膜表面起阻断黏附作用的抗体主要是 SIgA,它是局部免疫的主要因素。例如 SIgA 能阻止链球菌、致病性大肠杆菌、霍乱弧菌、淋球菌、百日咳杆菌等对黏膜表面的吸附。目前关于 SIgA阻断细菌与细胞黏附的精确机理尚不清楚,很可能是阻碍了细菌表面起黏附作用的特定部位与宿主细胞相应受体之间的相互作用。

(2)抗体、补体介导的溶菌作用 在许多感染中,当细菌表面抗原和 IgG、IgM 类抗体结合形成免疫复合物后,可通过激活补体的经典途径而溶解杀伤某些革兰阴性菌,如霍乱弧菌、大肠杆菌、痢疾杆菌、伤寒杆菌等。革兰阳性菌因其特殊的细胞壁结构而对补体介导的溶菌作用不敏感。

（3）调理作用 中性粒细胞和单核吞噬细胞表面具有 IgG 的 Fc 受体，当 IgG 类抗体通过其特异性抗原结合部位（Fab）与细菌表面相应抗原结合后，其 Fc 段可与吞噬细胞表面相应 Fc 受体结合，于是在细菌与吞噬细胞间形成抗体"桥梁"，促进吞噬细胞的吞噬作用。IgG、IgM 类抗体通过激活补体经典途径产生 C3b、C4b 等补体片段而覆盖于菌体表面，经与吞噬细胞表面的 CR1 或 CR3 结合发挥调理吞噬作用。尤以 IgM 类抗体的作用更强，此作用在感染的早期特别重要，因此时 IgM 类抗体占优势。革兰阳性菌对调理吞噬作用敏感，如肺炎链球菌等有荚膜的细菌。

2. 胞内寄生菌的抗感染免疫

凡侵入人体后大部分时间停留在宿主细胞内并繁殖的病原菌称为胞内寄生菌。例如结核杆菌、麻风杆菌、布鲁菌、军团菌、沙门菌以及立克次体、衣原体等均属此类，多数引起慢性感染。由于这类细菌能对抗吞噬细胞的吞噬杀菌机制，中性粒细胞和未活化的巨噬细胞虽能将其摄入胞内，但不能将其杀死、消化。而且，单核/巨噬细胞常常成为多种胞内菌寄生的主要宿主细胞。因此，非特异性免疫对胞内菌的防御作用有限。此外抗体不能进入细胞内，故体液免疫对此类细菌感染的作用也受到限制，因此，机体对胞内感染的防御功能主要依靠细胞免疫。细胞免疫的效应通过 Th1 细胞和 CTL 来完成，前者主要分泌 IFN-γ 等细胞因子，激活巨噬细胞和 NK 细胞来杀伤病原体或病原体感染的靶细胞，后者可直接并连续杀伤受感染的靶细胞。例如机体初次感染结核杆菌时，由于其细胞免疫尚未建立，吞噬细胞虽可将它们吞噬但不能有效地杀灭和消化，因此病原菌容易随吞噬细胞在体内扩散、蔓延，而引起全身感染。但在感染过程中，机体在病原菌的刺激下逐渐形成细胞免疫，通过致敏淋巴细胞释放的各种淋巴因子，激活吞噬细胞，大大增强其吞噬消化能力，并抑制病原菌在吞噬细胞内生存，从而获得防御同种病原菌再次感染的免疫力。

如上所述，机体抗细菌特异性免疫的特点：①产外毒素的胞外菌感染主要以体液免疫为主，机体通过抗毒素的中和作用来完成对此类细菌的免疫。如白喉杆菌、破伤风杆菌等。②胞外菌引起的侵袭性感染主要以体液免疫为主，通过 IgG 介导的 Fc 调理和 IgG、IgM 激活补体后的 C3 调理，以增强吞噬细胞的吞噬功能，最终消灭清除病原菌；黏膜表面的 SIgA 能阻止细菌黏附定植。如化脓性球菌、霍乱弧菌、志贺菌、炭疽杆菌等。③胞内菌引起的慢性感染主要以细胞免疫为主。通过 Th1 细胞分泌细胞因子激活巨噬细胞和 NK 细胞从而杀伤靶细胞和 CTL 的直接杀伤作用来完成。如结核杆菌、麻风杆菌、布鲁菌、沙门菌等。

五、机体的抗病毒免疫

抗病毒免疫与抗细菌免疫一样，包括非特异性免疫和特异性免疫，但由于病毒是细胞内寄生，故有其特殊性。

（一）非特异性免疫

1. 干扰素（interferon，IFN）

细胞受病毒感染或某些其他物质作用，使干扰素基因活化，编码产生一种具有多种生物活性的蛋白质，称干扰素。

干扰素诱生剂：凡能诱导细胞产生干扰素的物质，称干扰素诱生剂，包括病毒、某些细菌（短小棒状杆菌、BCG 等）、不少中草药和人工合成的多聚核苷酸等。

(1)干扰素的性质　①是一类分泌性蛋白质;②具有广谱抗病毒活性;③有种属特异性;④不直接灭活病毒,而是通过诱导细胞产生抗病毒蛋白等效应物质发挥作用。

(2)干扰素的种类　人类细胞诱生的干扰素可分为α、β、γ三种类型。IFN-α由人白细胞产生,IFN-β由人成纤维细胞产生,IFN-γ由人致敏T淋巴细胞产生,故为免疫干扰素又称Ⅱ型干扰素,而IFN-α和IFN-β又称Ⅰ型干扰素。

(3)干扰素的抗病毒作用　IFN并非直接灭活病毒,而是作用于细胞诱生一组抗病毒蛋白(antiviral protein,AVP),它能抑制病毒蛋白在细胞内的合成。细胞本身具有抗病毒蛋白的基因,正常情况下处于静止状态,当干扰素与细胞膜上的干扰素受体结合时,编码抗病毒蛋白的基因活化,继而合成抗病毒蛋白,使细胞处于抗病毒状态。抗病毒蛋白包括$2'\sim5'$合成酶、蛋白激酶和磷酸二酯酶等。它们主要使病毒mRNA降解或抑制病毒蛋白的合成,从而达到抗病毒作用。抗病毒蛋白只影响病毒蛋白的合成,不影响宿主细胞蛋白质的合成。在生理条件下,干扰素浓度≥10U/ml,只需5min就能使细胞处于抗病毒状态(图1-6-2)。

细胞在感染的同时,即产生干扰素,早于特异性抗体的出现,并使细胞迅速处于抗病毒状态。因此它既能中止受病毒感染细胞中的病毒复制,又能限制病毒的扩散。

干扰素除了抗病毒活性外,尚有其他活性,如免疫调节(包括对T细胞、B细胞、NK细胞和Mφ等的调节)、抗细胞分裂、抗肿瘤以及抑制某些非病毒微生物的作用等。

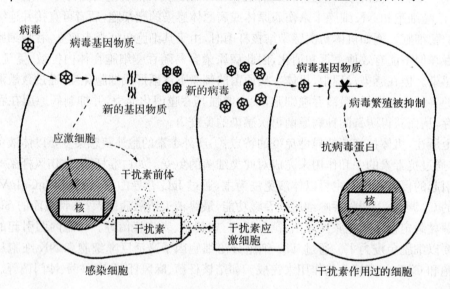

图1-6-2　干扰素作用模式图

2. NK细胞

NK细胞主要是非特异性杀伤被病毒感染的靶细胞,阻止细胞内病毒成分的装配。被激活的NK细胞还可释放肿瘤坏死因子(TNF-α、TNF-β)等细胞因子发挥抗病毒效应。NK细胞的杀伤作用不依赖抗体,也不受MHC抗原的限制,对靶细胞杀伤无选择性。NK细胞在病毒感染早期发挥作用,以后则由细胞毒T细胞发挥作用。

3. 单核/巨噬细胞

主要通过吞噬病毒和被病毒感染的靶细胞,递呈抗原激发特异性抗病毒免疫应答,分泌IL-1、干扰素等细胞因子,释放氧化酶、精氨酸酶等方式发挥非特异性和特异性抗病毒免疫作用。

此外,机体的屏障作用、补体、细胞因子等也都有一定抗病毒作用。

(二) 特异性免疫

1. 体液免疫

病毒感染或接种疫苗后,可激发机体产生特异性抗体,包括中和抗体和补体结合抗体。具有保护作用的主要是中和抗体,它既可作用于病毒颗粒,也可作用于受感染的靶细胞。抗体是由病毒衣壳或包膜上的抗原刺激机体产生,可以与病毒结合,阻止病毒吸附和穿入易感细胞或通过巨噬细胞吞噬调理作用或改变病毒表面蛋白构型导致病毒转录酶活性丧失。中和抗体尤其对溶细胞型病毒作用显著,能有效地防止病毒通过血流扩散,但对于已进入细胞内的病毒不能发挥作用。IgM、IgG、IgA 三类免疫球蛋白都有中和抗体的活性。IgM 感染早期出现;IgG 的相对分子质量小,是唯一可通过胎盘的抗体;IgA 具有参与黏膜局部抗病毒感染作用。

2. 细胞免疫

病毒一旦进入宿主细胞内,体液免疫的作用即受到限制,这时主要依赖细胞免疫发挥作用。一般认为细胞免疫对病毒感染的痊愈起主导作用,特别对一些非溶细胞型的病毒感染,其作用更明显。构成病毒特异性细胞免疫反应的效应细胞是 CD8$^+$ T 细胞和 CD4$^+$ Th1 细胞。在感染早期通过 Tc 细胞识别而发挥直接杀伤病毒感染的靶细胞、中止病毒复制的作用,在抗体的配合下清除病毒。活化的 CD4$^+$ Th1 可释放 IFN-γ、TNF 多种细胞因子,通过激活巨噬细胞和 NK 细胞发挥抗病毒作用。

【知识拓展】

病毒受体

病毒受体是指能特异性地与病毒结合、介导病毒侵入并促进病毒感染的宿主细胞膜组分,其化学本质是糖蛋白、蛋白聚糖、脂类或糖脂,大多数属于蛋白质。病毒受体可以是单体也可以是多分子复合物,具有特异性、高亲和性、饱和性、结合位点及靶细胞部位的有限性以及独特的生物学活性等。如今,常见病毒的细胞受体分子多已确定,这为深入研究病毒的致病机制和寻找抗病毒药物新的靶点奠定了良好的基础。

【习题与思考】

一、选择题

1. 细菌的毒力构成因素指的是 (　　)

A. 内毒素和外毒素　　　　　　　　B. 侵袭力和毒素

C. 外毒素和类毒素　　　　　　　　D. 胞内酶和胞外酶

2. 与细菌侵袭力无关的物质是 (　　)

A. 荚膜　　　　　B. 菌毛　　　　　C. 血浆凝固酶　　　　　D. 芽孢

3. 干扰素抗病毒的机理是 (　　)

A. 直接干扰病毒 mRNA 的转译

B. 阻碍病毒进入易感细胞

C. 诱发细胞产生抗病毒蛋白质,后者干扰病毒 mRNA 的转译

D. 干扰病毒吸附在细胞膜上

4. 关于内毒素,下述错误的是 （ ）

A. 来源于革兰阴性菌   B. 能用甲醛脱毒制成类毒素

C. 其化学成分是脂多糖   D. 性质稳定,耐热

5. 带菌者是指 （ ）

A. 体内带有正常菌群者

B. 病原菌潜伏在体内,不向体外排菌者

C. 体内带有条件致病菌者

D. 感染后,临床症状消失,但体内病原菌未被彻底清除,又不断向体外排菌者

二、填空题

1. 类毒素是由＿＿＿＿经甲醛处理制备而成的,可刺激机体产生＿＿＿＿。

2. 细菌的毒力是由＿＿＿＿和＿＿＿＿构成的。

3. 病原菌侵入机体能否致病与＿＿＿＿、＿＿＿＿、＿＿＿＿等有密切关系。

三、名词解释与简答题

1. 简述与细菌致病性有关的因素。

2. 什么叫干扰现象和干扰素? 阐明干扰素产生及作用机制。

3. 请列表比较内毒素与外毒素的主要区别。

REFERENCES   参考文献

[1] 沈关心. 微生物学与免疫学[M]. 北京:人民卫生出版社,2003.

[2] 钱海伦. 微生物学[M]. 北京:中国医药科技出版社,1996.

[3] 李榆梅. 药学微生物实用技术[M]. 北京:中国医药科技出版社,2008.

(叶剑尔)

项目二　微生物观察技术

教学目标

知识目标

- 掌握光学显微镜（油镜）的工作原理、革兰染色法的原理；
- 掌握各类微生物的形态结构；
- 熟悉微生物常见染色技术及显微观察技术，熟悉显微镜的构造、使用与维护方法；
- 了解数码显微互动系统的工作原理。

能力目标

- 掌握光学显微镜（油镜）的工作原理、使用及维护；正确使用显微镜（油镜）进行革兰染色细菌标本的观察；
- 能对革兰染色的结果进行正确的判断和分析；
- 学会使用数码显微互动系统。

素质目标

- 通过对微生物概念和特点的学习，培养学生对微观事物科学的、实事求是的、认真细致的学习态度；
- 学会细菌涂片标本的制备和革兰染色，能分析染色结果。

任务 2-1　微生物形态观察技术

学习目标

知识目标

- 掌握光学显微镜（油镜）的工作原理；
- 熟悉光学显微镜的基本构造；
- 了解数码显微互动系统的工作原理。

技能目标

- 学会光学显微镜(油镜)的使用与维护；
- 学会使用数码显微互动系统；
- 能归纳光学显微镜使用的注意事项。

【背景知识】

列文虎克显微镜的问世,为微生物学的研究打开了大门,开辟了人类征服传染病的新纪元。1676年,荷兰人列文虎克(Leeuwenhoek)利用自制的简单显微镜(图2-1-1)首次观察发现了微生物。他当时所用的显微镜可以放大300倍,他观察了雨水、血液和牙垢等物,描绘了细菌和原生动物等的形态和活动方式。这在微生物学的发展史上具有划时代的意义。此后,对微生物的研究停滞了一段时期,主要是因为没有放大倍数更高的显微镜。

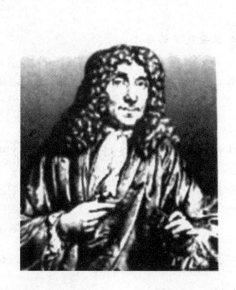
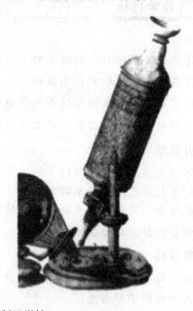

图2-1-1 列文虎克和自制显微镜

【任务内容】

一、光学显微镜的构造

普通光学显微镜是微生物实验室中最常用的显微镜,它是一种由多个透镜组成的精密光学仪器,其构造可分为两大部分,即机械装置和光学系统(图2-1-2)。

(一) 机械装置

1. 镜臂

为一弓形金属柱,是搬取显微镜时手握之处。

2. 镜筒

位于显微镜的前上方,为一空心的圆筒。镜筒上端连接目镜,下端与物镜转换器相连,镜筒的长度约为160mm,有单筒和双筒两种。

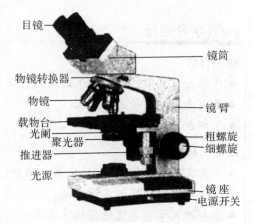

图2-1-2 光学显微镜构造

3. 物镜转换器

用来安装和转换物镜。可安装 3～4 个物镜。转动转换器,可按需要将其中的任何一个物镜和镜筒接通,与镜筒上面的目镜构成一个放大系统。显微镜在使用过程中,不能随意取下目镜或拆卸物镜,以防尘土落入或损坏。

4. 调节器

有粗调节器和细调节器两种,用来调节物镜与标本之间的距离,使被观察物在正确的位置上形成清晰的图像。粗调节器可使镜筒或载物台有较大距离的升降,细调节器升降的距离很小,一般在已见到模糊图像需要精确定位使之清晰时使用。

5. 载物台

镜筒下的平台,用以安放被检标本。载物台中央有一通光孔,可通过集中的光线。载物台上装有固定标本片的压片夹和固定或移动标本片的推进器,有些推进器上有刻度尺,用以确定标本的位置,以便重复观察。

6. 镜座

位于显微镜的底部,支撑整个显微镜。

(二) 光学部分

1. 目镜

安放于镜筒上端,上面常标有 5×、10×、15× 等放大倍数。目镜的作用是把物镜放大了的实像再进一步放大,并把物像映入观察者的眼中。为便于指示物像,目镜中常装有指针。

2. 物镜

显微镜中最重要的光学部件,装在转换器的圆孔内,一般有 3 个镜头,即低倍、高倍镜和油镜,区别见表 2-1-1 所示。物镜上一般都标有表示物镜光学性能和使用条件的一些数字和符号,以 10/0.25、40/0.65、100/1.25 为例(图 2-1-3),这里 10、40、100 指的是放大倍数,0.25、0.65、1.25 是物镜的数值口径(镜口率),数值口径越大,分辨物体的能力越强;每个镜头还标有 160/0.17,其中 160 表示镜筒的机械长度(mm),0.17 为所用盖玻片的最大厚度(mm)。物镜下缘常还刻有一圈带色的线,如油镜下方有一圈白线,用以区别不同放大倍数的物镜。

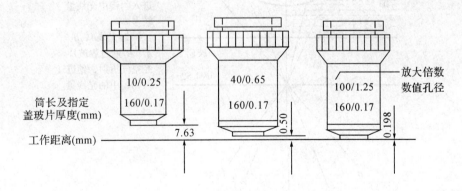

图 2-1-3　XSP-16A 型显微镜主要参数

表 2-1-1　常用几种物镜比较

物镜	放大倍数	镜身	孔径	镜口率	工作距离/mm
低倍镜	10	短	粗	0.25	10.50
高倍镜	40	较长	较细	0.65	0.56
油镜	100	最长	最细	1.25	0.13

3. 聚光器

位于载物台下方,其位置可上下移动,上升则视野明亮,下降则光线减弱。在聚光器下方通常还装有光阑或彩虹光圈,借此可以调节视野亮度。

4. 滤光片

在光阑的下面常配有滤光片,通常为蓝色毛玻璃片,也有黄绿或蓝绿色,用于降低光强度并使视野照明均匀。

5. 光源

电光源显微镜自带光源,其镜座上装有光源,并有电流调节螺旋,可通过调节电流大小来调节光强。非点光源的显微镜,通过反光镜取光,反光镜位于聚光器下方,可采集外界光线并反射到聚光器中。反光镜有平面镜和凹面镜之分,一般在光线较强时用平面镜,光线较弱时用凹面镜。

二、光学显微镜的工作原理

(一) 油镜的工作原理

由于油镜的孔径很小,进入镜中的光线很少,其视眼较用低、高倍镜时暗,故所需要的光照强度较大。如果光线透过标本片后直接经空气进入油镜头,由于介质密度不同而发生折射现象,以致进入物镜的光线减少,结果导致视野暗淡,物像不清,如果在标本片上滴加折光率与载玻片($n=1.52$)相近的香柏油($n=1.515$),就可避免光线因折射而散失,加强视野亮度,便于清晰地观察标本(图 2-1-4)。

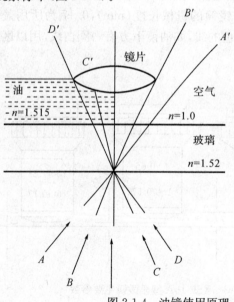

1. 光线C、D、C'、D'通过载玻片经香柏油折射,使进入物镜中光线量较多。

2. 光线A、B、A'、B'通过载玻片经空气折射,使进入物镜中的光线量减少。

图 2-1-4　油镜使用原理

(二) 显微镜的放大倍数

显微镜是通过由物镜和目镜组成的透镜组使物体放大成像,其放大倍数是指物镜放大倍数与目镜放大倍数的乘积。

通常物镜的放大倍数愈大,物镜镜头与标本片之间的距离就愈短,这时光圈就要打开得愈大。

三、光学显微镜的操作方法

(一) 光学显微镜的安置与调试

1. 取镜

取显微镜时,右手紧握镜臂,左手托住镜座,应保持镜身直立,水平放置在离实验桌边缘约 10cm 的桌面上,端正坐姿,使镜臂正对左肩。不可单手提取镜臂,以免零件脱落或碰撞到其他地方。放置妥当后,应检查各部分是否完好。

2. 调光

转动粗调节器,使镜筒上升或载物台下降,再转动转换器,使低倍镜与载物台的通光孔对准,切忌用手持物镜转动。向目镜内观察,开启电源开关,打开聚光器和光阑,调节光强度和光色度,非电光源显微镜可利用灯光或自然光通过反光镜调节光照,使整个视野亮度均匀适宜。

(二) 显微观察

对于初学者而言,在进行显微观察时应遵循从低倍镜到高倍镜再到油镜的观察顺序,因低倍镜视野较大,容易发现目标及确定检查的位置。

1. 低倍镜观察

(1)装片　将标本片置于载物台上,用压片夹固定,调节推进器,将所要观察的部位对准通光孔。

(2)转换低倍镜　轻轻转动物镜转化器将低倍镜移至工作位置。

(3)调焦　转动粗调节器,使镜筒缓慢下降或使载物台缓慢上升,至物镜与标本片距离约 5mm 处,在操作中切忌使镜头触碰标本片。然后通过目镜观察,缓慢转动粗调节器,使镜筒缓慢上升或使载物台缓慢下降,直至初见物像,再转动细调节器使物像清晰。如果要观察标本的不同位置,可调节推进器循序进行。镜检时,两眼都要睁开,单目显微镜用左眼观察,右眼协助绘图或记录。

2. 高倍镜观察

(1)选定目标　在低倍镜下找到物像后,将需要观察的部分移至视野中央,同时把物像调到最清晰的程度,再进行高倍镜观察。

(2)转换高倍镜　转动物镜转换器时动作要轻、慢,并可从侧面观察,避免高倍镜镜头与标本片相撞,如可能发生碰撞,则说明低倍镜焦距没有调好,应重新操作。

(3)调焦　转换高倍镜后通过目镜进行观察,此时一般能见到模糊物像。如果看不清物像,可用细调节器稍加调节使物像清晰。若光线较暗,可调节聚光圈及光圈。

3. 油镜使用

(1)选定目标　使用油镜之前,须先经过低、高倍镜观察,然后将需要放大的部位移到视野中央,将聚光器升到最高,光阑开到最大。

（2）加镜油　转动转换器，移开物镜，在标本片的待检部位滴加一滴香柏油。

（3）转换油镜　缓慢转动转换器，使油镜头对准通光孔。油镜头外壁常标有 100 或 Oi 标记，有白色线圈。

（4）调焦　从显微镜侧面观察，调节粗调节器，缓缓使油镜镜头浸入油滴内，几乎与标本片相接，但两者切不可相碰！然后调节光照，一边从目镜观察，一边徐徐往上调节粗调节器，看到模糊图像之后，再调节细调节器使物像清晰。如镜头离开油面还未看到物像，则需重新操作。

（5）观察绘图　双眼睁开观察实验结果，并及时记录，必要时绘图。

（三）显微镜用毕后处理

（1）观察完毕，上升镜筒，取下标本。

（2）擦净　油镜用完后应及时用擦镜纸拭净镜油，再用蘸过二甲苯的擦镜纸擦拭镜头上残留的油迹，最后用干净的擦镜纸擦去残留的二甲苯。擦镜头时应顺着镜头直径方向擦，不能转圈擦。切忌用手或其他纸、布擦拭，以免使镜头沾上污渍或产生划痕。用擦镜纸擦拭其他物镜及目镜。

（3）复位　将各部分还原，物镜转离通光孔，呈"八字形"降位于载物台上，以防震动时镜头滑下与聚光器碰撞。同时降下聚光器，罩好防尘罩，或放回镜箱内，填写使用登记。

四、光学显微镜的使用工作流程

取镜──→调光──→装片──→低倍镜观察──→高倍镜观察──→油镜观察──→擦拭──→复位。

五、光学显微镜及油镜的维护

（1）常用的显微镜，应尽可能有固定位置，不要随意东搬西移。在镜上加盖玻璃罩，内放干燥剂。用时去罩，用毕盖上。这样，既可防尘，又可防潮。潮湿会使镜片长霉、起雾，灰尘沾染镜头，会影响观察效果。

（2）擦拭显微镜的机械部分可以使用干净柔软的细布。如擦不掉，可以蘸少量二甲苯擦拭，不宜用酒精或乙醚，否则，会侵蚀油漆使之脱落。若光学部件沾染灰尘，可以用干净毛笔清除或用吹风球吹除。物镜内的灰尘，可以用摩擦带静电的塑料棒插入镜头内吸出。若镜片上有拭不掉的污迹，可以用表面光滑的细木棒裹上脱脂棉或擦镜纸，并蘸一滴二甲苯小心轻拭，遇有镜片上长霉、起雾时，宜用乙醇乙醚混合液擦拭，但蘸液不宜过多，擦前应先清除灰尘。擦拭时勿将镜片表面一层紫蓝色透光膜视为污染物。严禁随便用普通纸、布或徒手擦拭。

（3）防止镜片脱胶。金属和玻璃的膨胀系数不同，过冷、过热或使用过多的有机溶剂（如二甲苯等），均可使镜片脱胶。因此，应避免阳光直晒，勿使显微镜受热；用二甲苯擦拭镜头，用量要少，擦后一定要及时把多余的二甲苯擦干净。

六、光学显微镜的使用注意事项

（1）显微镜是精密、贵重仪器，使用时要注意细心爱护，勿随意拆卸。如发现故障，应及时向教师提出，以便检查修理。

（2）搬动显微镜时，要做到"一握、一托、镜身直"，不可单独提臂，同时取用过程应避免碰撞。

（3）用显微镜观察液体标本时，应盖上盖玻片，避免液体浸入物镜内而受到污染腐蚀。

（4）临时标本片制作好后，必须用吸水纸吸净载玻片或盖玻片外面的液体，方可置载物台上观察，严防酸碱等化学药品腐蚀镜头及载物台。

（5）物镜、目镜、反光镜等光学部分，应保持清洁，并且避免日光直接照射。细调节器是显微镜中精细而脆弱的部分，不宜向一个方向连续转动数圈，而应轻且微量地来回转动。

（6）从高倍物镜和油镜下取出标本时，应首先提升镜筒，将镜头转离通光孔方可取出。降下镜筒时，宜慢忌快，切记要注意物镜与标本片之间的距离，以防损坏镜头。在整个调焦过程中，动作应慢、细心。

（7）光学部分应保持清洁，尤其是物镜和目镜镜头，切忌用手触摸。当用二甲苯擦拭镜头时，用量要少，擦后应及时用擦镜纸将多余二甲苯擦掉，以防黏合透镜的树脂被溶解而致镜片脱落。擦镜时应顺着镜头直径方向擦，不能转圈擦。切忌使用粗糙的纸片或布片擦拭。

（8）显微镜使用完毕，应将物镜呈"八"字形降位于载物台上，避免震动时滑落下与聚光器碰撞。电光源显微镜使用完毕后，应先将电源调到最小值再关闭电源开关。最后各个附件需清点齐全，归还原位，置于通风干燥处。

【知识拓展】

一、显微镜简介

细菌个体微小，肉眼无法看到，而显微镜是观察细菌的得力工具。实验室内因使用目的不同常使用以下几种显微镜：

1. 普通光学显微镜

采用自然光或灯光为光源，其最大分辨率为 $0.2\mu m$，最大放大倍数为 1000 倍，一般细菌都大于 $0.25\mu m$，故可用光学显微镜观察细菌的形态和排列方式，对于荚膜、鞭毛、芽孢等特殊结构经特殊染色也可进行清晰观察。

2. 暗视野显微镜

在普通显微镜上安装暗视野聚光器后，光线不能从中间直接透入，整个视野呈暗色，而标本片上的细菌能反射发光，因此可在暗视野背景下观察到光亮的微生物，如细菌或螺旋体等。常用于观察不染色活菌体的形态和运动。

3. 相差显微镜

相差显微镜利用相差板的光栅作用，改变直射光的光位相和振幅，将光位相的差异转换为光强度差。在相差显微镜下，当光线透过不染色标本时，由于标本不同部位的密度不一致而引起位相的差异并显示出光强度的明暗对比，可观察到活菌及其内部结构。

4. 荧光显微镜

采用能发出紫外光或蓝紫光的高压汞灯为光源，配有滤光片和能透过紫外线的聚光器。因其波长短，故比普通显微镜的分辨率高。细菌预先用荧光素着色，置于荧光显微镜下就可激发荧光，故在暗色背景中即能看到发射荧光的物体。本法适用于对荧光色素染色或与荧光抗体结合的细菌的检测或鉴定。

5. 电子显微镜

以电子流代替可见光,以电磁圈代替放大透镜。因其波长极短,仅为可见光波长的几万分之一,故电子显微镜的放大倍数可达数十万倍,能分辨至1nm的微粒。常用于细菌超微结构和病毒颗粒的观察。当前使用的电子显微镜有两类,即透射电子显微镜和扫描电子显微镜。

二、数码显微互动系统简介

数码显微互动系统由四部分组成,即图像处理系统、语音问答系统、数码显微镜系统、计算机控制系统。系统可连接1~34台(或更多)显微镜,教师镜和学生镜下的图像均可经图像处理系统实时传输到教师端的电脑显示器上,教师可以根据需要选择性地放大显示任意画面。每台数码显微镜内置有LED指针,可指向显微镜下画面的任意位置,便于讨论。计算机软件系统包括显微互动教学软件、图像分析软件等,可实现显微镜画面选择、数码拍照、图像处理、图像分析、测量等功能。语音问答系统为授课教师及每位学生配备一副耳机和呼叫系统,可实现教师与学生间的双向沟通。学生借助语音问答系统向教师提问,教师则可以选择四种通话模式(全通话模式、师生对讲模式、学生示范模式、分组讨论模式)与学生进行交流,实现了良好的师生交流互动环境。

 【习题与思考】

一、选择题

1. 第一个真正观察到并描述细菌的人是 （　）

A. 巴斯德　　　　B. 科赫　　　　C. 列文虎克　　　　D. 琴纳

2. 滴加在物镜与玻片之间的镜油应选择 （　）

A. 折射率与玻璃相近的　　　　　　B. 折射率与玻璃相差大的

C. 颜色与玻璃相近的　　　　　　　D. 颜色与玻璃不同的

3. 显微镜最重要的部件是 （　）

A. 目镜　　　　　B. 物镜　　　　C. 载物台　　　　D. 光源

4. 实验室所用油镜镜头的放大倍数是 （　）

A. 10 倍　　　　　B. 40 倍　　　　C. 100 倍　　　　D. 200 倍

二、填空题

1. 显微镜的放大倍数是_____和_____的乘积。

2. 使用油镜时,应按照_____、_____、_____的顺序,逐步转换物镜。

三、名词解释与简答题

1. 使用油镜时应注意什么?滴加香柏油的作用是什么?

（叶剑尔）

任务 2-2　染色技术

学习目标

知识目标

● 掌握细菌的革兰染色方法、结果判断；

● 熟悉革兰染色的原理；

● 了解革兰染色法在鉴定细菌上的重要意义。

技能目标

● 学会细菌涂片标本的制备和革兰染色方法，并能分析染色结果。

【背景知识】

　　细菌染色技术是由柯赫（Robert Koch）发明的。1875 年德国病毒学家和组织学家魏革尔特（Weigert）首先采用苯胺染色剂染细菌。其后柯赫设计了细菌染色技术，他将细菌涂抹在盖玻片上使之成为薄层，凉干后在乙醇内固定，再用各种染色剂如甲基紫 B_5、复红和苯胺棕溶液染色。柯赫也是第一个给细菌鞭毛染色的人。目前常用的细菌鞭毛染色技术和柯赫的方法基本相同。从此以后，细菌染色成为研究细菌的一个得力武器。

　　革兰染色法是 1884 年由丹麦病理学家革兰姆（Gram）在研究肺炎链球菌与克雷伯肺炎菌过程中所创立的。革兰染色法是细菌学上最常用的染色法。此法可将细菌分为革兰阳性菌和革兰阴性菌，在鉴别细菌上有重要意义。

【任务内容】

一、革兰染色原理

　　对革兰染色法原理的解释有多种说法，一般认为同细胞壁的结构与组分有关。现在大多认为，在染色过程中，细胞内形成了一种不溶性的结晶紫-碘复合物，这种复合物可被乙醇（或丙酮）从 G^- 细菌细胞内抽提出来，但不能从 G^+ 菌中抽提出来。这是由于 G^+ 菌细胞壁较厚，肽聚糖含量高，脂质含量低甚或没有，经乙醇处理后引起脱水，结果肽聚糖孔径变小，渗透性降低，结晶紫-碘复合物不能外流，于是保留初染的紫色。而革兰阴性细菌细胞壁肽聚糖层较薄，含量较少，而且脂质含量高，经乙醇处理后，脂质被溶解，渗透性增高，结果结晶紫-碘复合物外渗，细胞被复红复染成红色。另外也有人认为是由于细胞内的等电点不同造成的，因 G^+ 菌的等电点比 G^- 菌低，所带的负电荷多，更容易与结晶紫结合，故不易被脱色。

二、实验材料

　　(1) 菌种　大肠埃希菌属、葡萄球菌属 18～24h 琼脂斜面培养物。

　　(2) 载玻片、生理盐水、接种环、酒精灯、火柴、蒸馏水、染色缸等。

（3）试剂　革兰染色液 1 套（结晶紫、卢戈碘液、95％乙醇、稀释复红染液）、香柏油、二甲苯。

（4）光学显微镜、擦镜纸、吸水纸等。

三、方法步骤

（一）涂片标本制备

1. 涂片

取洁净载玻片一张，加一滴无菌生理盐水或一接种环，按无菌操作法以接种环取待检菌固体培养物少许，研入无菌生理盐水中，使成均匀极薄的菌膜（图 2-2-1）。菌膜直径在 1cm 左右为宜。若待检菌为液体培养物可直接取少许菌液涂成菌膜（图 2-2-2），也可采用三区涂片法（图 2-2-3）。

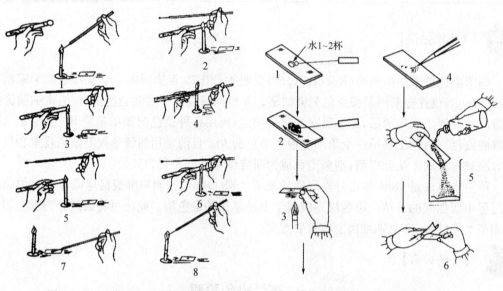

图 2-2-1　无菌操作及涂片过程

1. 取菌；2. 涂片；3. 固定；
4. 加染色液；5. 水洗；6. 吸干
图 2-2-2　单染色过程示意图

2. 干燥

一般应于室温中，使涂片自然干燥，如需快速干燥，可在远离火焰上方的热空气中烘干，但切勿紧靠火焰，以免标本被烧焦，无法检视。

3. 固定

一般用加热法将标本固定。操作

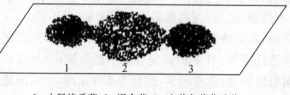

1. 大肠埃希菌；2. 混合菌；3. 金黄色葡萄球菌
图 2-2-3　细菌"三区"涂片法

时将玻片涂有菌膜的一面向上，迅速地在火焰上来回通过 3 次，以玻片反面触及皮肤感觉热而不烫为宜。也可用甲醇、乙醇等化学药品使标本固定。标本固定的目的主要是使细菌牢固地黏附于载玻片上。加热固定还可改变菌体对染料的通透性及杀死细菌（图 2-2-2）。

(二) 染色

1. 初染

滴加结晶紫染液于菌膜表面,使染液覆盖菌膜,染色时间为 1min,用细水流徐徐冲去多余染液,甩干载玻片上积水。

2. 媒染

滴加卢戈碘液覆盖菌膜,染色 1min,用细水流徐徐冲去多余碘液,甩干玻片上积水。

3. 脱色

用 95％乙醇滴洗菌膜表面,摇动玻片使脱色均匀,倾去紫色乙醇液,约 20～30s,至流出乙醇液刚刚不出现紫色为止,立即用水将乙醇冲净,甩干玻片上积水。

4. 复染

滴加沙黄染液于菌膜表面,维持 1min,用细水流徐徐将多余染液冲掉,用吸水纸轻轻吸干。

5. 镜检

待玻片充分干燥后,用显微镜观察染色标本。

四、实验结果及分析

经过革兰染色,可将细菌分为两大类:被染成紫色的细菌,称为革兰阳性菌,用 G^+ 表示;被染成红色的细菌,称为革兰阴性菌,用 G^- 表示。由于革兰阳性菌与革兰阴性菌细胞壁化学组成不同,革兰阳性菌细胞壁肽聚糖层厚,脂质含量少,乙醇不易脱色,故保留原有的紫色;而革兰阴性菌细胞壁肽聚糖层薄,脂质含量多,乙醇容易溶解脂类而渗入使之脱色,故初染时紫色可被脱去,复染时重新着上红色(图 2-2-4)。

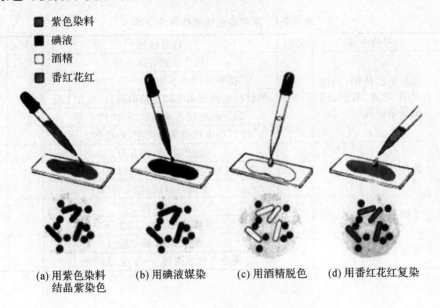

■ 紫色染料
■ 碘液
□ 酒精
■ 番红花红

(a)用紫色染料 结晶紫染色　　(b)用碘液媒染　　(c)用酒精脱色　　(d)用番红花红复染

图 2-2-4　革兰染色结果示意图

五、革兰染色临床意义

1. 鉴别细菌

通过革兰染色可将细菌分为革兰阳性菌和革兰阴性菌两大类。

2. 指导临床用药

革兰阳性菌和革兰阴性菌细胞壁组成上的差异导致其对某些抗生素的敏感性不同,如大多数革兰阳性菌对青霉素、头孢菌素等作用于细菌细胞壁的抗生素敏感,而革兰阴性菌大多对作用于细胞内核糖体的红霉素、链霉素等抗生素敏感。

3. 了解细菌的致病性

一般革兰阳性菌能产生外毒素致病,而革兰阴性菌则多以内毒素致病。

六、注意事项

(1)制片要薄。涂片时生理盐水和取菌量不宜过多,涂片应尽可能"薄、匀、散"。

(2)染色过程中要严格控制各试剂的作用时间,尤其是用乙醇脱色时间。乙醇脱色时间过长,革兰阳性菌也可被脱色,最终染成红色,造成假阴性;而脱色时间过短,革兰阴性菌可染成紫色造成假阳性。

(3)碘液配制后应装在密闭的暗色瓶内贮存。如因贮存不当,试液由原来的红棕色变成淡黄色,则不宜再用。

七、评分标准

革兰染色任务评价(表2-2-1)。

表2-2-1　革兰染色法考核评分标准

项目	考核内容	分值	评分标准	得分	备注
涂片	接种环的使用(灼烧灭菌、冷却、取菌、灼烧多余菌液)	5	操作正确,得5分		
			接种环灼烧不彻底,一次扣1分		
			灼烧后接种环未冷却直接取菌,一次扣1分		
			取菌时将培养基划破,一次扣1分		
			涂片后未灼烧多余菌液,一次扣1分		
	涂片	5	操作正确,得5分		
			涂片区域直径超过1.2~1.5cm,扣2分		
			漏液在桌面,扣2分		
	干燥	2	操作正确,得2分		
			直接在火上烧,扣2分		
	固定	2	操作正确,得2分		
			未在外焰区来回3~5次,扣2分		

续表

项目	考核内容	分值	评分标准	得分	备注
染色	染色试剂的使用	7	染色试剂错用,扣7分		
	初染(时间、漏液)	2	操作正确,得2分		
	媒染(时间、漏液)	2	不正确,扣2分		
	脱色(时间、漏液)	2	操作正确,得2分		
	复染(时间、漏液)	2	不正确,扣2分		
	水洗、干燥	3	操作正确,得3分		
	操作熟练程度	5	熟练,得5分		
			较熟练,得3分		
			一般,得1分		
			不熟练,得0分		
镜检	摆放(显微镜摆放、载玻片放置)	3	正确,得3分		
			显微镜摆放不正确,扣2分		
			载玻片放置不正确,扣1分		
	观察操作(低倍至高倍、粗细调节、滴加油、图像清晰)	10	正确,得10分		
			未从低倍镜到高倍镜调节,一次扣2分		
			在油镜下使用粗调旋钮,一次扣2分		
			油镜观察时未滴加油,一次扣2分		
			图像不清晰,一次扣2分		
	结束工作	5	显微镜维护3分,操作台整理2分		
	操作熟练程度	5	熟练,得5分		
			较熟练,得3分		
			一般,得1分		
			不熟练,得0分		
结果		40	G⁺菌、G⁻菌结果各20分,其中染色性各15分,阴阳交错者扣1.5分		
			镜下细菌分布各5分		
考核时间		5	在20分钟内完成。超时:每超1分钟,扣1分(最多扣5分)		

【知识拓展】

单染色和特殊染色

(一)单染色法

只用一种染料进行染色的方法。细菌经单染色法处理后,可观察细菌的大小、形态与排列方式,但不能显示细菌的染色特性(图2-2-2)。

(二)抗酸染色法

可用于鉴定细菌的抗酸性,根据染色结果将细菌分为抗酸性细菌和非抗酸性细菌。具体步骤是:将细菌涂片经火焰固定后,加石炭酸复红溶液并加温染色,再用盐酸酒精脱色,最后加稀释美蓝复染。凡不被脱色、镜下呈红色的为抗酸性细菌,如结核分枝杆菌、麻风分枝杆菌等;能被脱色、镜下呈蓝色的为非抗酸性细菌。目前认为这种染色性的差异可能与抗酸性细菌细胞内的分枝菌酸、脂类等成分有关。

（三）特殊染色法

细菌细胞的某些结构，如芽孢、荚膜、鞭毛等，用一般染色方法不易染色，必须用相应的特殊染色法才能着色观察。在芽孢染色中，为了增强其通透性，必须处理芽孢壁才能使其着色；在荚膜染色中一般采用负染色法，即通过将背景染色，从而衬托出不能着色的荚膜，在显微镜下可看到呈现透明的荚膜层；在鞭毛染色中，往往是将染料堆积在鞭毛丝上，加粗其直径，便于观察。

 【习题与思考】

一、选择题

1. 细菌的革兰染色性不同是由于 （ ）

A. 细胞核结构的不同   B. 细胞壁结构的不同

C. 细胞膜结构的不同   D. 中介体的有无

2. 革兰阴性菌染成紫色的主要原因是 （ ）

A. 涂片太厚   B. 脱色时间不够

C. 初染时间过长   D. 复染时间不够

3. 细菌形态学检查中最常用的染色方法是 （ ）

A. 抗酸染色法   B. 暗视野墨汁染色法

C. 特殊染色法   D. 革兰染色法

二、填空题

1. 革兰染色法可将细菌分为_____和_____两大类。革兰染色法是细菌学中最重要的鉴别染色法。

2. 革兰染色法的基本步骤：先用_____进行初染，再用_____媒染，然后用_____脱色，最后用_____复染。最后呈紫色的细菌是_____，呈红色的为_____。

三、名词解释与简答题

1. 微生物常用染色法包括哪几种？简述革兰染色方法及结果判定方法。

REFERENCES 参考文献

[1] 黄贝贝,陈电容.微生物学与免疫学基础[M].北京:化学工业出版社,2009.

[2] 李榆梅.药学微生物实用技术[M].北京:中国医药科技出版社,2008.

[3] 黄贝贝,凌庆枝.药用微生物学实验[M].北京:中国医药科技出版社,2008.

[4] 陈玮,董秀琴.微生物学及实验实训技术[M].北京:化学工业出版社,2007.

(叶剑尔)

项目三　微生物培养技术

任务 3-1　微生物的人工培养

【背景知识】

　　细菌虽小，也有独立的生命活动,也要进行新陈代谢。它们的新陈代谢是从周围环境中摄取营养,以获得能量和合成自身组分的原料,同时排出多种代谢产物的一个复杂过程。研究细菌细胞的化学组成,能正确理解细菌的营养需要和生理特性。细菌细胞的化学组成如下:

1. 水分

细菌细胞水分含量占细胞重量的75%~85%。芽孢含水量较少,约占40%。细菌细胞的水分分为结合水和自由水。结合水与细胞成分紧密结合,是蛋白质等复杂有机物的组成成分;而自由水是细胞物质的溶媒,参与各种生理作用。

2. 固形成分

细菌细胞的固形成分包括有机物(如蛋白质、核酸、糖类、脂类、维生素等)和无机物,约占细胞重量的15%~25%。在固形成分中,碳、氢、氧、氮四元素占90%~97%,其他元素占3%~10%。

(1)蛋白质　约占固形成分的50%~80%,含量随菌种、菌龄和培养条件而有所不同。蛋白质是组成细菌细胞的基本物质,也是细菌酶的组成成分,与细菌生命活动密切相关。细菌的蛋白质少数为简单蛋白质,如球蛋白、鞭毛蛋白等;多数为复合蛋白,如核蛋白、糖蛋白、脂蛋白等,而以核蛋白含量最多,约占蛋白质总量的50%以上。

(2)核酸　细菌细胞同时存在核糖核酸(RNA)和脱氧核糖核酸(DNA)。RNA存在细胞质中,除少量以游离状态存在外,大多与蛋白质组成核蛋白体,约占细胞干重的10%;DNA存在于染色体和质粒中,约占细胞干重的3%。核酸与细菌的遗传和蛋白质的合成有密切关系。

(3)糖类　约占固形成分的10%~30%,其中有2.6%~8%是核糖,构成核糖核酸。细菌表面的糖类主要是荚膜多糖、肽聚糖、脂多糖等。细胞内常有游离的糖原和淀粉颗粒,前者是作为内源性碳源和能源,后者为可被利用的贮藏性多糖。

(4)脂类　细菌细胞中脂类含量约为1%~7%,但结核分枝杆菌高达40%。脂类包括脂肪、磷脂、蜡质和固醇等。脂类或以游离状态存在,或与蛋白质或糖结合。磷脂是构成细胞膜的重要成分,脂蛋白、脂多糖(LPS)是细胞壁的组成成分。

(5)矿物质元素　又称无机盐。其种类很多,约占固形成分的10%。以磷为主,其次为钾、镁、钙、硫、钠、氯等,此外还有铁、铜、锌、锰、硅等微量元素。矿物质元素或参与菌体成分的组成,或以无机盐形式存在,可调节细胞的渗透压及维持酶活性等。

(6)维生素　细菌细胞中存在的维生素主要是水溶性B族维生素,其含量非常低。维生素是构成许多重要辅酶的前体或功能基,在代谢过程中起重要作用。

除上述物质外,细菌体内还含有一些特有的化学物质,如肽聚糖、D型氨基酸、磷壁酸、胞壁酸、二氨基庚二酸(DAP)、2,6-吡啶二羧酸(DPA)、2-酮基-3-脱氧辛酸(KDO)等。细菌的组成成分中除核酸相对稳定外,其他化学成分的含量常因菌种、菌龄的不同以及环境条件的改变而有所变化。

【任务内容】

细菌具有独立的生命活动能力,可从外界环境中摄取营养物质,获得能量,具有代谢旺盛、繁殖迅速等特点。各类细菌对营养物质的要求差别很大,主要包括水、碳源、氮源、无机盐和生长因子等。

无论是进行遗传变异研究,还是工业上的菌种选育、发酵生产,或是其他方面的研究需要,首要条件是要得到微生物,即要对微生物进行人工培养。人工培养微生物,不但要提供它生长所需的营养物质,还需要有适宜的酸碱度、温度及一定的气体环境。

一、培养基

(一) 培养基的必备条件

培养基是人工配制的供给细菌或其他微生物生长繁殖或积累代谢产物的营养基质。不同的微生物,不同的培养目的,需要不同种类的培养基,但无论何种培养基都必须具备:①适宜比例的水、碳源、氮源、无机盐、生长因子及某些特需的微量元素;②适宜的酸碱度;③一定的物理状态;④本身无菌。

(二) 培养基的种类

1. 按培养基的物理状态可分为液体培养基、固体培养基和半固体培养基

液体培养基:为液态的,不加琼脂。在各种微生物学研究和大规模的工业生产中,主要用于增菌和积累代谢产物及生理代谢等基本理论的研究。

固体培养基:在液体培养基中加入 1.5%～2% 的琼脂就变成加热可融化、冷却可凝固的固体培养基。琼脂是一种从海藻中提取的多糖类物质,加热至 98℃ 时即可融化,冷却至 45℃ 时可凝固。琼脂不是细菌的营养物质,仅作为凝固剂。此外,固体培养基也可加入鸡蛋或血清。常用固体培养基的形式有平板、斜面、高层等三种,广泛用于微生物的分离纯化、培养、保存、鉴定等工作。

半固体培养基:指在液体培养基中加入少量的凝固剂而配制成的半固体状态的培养基,琼脂加量为 0.2%～0.5%,容器倒放时不流动。用于细菌运动性的观察、效价测定等。

2. 按配制培养基的营养物质的来源可将培养基分成天然培养基与合成培养基

天然培养基:培养基的主要成分是动植物或生物产品或其提取物,化学成分不甚清楚且不恒定,如牛肉膏、马铃薯、黄豆粉等。营养肉汤培养基、麦芽培养基等属之,这种培养基成分既丰富又复杂,适用于配制实验室用的各种基础培养基及工业生产中用的种子培养基和发酵培养基。

合成培养基:又称组合培养基,是由多种化学试剂配制的,各种成分和用量都明确的培养基,如硫乙醇酸盐流体培养基、高氏一号培养基、改良马丁培养基等。一般用于营养、代谢、生理、生化、遗传、育种、菌种鉴定、生物测定、药物的作用机制等对定量要求较高的研究工作中。

3. 按照培养基的功能与用途可将培养基分为基础培养基、加富培养基、选择培养基、鉴别培养基和厌氧培养基

基础培养基:含有微生物生长所需的基本营养物质,可供大部分营养要求不高的微生物生长。

加富培养基:在基础培养基中加入了人血、血清、鸡蛋、动物组织提取液、植物组织提取液或一些特殊的碳源、氮源以满足具特殊营养需求的微生物的生长。如:结核杆菌需要鸡蛋等营养物质;加富石蜡油培养石油分解菌。

选择培养基:是依据某一种或某一类微生物的特殊营养需求或对某化学、物理因素的抗性,在培养基中加入特定物质或去除某些营养物质,使所欲分离的微生物在其中生长繁殖,而其他微生物则受到抑制。一般用于菌种分离,如分离放线菌时,可在培养基中加入10%的酚数滴以抑制细菌和霉菌的生长。欲从脓液中分离葡萄球菌,可在培养基中加入7.5%NaCl,因该浓度能抑制大多数其他细菌的生长。

鉴别培养基:是在培养基中加入某种试剂,使培养后产生某种现象,从而区别不同类型的微生物,如伊红-美蓝培养基用于区别大肠埃希菌和产气杆菌。

厌氧培养基:厌氧菌必须在无氧环境中生长。培养厌氧菌必须考虑到两个重要因素:一是细菌生长的环境中不能有氧;二是培养基中营养物质的氧化还原电位(Eh)不能高,Eh值一般是在$-150 \sim -420 \text{mV}$之间。常用的厌氧培养基有庖肉培养基(肉汤中加入煮过的肉渣,其中含有具有还原性的不饱和脂肪酸和谷胱甘肽)、巯基乙酸钠培养基等。

二、微生物生长的适宜温度

影响微生物生长的外界因素很多,温度是最重要的因素之一。温度是有机体生长与存活的最重要的因素之一。一方面随着温度的上升,细胞中的生物化学反应速率和生长速率加快;另一方面,机体的重要组成如蛋白质、核酸等对温度都较敏感,随着温度的升高而可能遭受不可逆的破坏。每一种微生物都有它最低生长温度、最适生长温度、最高生长温度和致死温度。其中最适生长温度是指某微生物群体生长繁殖速度最快的温度,但不一定是最快繁殖速度和最快发酵温度。

不同的微生物生长所需的最适温度是不一样的。根据微生物生长所需的最适温度的不同可分为:

1. 嗜冷菌

最适生长温度为15℃,2～3℃也能缓慢生长。因此这类菌在4℃冰箱中经过一段时间也能生长。

2. 嗜温菌

大多数微生物包括多数病原菌均为嗜温菌,生长温度范围为15～40℃。细菌在37℃生长最好,故实验室一般采用37℃培养细菌;放线菌最适生长温度为28～32℃;真菌最适生长温度为22～28℃。故培养不同微生物时应选择不同的温度。

3. 嗜热菌

最适的生长温度是40～50℃,有的甚至在95℃或更高的温度也能生长。

三、微生物生长的气体环境

与微生物生长有关的气体主要是氧气和二氧化碳,有些细菌能固定空气中的氮气,如固氮菌。各种菌都需要少量的二氧化碳,以合成核酸和蛋白质,多数菌在新陈代谢过程中产生的二氧化碳就可满足需要,但有些菌在初次分离培养时,需提供5%～10%的二氧化碳才能生长,如脑膜炎球菌、布鲁杆菌等。根据各种微生物对氧的不同要求,将微生物分为:

1. 专性需氧菌

需要在有氧的环境中才能生长,绝大多数真菌和多数细菌、放线菌都是专性需氧菌。

2. 微需氧菌

有些菌在5%～6%的低氧压的条件下生长较好,当氧压超过10%时,生长受到抑制,如衣氏放线菌、空肠弯曲菌等。

3. 兼性厌氧菌

大多数菌是兼性厌氧菌,这类菌在有氧或无氧的环境下都能生长,以有氧条件下生长较好,如大肠埃希菌、念珠状链杆菌等。

4. 专性厌氧菌

只在无氧的环境中才能生长繁殖的菌,如破伤风梭菌、产气荚膜杆菌等。

在微生物世界中,绝大多数种类都是好氧菌或兼性厌氧菌。厌氧菌的种类相对较少,但近年来已找到越来越多的厌氧菌。

四、培养方法及生长现象

将细菌接种在适宜培养基上,于一定条件下培养,就能看到细菌生长。因培养方法不同,其生长现象也不相同。

1. 固体培养法

常用于微生物分离、纯化、保存和计数等。微生物在固体培养基上的生长现象为:

(1) 菌落 在固体培养基上,由单个微生物细胞繁殖而成的肉眼可见的集团,称为菌落(colony)。理论上一个菌落是由一个细菌繁殖而来,是同种的纯菌,故可用作纯种分离。同理,计数平板上生长的全部菌落数,可以计算出标本中单位体积中的活菌总数,常用单位体积中菌落形成单位(colony forming unit,cfu/ml)表示。在一定种类的平板固体培养基上,每一种细菌的菌落各有特点,如菌落的大小、形状、黏稠度、湿度、色泽、边缘形状、凸起或扁平、表面光滑或粗糙等都不尽相同,这些性状是鉴别细菌的重要依据之一。据细菌菌落表面特征不同,可将菌落分为3型:①光滑型菌落(S型菌落):菌落表面光滑、湿润、边缘整齐。新分离的细菌大多呈光滑型菌落。②粗糙型菌落(R型菌落):菌落表面粗糙、干燥、呈皱纹或颗粒状,边缘大多不整齐。R型菌落多为S型细菌变异失去菌体表面多糖或蛋白质形成。R型细菌抗原不完整,毒力和抗吞噬能力都比S型细菌弱。但也有少数细菌新分离的毒力株就是R型,如炭疽芽孢杆菌、结核分枝菌等。③黏液型细菌(M型菌落):菌落黏稠、有光泽、似水珠样。多见于有厚荚膜或丰富黏液层的细菌、结核杆菌等。

(2) 菌苔 在固体培养基上,形成的菌落没有分开,互相粘连在一起,密集如苔,称为菌苔。

细菌、放线菌、霉菌及酵母菌的菌落特征:

1) 细菌 较小、较薄、易挑起、正反面颜色相同。不同的细菌形成的菌落大小、形态、颜色、边缘、透明度、湿润度、表面光泽、黏稠度等有所差异。

2) 放线菌 致密、难挑起、正反面颜色不相同。不同的放线菌形成的菌落大小、形态、颜色、边缘、湿润度、表面光泽等有所差异。

3) 霉菌 较大、疏松、呈绒毛状或絮状、难挑起。不同的霉菌形成的菌落大小、形态、颜色、边缘等有所差异。

4) 酵母菌 较细菌菌落大而厚些,易挑起,不同菌种菌落的颜色、光泽、质地、表面和边缘等有所差异。

2. 液体培养法

液体培养法又分为静置培养、摇瓶培养和发酵罐培养。常用于观察微生物的生长状况、检测生化反应及代谢产物或使细菌大量增殖。

（1）静置培养（stationary culture）　是将培养物静置在培养箱中,如试管液体培养。细菌在液体培养基中典型的生长现象有以下三种现象:①均匀浑浊:细菌分散在液体培养基中,清亮的培养基变得浑浊,是大多数兼性厌氧菌生长现象。菌数越多,浊度越大,从而用比浊法可以估计细菌的数值。②液面菌膜:培养基表面一层膜状物,这是专性需氧菌生长形成的,如枯草芽孢杆菌。③沉淀生长:培养基底部见絮状或渣样沉淀,上部基本澄清,见于厌氧菌及少数呈链状生长的细菌,如炭疽杆菌在肉汤液体培养基中的生长。

（2）摇瓶培养（shaking culture）　即在锥形瓶内装入一定量的液体培养基后,经摇床振荡培养,以提高氧的吸收和利用,促进细菌的生长繁殖。在实验室中常采用摇瓶培养法以获得足够的菌体和代谢产物。

（3）罐培养法（tank culture）　是进一步放大培养,培养物可达数十升,适用于放大试验或应用于种子制备,此时还需向深层液体中通入无菌空气,故也称通气培养（aeration）。

3. 半固体培养法

将细菌穿刺接种到半固体培养基中,经培养后,如是无动力的细菌,可见到细菌仅沿穿刺线呈清晰的线形生长,周围培养基仍透明澄清;如是有动力的细菌,则细菌沿穿刺线扩散生长,可见沿穿刺线呈羽毛状或云雾状,穿刺线模糊不清（图3-1-1）。从而可通过细菌在半固体培养基上的生长现象来判断细菌是否有动力,进而断定有无鞭毛的存在,这是常用的鉴别细菌的方法之一,用于观察细菌的运动能力,也常用于菌种保存。

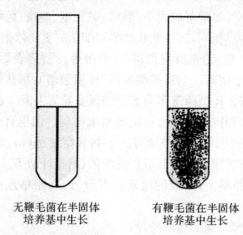

无鞭毛菌在半固体　　　　　有鞭毛菌在半固体
培养基中生长　　　　　　　培养基中生长

图 3-1-1　穿刺培养

4. 厌氧培养法

厌氧培养法是专门针对厌氧菌的培养方法。用于厌氧菌的培养方法有多种,主要措施有:

（1）以惰性气体来置换空气,排除环境中游离氧;

（2）加入还原剂降低微环境中的氧化还原电位,如液体培养基中可加入巯基乙酸钠、谷胱甘肽等;

（3）将细菌接种在一般培养基上,然后采取隔离空气的措施,如在培养基上面用凡士林或石蜡封住,或将其放入厌氧袋、厌氧罐或厌氧箱中培养。

五、细菌的生长曲线

细菌在液体培养基中的生长繁殖具有一定的规律性。描述细菌群体在整个培养期间的菌数变化规律的曲线称为生长曲线(growth curve),其制作方法是将一定数量的细菌接种在适宜的液体培养基中培养,每隔一定的时间取样计算菌数,以时间(h)为横坐标,细菌数的对数为纵坐标进行作图即得细菌的生长曲线。

按生长繁殖的速率不同,细菌生长曲线可分为 4 期,如图 3-1-2 所示。

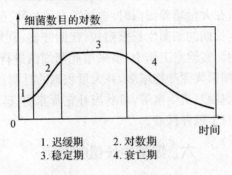

图 3-1-2   细菌的生长曲线

(1)迟缓期(lag phase)   又称调整期,是细菌适应环境的繁殖前准备时期。细菌不分裂、菌数不增加,但细胞内合成代谢活跃,胞内核酸、蛋白质的量均增加,细胞体积变大。迟缓期的出现是由于细菌需要适应新的环境条件,并产生足够量的酶、辅酶以及某些必要的中间代谢产物。当这些物质达到一定浓度时,细菌才开始分裂繁殖。迟缓期长短,可以概括地反映出细菌的生长繁殖条件是否适宜。影响迟缓期长短的因素有菌种、菌龄、接种量以及接种前后培养基成分的差异等。在生产上,这个时期愈短愈好。加入酶激活剂如 Mg^{2+} 能缩短迟缓期。

(2)对数生长期(logarithmic growth phase)   细菌经迟缓期后,进入对数生长期,是细菌分裂繁殖最快的时期,细菌数按几何级数增加,即 $2^0 \rightarrow 2^1 \rightarrow 2^2 \rightarrow 2^3 \rightarrow \cdots \rightarrow 2^n$,细菌数目的对数呈直线上升。此期的细菌代谢活跃,生长速率快,群体中的细胞化学组成及形态、生理特征比较一致,且细菌的形态、大小、染色性均典型,对外界环境因素的作用比较敏感。因此实验室研究细菌生物学性状和做药敏试验选用对数生长期细菌为佳(多数细菌经 8~18h 的培养物)。有些抗菌药物在这一时期作用细菌的效果较好。

(3)稳定期(stationary phase)   在一定容积的培养基中,对数生长期的细菌迅速生长繁殖,引起营养物质的消耗,有害代谢产物的积累以及其他环境条件如 pH、氧化还原电势的改变,对细菌生长不利。故对数生长期末期细菌生长速率逐渐下降,死亡率渐增,以至新繁殖的细菌与死亡细菌数趋于平衡,活菌数保持相对稳定,故称稳定期。此期细菌形态和生理发生改变,开始积累贮存物质,革兰阳性菌可被染成革兰阴性。细菌的芽孢多在此期形成,某些次级代谢产物如外毒素、抗生素等也在此期开始产生。

(4)衰退期(decline phase)   又称衰亡期,有害代谢产物大量积累,细菌死亡数超过繁殖数,活菌数急剧减少,细菌衰老。此期细菌形态不典型,常呈现衰退型,代谢活动也趋于停滞。细菌形态显著改变,出现畸形,菌体变长、肿胀或扭曲,有的菌体发生自溶。形成芽孢的细菌,此期芽孢成熟。该时期死亡的细菌以对数方式增加,但在衰退期后期,部分细菌对不良环境能产生一定的抗性,在一定程度上使死亡速率降低。

细菌对不同营养物质的利用能力是不同的,有的可以直接被利用,如葡萄糖或 NH_4^+ 等;有的需要过一段时间才能被吸收利用,如乳糖或鱼粉等。当培养基中同时含有这两类碳源或氮源时,细菌在生长过程中会出现二次生长现象。

了解细菌的生长曲线对研究细菌生理学和生产实践都有重要的指导意义。例如为了尽量减少菌数的增加,在无菌制剂和输液的制备中就要把灭菌工序控制在迟缓期,以保证输液质量和减少热原质的污染;在大量培养细菌时,选择适当的菌种、菌龄、培养基及控制培养条件,可缩短迟缓期。对数生长期的细菌生长繁殖快,代谢旺盛,利用此期的细菌作为连续发酵的种子,以缩短生产周期。实验室工作中,多采用此期细菌进行细菌形态结构、生理代谢等方面的研究。稳定期是细菌代谢产物增多,并大量积累的时期。发酵工业上,为更多地获得细菌产生的代谢物,如氨基酸、抗生素等,可适当补充营养物,延长稳定期。形成芽孢的细菌,芽孢在衰退期成熟,有利于菌种保藏。

六、细菌生长量的测定

主要根据细菌的数目、重量及生理指标三方面对生长量进行测定。

(1)计数法　分为直接计数法、间接计数法和比浊法。直接计数法是利用特定的细菌计数板或血细胞计数板,在显微镜下计数一定容积中细菌的数量,此法的缺点是不能区分死菌与活菌;间接计数法又称活菌计数法,是通过计数在琼脂平板上生长的菌落数来计算出样品中的细菌数目,常用单位体积中菌落形成单位(colony forming unit,cfu/ml)表示;比浊法则是根据细菌悬液的光吸收值能反映出细菌细胞浓度的原理,用浊度计或分光光度计测出细菌悬液的光吸收值,由此计算出细菌的细胞数。

(2)重量法　测定菌体重量的方法称为重量法,分为湿重法和干重法。湿重法是将一定体积的样品通过离心或过滤将菌体分离出来,经洗涤,再离心后直接称重;而干重法则是将样品于 105℃烘干至恒重后,再称其重量。

(3)生理指标法　生理指标包括细菌的呼吸强度、好氧量、酶活性及生物热等。由于细菌在生长过程中,这些生理指标会发生变化,因此可以借助一些特定的仪器来测定相应的指标,从而判断细菌的生长量。生理指标法主要用于科学研究,分析细菌的生理活性等。

【知识拓展】

环境中存在着大量的微生物,长期以来一直是依靠纯培养技术研究微生物的,但绝大多数种类的微生物因为不能培养而无法被了解,严重地限制了人们对微生物的认识。例如对土壤、水体、活性污泥等样品中的微生物进行调查统计,发现直接计数出的微生物数与培养出来的菌落数间相差几个数量级,两种调查结果的差异显示一个样品的总微生物数量中,只有一小部分是目前人们能够纯培养出来的。许多未知微生物是以前从未培养过的,缺乏再现环境条件的方法和培养基质,造成了大多数微生物难以用实验室常规方法培养,成为未可培养微生物(uncultured microorganism)或微生物的"活的非可培养状态"(viable but nonculturable,VBNC)。目前用于开发未可培养微生物的方法有多种,如宏基因组技术、遗传指纹图谱技术、VBNC 菌技术等等。

【习题与思考】

1. 什么是培养基？培养基需要具备哪些条件？
2. 培养基是如何进行分类的？
3. 什么是菌落？细菌、放线菌、霉菌和酵母菌的菌落有何区别？
4. 什么是细菌的生长曲线？生长曲线是如何制作的？
5. 生长曲线对研究细菌生理学和生产实践有何指导意义？
6. 测定细菌的生长量有哪些方法？

（曲均革）

任务 3-2　微生物实验无菌操作技术

学习目标

知识目标
- 了解无菌操作的目的；
- 掌握无菌操作的注意事项。

技能目标
- 会正确使用无菌室和超净工作台；
- 会针对不同的实验目的进行正确的无菌操作。

【背景知识】

　　千百年来，普遍流行着一种所谓"自然发生说"。该学说认为，不洁的衣物会自生蚤虱，污秽的死水会自生蚊蚋，肮脏的垃圾会自生虫蚁，粪便和腐败的尸体会自生蝇蛆。总之生物可以从它们存在的物质元素中自然发生，而没有上代，古希腊学者亚里斯多德，中世纪神学家阿奎那，甚至连 17 世纪的大科学家哈维和牛顿，都相信这种学说。而巴斯德用曲颈瓶实验彻底粉碎了"自然发生说"。

　　巴斯德用一个有长颈的圆底烧瓶装上肉汤，如果就这么放着，几天后肉汤便浑浊发臭了，用显微镜可以观察到里面长许多细菌。如果把长长的瓶颈用火焰烧成弯曲状，虽然瓶口还是和外界相通，氧气可以自由出入，可是肉汤放置很长时间也不会变浑浊（图 3-2-1）。如果把里面的肉汤从弯曲处往瓶口倾折，让液体接触瓶口，再让液体流回瓶中，几天后，液体又变浑发臭了。巴斯德这个实验充分说明，肉汤之所以变浑发臭，是肉汤里面的细菌繁殖造成的，如果加热杀死了肉汤里面的细菌，又不让外面的细菌进去，肉汤就不会有细菌生长。液体和瓶口接触后，因为空气中的尘埃和细菌沾在瓶口，通过肉汤进入瓶内，所以几天后会变浑发臭。而且，烧瓶尽管有弯长的颈，可是瓶口是和外界相通的，空气可以自由进入，所以可以保证里面有氧气，所以不是没有氧气而使细菌不能生长。

　　直到 20 世纪 60 年代，在伦敦的一个研究所中，还一直保存着 19 世纪后期为否定自然发生论所用的一些陈年肉汤,它们在 70 年后依然清亮如故。巴斯德这个简单但是具有说服力的著名实验,证实了微生物只能从微生物产生而不能自然地从没有生命的物质发生。从此,人们开始认识到无菌操作的重要。灭过菌的物质在适当保护下将保持无菌状态,除非有人去感染它。

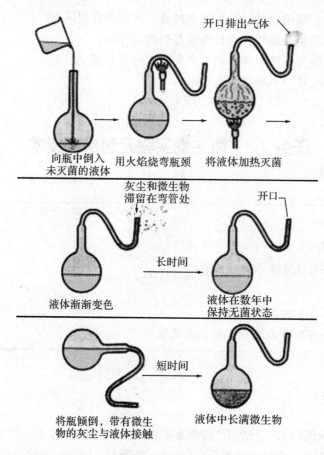

图 3-2-1　曲颈瓶实验

【任务内容】

　　无菌操作技术主要是指在微生物实验工作中,控制或防止各类微生物的污染及其干扰的一系列操作方法和有关措施。在日常的生活环境中,每时每刻每处都存在着微生物,任何一个不经意的动作都可能将某种微生物引入到培养物中。在具备无菌环境和获得无菌材料后,还要始终保持无菌状态,才能对某种特定的已知微生物进行研究或利用它们的功能,否则外界的各种微生物很容易混入。外界不相干的微生物混入的现象,在微生物学上叫做污染杂菌。防止污染是微生物学工作中十分关键的技术,彻底灭菌和防止污染是无菌技术的两个方面。无菌操作的目的,一是保持待检物品不被环境中微生物所污染;二是防止被检微生物在操作中污染环境和感染操作人员,因而无菌操作在一定意义上讲又是安全操作。无菌操作技术包括无菌环境、无菌器材和无菌操作三个方面。

一、无菌环境

无菌环境只是相对而言的,是指人们利用物理的方法或化学的方法,在某一可控制空间内使微生物数量降低至最低限度,接近于无菌的一种空间。

1. 无菌室

无菌室是微生物实验室内专辟的一个小房间,室外设一个缓冲间,缓冲间的门和无菌室的门不要朝向同一方向,以免气流带进杂菌。无菌室和缓冲间都必须密闭,无菌室内的地面、墙壁必须平整,不易藏污纳垢,便于清洗,室内装备的换气设备必须有空气过滤装置。工作台的台面应该处于水平状态,无菌室和缓冲间都装有紫外线灯(距离工作台面 1m),无菌室内空气测试应基本达到无菌,每日使用前用紫外线照射(1～2h),每周用甲醛、乳酸、过氧乙酸熏蒸(2h),每月用新洁尔灭擦拭地面和墙壁一次的方式进行消毒,并定期作实验室沉降菌计数,以检查无菌室微生物生长繁殖动态。实验人员进入无菌室前先用肥皂洗手,然后用 75％酒精棉球将手擦干净,在缓冲室内换上洗净并灭过菌的工作衣、帽、鞋。

2. 超净工作台

超净工作台是为实验室工作提供无菌操作环境的设施,以保护实验免受外部环境的影响,同时为外部环境提供某些程度的保护以防污染并保护操作者。超净工作台的主要功能是利用空气层流装置排除工作台面上部包括微生物在内的各种微小尘埃,通过电动装置使空气通过高效过滤器具后进入工作台面,使台面始终保持在流动无菌空气控制之下。

风速保持在 0.32～0.48m/s,使用前打开紫外灯照射 30min,使用时开启超净工作台工作电源,关闭紫外灯,并用 75％的酒精或 0.5％过氧乙酸喷洒擦拭消毒工作台面。使用中,如果有机玻璃罩受到污染,严禁用酒精棉球擦拭,需用含水棉布擦拭;台面应保持整洁、干燥,不要堆积杂物;使用完毕,关闭煤气开关或酒精灯,并用消毒液擦拭工作台面,关闭工作电源,重新开启紫外灯照射 15min。另外,超净工作台应定期做无菌试验,以测定是否符合无菌要求。

二、无菌器材

无菌器材是无菌技术的主要组成部分。微生物检验和实验用器材可分为两类:①灭菌器材:凡是检验中使用的器材,能灭菌处理的必须灭菌,如玻璃器皿(包括注射器、吸管、滴管、三角瓶、试管等)、培养基、稀释剂、无菌衣、口罩、胶管、乳胶头。金属器材(如外科刀、剪、镊子、针头等),凡能包裹的,应先用包装纸包裹后,再进行灭菌。②消毒器材:凡检验用器材无法灭菌处理的,使用前必须经消毒处理,例如无菌室内的凳、试管架、天平、工作服等,这些虽然无法灭菌,但是可以消毒。消毒可用化学药品熏蒸、喷洒或擦拭。

三、无菌操作

(1)在操作中不应有大幅度或快速的动作;

(2)使用玻璃器皿应轻取轻放;

(3)一切操作均应在火焰旁进行,要充分利用火焰周围的高温区(无菌区);

(4)接种用具在使用前、后都必须灼烧灭菌;

(5)在接种培养物时,操作应轻、准;

(6)不能用嘴直接吸吹吸管;

(7)带有菌液的吸管、玻片等器材应及时置于盛有 5％来苏尔溶液的消毒桶内消毒。

【知识拓展】

生物安全柜和超净工作台都是在微生物实验等实验操作中起保护作用、预防感染或危险传播的装置,都是为实验操作提供局部空气净化,达到高洁净度工作环境的空气净化装置。

生物安全柜(biosafety cabinet;biological safety cabinet)是防止操作处理过程中某些含有危险性或未知性生物微粒发生气溶胶散逸的箱形空气净化负压安全装置,是一种在微生物学、生物医学、基因重组、动物实验、生物制品等领域的科研、教学、临床检验和生产中广泛使用的安全设备,也是实验室生物安全中一级防护屏障中最基本的安全防护设备。

生物安全柜是一种负压的净化工作台,正确操作生物安全柜,能够完全保护工作人员、受试样品并防止交叉污染的发生;其工作原理主要是将柜内空气向外抽吸,使柜内保持负压状态,通过垂直气流来保护工作人员;外界空气经高效空气过滤器(high-efficiency particulate air filter, HEPA filter)过滤后进入安全柜内,以避免处理样品被污染;柜内的空气也需经过 HEPA 过滤器过滤后再排放到大气中,以保护环境。而超净工作台只是保护操作对象而不保护工作人员和实验室环境的洁净工作台。

【习题与思考】

1. 什么是无菌操作技术? 无菌操作的目的是什么?
2. 无菌操作技术包括哪几个方面?
3. 超净工作台的使用应该注意哪些问题?

(曲均革)

任务 3-3　培养基的配制

学习目标

知识目标
● 了解培养基的组成;
● 掌握培养基配制的基本流程。

技能目标
● 会根据不同实验目的配制相应的培养基。

【背景知识】

分离培养微生物,离不开固体培养基。在微生物实验室里,固体培养基的使用是如此频繁和常规,以至于这一方法看起来也理所当然。然而,回溯至 1881 年固体培养基出现以前,微生物的培养还只能在液体培养基中进行。为了能直接观察培养物的形态及生长情况,科学家希望能将微生物培养在固体表面上,就像微生物生长在橘子皮或土豆上一样。德国医生罗伯特·科赫(Robert Koch,1843—1910)曾用煮沸消毒的土豆来培养细菌。此后,他试着用明胶作培养基的凝固剂。他将明胶加入液体培养基中进行融化,然后将混合均匀的液体缓慢地倒在一块玻璃板的表面。当明胶冷却凝固后,就在玻璃板表面形成一层固体培养基。为了防止空气中杂菌的污染,科赫还用玻璃罩将玻璃板与周围环境隔离开来。但是,人们很快发现,明胶在 20℃以上就变软了,很难进行分离微生物的划线操作。在温度高于 25℃时,明胶就液化了,而大多数细菌的培养温度都不低于 25℃。科赫的同事 Walter Hesse也为同样的问题苦恼着。一次,Hesse 的妻子 Fannie 建议丈夫试一试用琼脂做凝固剂,因为 Fannie 用琼脂做果冻做得不错。Hesse 采纳了妻子的建议,发现琼脂比明胶更适合做培养基的凝固剂,这个改进的方法很快就被大家采纳。

回顾历史,我们可以看出,科赫的固体培养基的方法以及他对微生物学中纯培养技术的重视,远远超过了其所在的医学细菌学领域。他的发现为细菌分类学、遗传学和其他相关学科的发展提供了极为重要的工具。

 【任务内容】

一、操作原理

将比例合适的碳源、氮源、无机盐、生长因子、水等物质混合在一起,再调节适宜的 pH,就成了供微生物生长繁殖的培养基。

由于不同微生物所需的营养成分不同,培养目的和检测需要不同,培养基的组成也不同。培养一般细菌通常用营养肉汤培养基;培养放线菌常用高氏一号培养基;培养真菌常用改良马丁培养基;无菌检查常用硫乙醇酸盐流体培养基;控制菌检查常用营养琼脂培养基;抗生素微生物效价测定常用培养基Ⅰ等。

每种培养基都可配制成液体、固体、半固体三种物理状态以满足不同的培养目的。液体培养基、固体培养基、半固体培养基的区别在于琼脂的加量。琼脂是从石花菜等海藻中提取的胶体物质,是应用最广的凝固剂(赋形剂)。加琼脂制成的培养基在 98~100℃下融化,于 45℃以下凝固。但多次反复融化,其凝固性降低。不加琼脂,为液体培养基;若加入 1.5% ~2%的琼脂,即成为固体培养基;若加入 0.2%~0.5%的琼脂,即为半固体培养基。

由于配制培养基所需的原材料中含有各种微生物,而培养基是供微生物纯培养用的,故配制后应采用验证合格后的灭菌程序灭菌,使之呈无菌状态,以防止其中的微生物生长而消耗营养成分和改变培养基的 pH。培养基配制后,一般采用高压蒸汽灭菌法,在 115℃灭菌 30min。灭菌后的培养基放入 37℃温箱培养 24h,经无菌性检查若无杂菌生长,即可待用。

我们工作中在进行药品微生物质量检测时,培养基除了要进行无菌性检查外,还要进行灵敏度检查。《中国药典》2010 年版"无菌检查法"规定培养基灵敏度检查方法是:分别接种空白对照和验证用菌株金黄色葡萄球菌、铜绿假单胞菌、枯草芽孢杆菌、生孢梭菌、白色念珠菌、黑曲霉至相应培养基上,空白对照无菌生长,加菌的培养基微生物生长良好,则该培养基的灵敏度检查符合规定。

二、所用器材及试剂

1. 器材

三角瓶、量筒、试管、吸管、玻璃棒、漏斗、棉花、牛皮纸、纱布、记号笔、麻绳、1000ml 的搪瓷量杯或小铝锅、托盘天平、高压灭菌锅等。

2. 试剂

牛肉浸出粉、蛋白胨、氯化钠、蒸馏水、琼脂、可溶性淀粉、磷酸二氢钾、硫酸亚铁、硫酸镁、硝酸钾、葡萄糖、L-胱氨酸、硫乙醇酸钠、刃天青、酵母浸出粉、1mol/L NaOH 溶液和同浓度的盐酸溶液、广泛 pH 试纸等。

三、操作方法

（一）液体培养基：营养肉汤培养基的制备（用于培养一般细菌）

营养肉汤培养基是一种应用最广泛和最普通的细菌基础培养基，有时又称为普通培养基。由于这种培养基中含有一般细菌生长繁殖所需要的最基本的营养物质，所以可供微生物生长繁殖之用。

1. 培养基配方

| 牛肉浸出粉 | 3.0g | 蛋白胨 | 10.0g |
| 氯化钠 | 5.0g | 水 | 1000ml |

2. 配制方法

（1）称量　按培养基配方依次准确地称取牛肉浸出粉、蛋白胨、氯化钠，放入 1000ml 的搪瓷量杯或小铝锅中。

（2）溶解　在上述搪瓷量杯或小铝锅中，加入约 900ml 的水，用玻璃棒搅匀，然后在石棉网上加热，微温，使各成分充分溶解，逐渐滴加 1mol/L NaOH 溶液，调节 pH 使比最终的 pH 略高 0.2～0.4，补充 1000ml 水，煮沸，滤清。

（3）调 pH　调节 pH 使灭菌后为 7.2±0.2。如果 pH 过高，可用 1mol/L HCl 溶液回调。

（4）分装　将配制的培养基分装入试管或三角瓶内。试管的装量不超过管高 1/4；三角瓶的装量以不超过三角瓶容积的一半为限。分装通常使用大漏斗，漏斗下口连有一段橡皮管，橡皮管下面再接一根玻璃滴管，橡皮管上夹一弹簧夹（图 3-3-1）。

（5）加塞、包扎　分装培养基结束后，加塞（棉塞的制备见图 3-3-2），用牛皮纸将棉塞部分包好，并用记号笔注明培养基的名称、组别、日期。

（6）灭菌　装入高压蒸汽灭菌锅，115℃灭菌 30min。

（7）无菌检查　将灭菌的培养基抽样置 37℃恒温箱内，培养 24～48h，证明无菌生长后，才可使用。

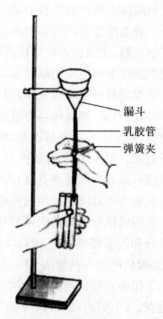

漏斗
乳胶管
弹簧夹

图 3-3-1　培养基的分装

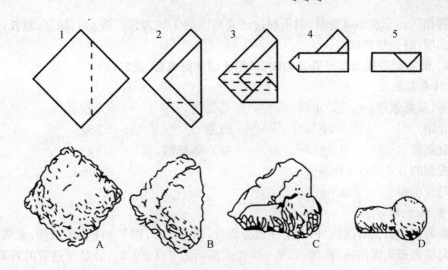

图 3-3-2　棉塞的制备过程

(二)固体培养基:营养琼脂培养基的制备

1. 培养基配方

蛋白胨	10.0g	琼脂	15.0~20.0g
氯化钠	5.0g	肉浸液	1000ml

2. 配制方法

除琼脂外,混合上述成分,调节 pH 使之比最终的 pH 略高 0.2~0.4,加入琼脂,条状琼脂先用剪刀剪成小段,然后加入,加热过程中应注意不断搅拌,以防琼脂糊底。融化后,滤清,调节 pH 使灭菌后为 7.2~7.4,分装,在 115℃灭菌 30min.

肉浸液也可用牛肉浸出粉 3g,加水 1000ml,配成溶液代替。

灭菌后,需做成斜面的试管应趁热摆成斜面(图 3-3-3),制成的斜面长度以不超过试管总长的一半为宜。

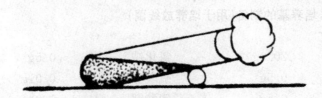

图 3-3-3　琼脂斜面培养基

(三)半固体培养基:营养肉汤半固体培养基的制备

1. 培养基配方

牛肉浸出粉	3.0g	蛋白胨	10.0g
氯化钠	5.0g	琼脂	2.0~5.0g
蒸馏水	1000ml	pH	7.2±0.2

2. 配制方法

肉汤半固体培养基的制备方法与肉汤琼脂培养基的区别仅在于配方中琼脂量减少了,

其他过程相同。分装小试管时,以不超过试管高度的 1/3 为宜。调 pH、加塞、包扎,经高压蒸汽灭菌后,直立冷却即成。

(四) 硫乙醇酸盐流体培养基的制备(用于培养好氧菌、厌氧菌)

1. 培养基配方

酪胨(胰酶水解)	15.0g	葡萄糖	5.0g
氯化钠	2.5g	琼脂	0.75g
L-胱氨酸	0.5g	硫乙醇酸钠	0.5g
新配制的 0.1% 刃天青溶液 1.0ml		水	1000ml
酵母浸出粉	5.0g		

2. 配制方法

除葡萄糖和刃天青溶液外,取上述成分混合,微温溶解,调节 pH 为弱碱性,煮沸,滤清,加入葡萄糖和刃天青溶液,摇匀,调节 pH 使灭菌后为 7.1 ± 0.2。分装至适宜的容器中,其装量与容器高度的比例应符合培养结束后培养基氧化层(粉红色)不超过培养基深度的1/2,灭菌。在供试品接种前,培养基氧化层的高度不得超过培养基深度的 1/5,否则,须经 100℃ 水浴加热至粉红色消失(不超过 20min),迅速冷却。只限加热一次,并应防止被污染。

硫乙醇酸盐流体培养基置 30～35℃ 培养。

(五) 改良马丁培养基的制备(用于培养真菌)

1. 培养基配方

蛋白胨	5.0g	葡萄糖	20.0g
磷酸二氢钾	1.0g	酵母浸出粉	2.0g
硫酸镁	0.5g	蒸馏水	1000ml

2. 配制方法

除葡萄糖外,取上述成分混合,微温溶解,调节 pH 约为 6.8,煮沸,加入葡萄糖溶解后,摇匀,滤清,调节 pH 使灭菌后为 6.4 ± 0.2,分装,灭菌。

改良马丁培养基置 23～28℃ 培养。

(六) 高氏 1 号培养基的制备(用于培养放线菌)

1. 培养基配方

可溶性淀粉	20.0g	氯化钠	0.5g
磷酸二氢钾	0.5g	硫酸亚铁	0.01g
硫酸镁	0.5g	硝酸钾	1.0g
琼脂	20.0g	蒸馏水	1000ml

2. 配制方法

(1)加约 500ml 蒸馏水于小铝锅中,在电炉上加热。

(2)称量 按配方依次称取氯化钠、磷酸二氢钾、硫酸亚铁、硫酸镁、硝酸钾,加入小铝锅中,搅匀。另称可溶性淀粉在 100ml 烧杯中,加入约 50ml 的蒸馏水调成糊状,待培养液沸腾时加入小铝锅中,边加边搅,以防止糊底。

(3)加入琼脂(剪碎的),煮沸至完全融化,整个过程要不断搅拌,以防止糊底。

(4)用热水补足 1000ml,水量按液体培养基制备方法,滤清,调 pH 至 7.2 ± 0.2。

(5)加塞、包扎及灭菌。

(6)灭菌后趁热摆斜面。

(七) 培养基Ⅰ的制备

1. 培养基配方

蛋白胨	5.0g	琼脂	15.0～20.0g
磷酸二氢钾	3.0g	牛肉浸出粉	3.0g
水	1000ml		

2. 配制方法

除琼脂外,取上述成分混合,调节 pH 使比最终的 pH 略高 0.2～0.4,加入琼脂,加热融化,滤清,调节 pH 使灭菌后为 7.8～8.0 或 6.5～6.6,在 115℃灭菌 30min。

四、注意事项

(1)制备和装培养基的容器必须洁净。

(2)加入琼脂时,先剪碎,融化时要充分搅拌,以防糊底。

(3)蛋白胨易吸潮,称取时动作要迅速。

(4)pH 尽量不要调过头,以免回调而影响培养基内各离子的浓度。

(5)经高压蒸汽灭菌后,培养液 pH 略有降低,故在调整培养液 pH 时,一般比最终的 pH 要高出 0.2～0.4。

(6)分装培养基的时候,玻璃吸管口不要触及试管口的壁,以免培养基沾到试管口的壁而造成污染。

(7)淀粉等要调成糊状后加入到沸水中,否则会结块。

(8)葡萄糖等糖类要在琼脂完全融化后加入,以减少多次加热造成的破坏。

(9)若培养基成分中有微量元素,微量元素需用量少,不易称量,可先配成高浓度的溶液,再按比例换算后取一定体积的溶液加入。

(10)对一些特殊的培养基,配制有特殊的要求,要按具体说明书配制。

(11)配制好的培养基要做无菌检查,将灭菌的培养基抽样置 37℃温箱(或培养箱)内,培养 24～48h,证明无菌生长后才可使用。

(12)制备好的培养基应保存在 2～25℃、避光的环境。培养基若保存于非密闭容器中,一般在 3 周内使用;若保存于密闭容器中,一般可在 1 年内使用。

 【知识拓展】

鉴别培养基

鉴别培养基是一类在成分中加有能与目的菌的无色代谢产物发生显色反应的指示剂,从而达到只需用肉眼鉴别颜色就能方便地从近似菌落中找到目的菌菌落的培养基。EMB (Eosin Methylene Blue)琼脂培养基是伊红美蓝琼脂培养基的简称。EMB 培养基含有伊红和美蓝两种染料作为指示剂,用于食品、乳制品、水源和病源标本中的革兰阴性肠道菌的分离和鉴别。蛋白胨提供细菌生长发育所需的氮源、维生素和氨基酸,乳糖提供发酵所需的碳源,磷酸氢二钾维持缓冲体系,伊红 Y 和美蓝抑制绝大部分革兰阳性菌的生长。琼脂是凝固剂。大肠杆菌可发酵乳糖产酸造成酸性环境时,这两种染料结合形成复合物,使大肠杆菌菌落带金属光泽的深紫色,而与其他不能发酵乳糖产酸的微生物区分开,沙门菌形成无色菌落,金黄色葡萄球菌基本上不生长。

【习题与思考】

1. 写出制备培养基的一般流程。

2. 琼脂有哪些特点适合用作固体培养基的赋形剂?

3. 培养基配制好后,为什么必须立即灭菌?

4. 培养基应该怎样进行无菌检查?

(曲均革)

任务 3-4　接种技术

学习目标

知识目标

● 掌握常用接种工具的使用;

● 掌握斜面培养基的接种法;

● 熟悉半固体培养基接种法、液体培养基接种法;

● 了解接种菌种时无菌操作的技术要点。

技能目标

● 会液体培养基的接种;

● 会斜面培养基的接种;

● 会半固体培养基的穿刺接种。

【背景知识】

　　微生物接种技术是进行微生物实验和相关研究的基本操作技能。无菌操作是微生物接种技术的关键。因实验目的、培养基种类及实验器皿等不同,所用接种方法不尽相同。斜面接种、液体接种、固体接种和穿刺接种操作均以获得生长良好的纯种微生物为目的。因此,接种必须在一个无杂菌污染的环境中进行严格的无菌操作。由于接种目的不同,采用的接种工具也有区别,如固体斜面培养体转接时用接种环,穿刺接种时用接种针,液体转接用移液管等。

【任务内容】

一、操作原理

　　将微生物的培养物或含有微生物的样品移植到培养基上的操作技术称为接种。接种是微生物实验及研究中一项最基本的操作技术。

　　要想让微生物在培养基上按我们的要求生长,必须使用适当的接种工具,掌握一定的接种技术。由于打开器皿就可能引起器皿内部被环境中的其他微生物污染,所以接种的关键是严格的无菌操作,因此微生物实验的所有操作均应在无菌条件下进行,其要点是在火焰附近进行熟练的无菌操作,或在无菌箱或操作室内无菌的环境下进行操作。操作箱或操作室内的空气可在使用前一段时间内用紫外灯或化学药剂灭菌,无菌室则通无菌空气维持无菌状态。一般酒精灯火焰周围 10cm 内是无菌的,在环境洁净度 10000 级下的局部 100 级的单向层流空气区域内或隔离系统是无菌。用接种环或接种针在酒精灯火焰周围或在无菌超净台上,将微生物从某一固体培养基表面或液体培养基中移到另一含有适宜营养成分的固体培养基表面或液体培养基中,经培养就能得到纯培养的微生物。

细菌的接种方法有很多,主要有斜面接种法、液体接种法、穿刺接种法、平板接种法等,可根据接种的目的和使用的培养基不同分别采用。

二、所用器材及试剂

1. 器材和用品

酒精灯、试管、棉塞、试管架、火柴、记号笔、接种工具等。

常用的接种工具见图 3-4-1。

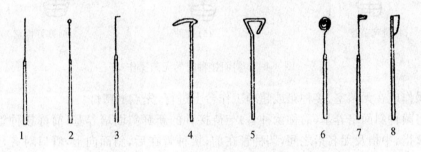

1. 接种针　2. 接种环　3. 接种钩　4、5. 玻璃涂棒　6. 接种圈　7. 接种锄　8. 小解剖刀

图 3-4-1　常用的接种工具

2. 培养基

营养肉汤培养基、营养琼脂斜面培养基、营养肉汤半固体培养基。

3. 菌种

金黄色葡萄球菌、大肠埃希菌。

三、操作前准备

配制培养基:按"任务 3-3"的方法配制营养肉汤培养基、营养琼脂斜面培养基、营养肉汤半固体培养基。

四、操作方法

(一)斜面接种法

斜面接种法主要用于接种纯菌,使其增殖后用以鉴定或保存菌种。通常先从平板培养基上挑取分离的单个菌落,或挑取斜面、肉汤中的纯培养物接种到斜面培养基上。以斜面上的菌种接种到新的斜面培养基为例说明操作方法和注意事项(图 3-4-2)。

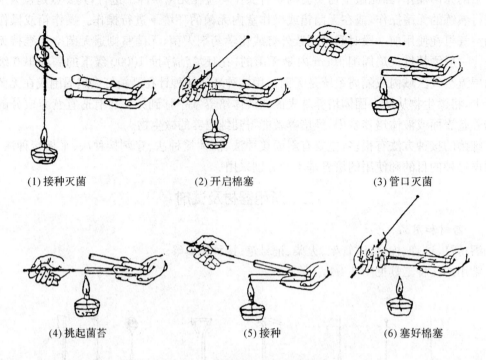

(1)接种灭菌　　　　　　(2)开启棉塞　　　　　　(3)管口灭菌

(4)挑起菌苔　　　　　　(5)接种　　　　　　(6)塞好棉塞

图 3-4-2　斜面接种时的无菌操作

(1)操作应在无菌室、接种箱或超净工作台上进行,先点酒精灯。

(2)将菌种斜面培养基(简称菌种管)与待接种的新鲜斜面培养基(简称接种管)持在左手拇指、食指、中指及无名指之间,菌种管在前,接种管在后,斜面向上,管口对齐,应斜持试管呈 45°～60°角,并能清楚地看到两个试管的斜面。注意不要持成水平,以免管底凝集水浸湿培养基表面。

(3)以右手在火焰旁转动两管棉塞,使其松动,以便接种时易于取出。

(4)灭菌接种环(接种针):右手持接种环柄,将接种环竖直放在火焰上灼烧或斜方向在火焰上缓慢地来回至少 3 次。镍铬丝部分(环和丝)必须烧红,以达到灭菌的目的,然后横持接种环将除手柄部分的金属杆全用火焰灼烧一遍,尤其是镍铬丝的螺口部分,要彻底灼烧以免灭菌不彻底。

(5)用右手的小指和手掌之间及无名指和小指之间拔去试管棉塞,持住再将试管口在火焰上通过,以杀灭可能沾污的细菌。

(6)将灼烧灭菌的接种环插入菌种管中,先接触无菌苔生长的培养基,待冷却后再从斜面上刮取少许菌苔。接种环取出后应在火焰旁迅速插入接种管。菌种移出试管后,动作要快速准确,但必须不碰及管壁,更不可以直接通过火焰。

(7)接种环迅速在斜面上自上而下做“S”形划线,使菌体沾在培养基上,划线时勿用力,否则会划破培养基。

(8)接种完毕后,将接种环抽出,灼烧管口,塞上棉塞,勿用试管口迎棉塞,以免染菌。

(9)接种环经火焰灭菌后,放回原位。同时将棉塞进一步塞紧,以免脱落。

(10)将接种管做好标记后放入试管架。

(二) 液体培养基接种法

与斜面培养基接种法基本相同。不同之处是,将挑取的菌种移种至液体培养基管中,涂于液面处管壁上,再直立试管,菌种即在液体内(图 3-4-3)。

(三) 半固体培养基接种法

半固体培养基接种法也叫穿刺接种法,操作方法和注意事项与斜面接种法基本相同,但必须使用笔直的接种针,其使用方法与接种环基本相同。接种时,将沾取菌种的接种针从半固体培养基表面中心部位向下穿刺,但不触及管底,然后接种针再沿原路抽出,要做到手稳、动作轻巧快速,勿使接种针在培养基内左右移动,以使穿刺线整齐,便于观察生长结果(图 3-4-4)。

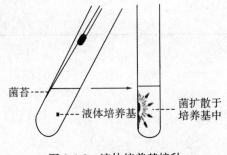

菌苔 ---
液体培养基 ---
菌扩散于培养基中

图 3-4-3 液体培养基接种

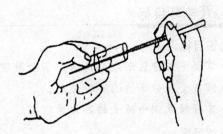

图 3-4-4 半固体培养基穿刺接种

五、注意事项

(1)在所有操作中均不应有大幅度或快速动作,以免搅动空气,操作过程中也不应交谈。

(2)接种的关键是严格的无菌操作,一切操作均应在火焰旁进行。

(3)接种环或接种针在接种前后都要灼烧灭菌。

(4)打开棉塞后,菌种管和接种管在取菌前后试管管口均应通过火焰灼烧灭菌。

(5)接种环消毒后伸入菌种管沾取菌种之前,要在培养基无菌苔处靠一靠,以冷却镍铬丝的温度,以免烫伤菌种。

(6)棉塞应始终夹在手中,如掉落应更换无菌棉塞。

(7)接种液体培养物时应特别注意勿使菌液溅在工作台或其他器皿上,以免造成污染。如有溅污,可用酒精棉球灼烧灭菌后,再用消毒液擦净。凡吸过菌液的吸管或滴管,应立即放入盛有消毒液的容器内。

(8)若从培养皿中取菌种,培养皿上下盖可适度开缝,但不能完全揭开。

【知识拓展】

传统堆肥法通常是采用堆制原料中的土著微生物来降解有机物,形成一种类似腐殖质土壤的物质,用作肥料和改良土壤。但由于堆肥初期有益微生物量少,需要一定时间才能繁殖起来,因此传统堆肥存在发酵时间长、产生臭味且肥效低等问题。研究表明,在堆肥过程中,进行人为接种分解有机物能力强的微生物,可提高初期肥料中有效微生物的总数,微生物数量的变化趋势快于自然堆肥,接种菌在堆肥初期能够激发微生物增殖,加速堆肥材料的腐熟,快速启动堆肥发酵,缩短堆肥进程,并且形成高温利于消灭某些病原体、虫卵和杂草种子等。

【习题与思考】

1. 细菌在液体培养基中的生长现象有哪些？
2. 检查细菌是否有运动能力的实验方法有哪些？
3. 在接种细菌时如何注意无菌操作？

（曲均革）

任务 3-5　分离技术

学习目标

知识目标

- 掌握平板分区划线分离法的实验原理；
- 掌握涂布分离法的实验原理；
- 掌握倾注倒平板法的实验原理。

技能目标

- 学会倒平板的操作；
- 能用平板划线分离法分离得到单菌落；
- 能用涂布分离法分离得到单菌落；
- 能用倾注分离法分离得到单菌落。

【背景知识】

微生物，无论是细菌、霉菌还是酵母菌，在自然界的天然环境中并不是彼此老死不相往来地独立生活，而是互相混杂在一起生活的。在污水、或在人的口腔和肠道中，我们可以找到几百种不同的微生物。正是这个原因，当 19 世纪巴斯德和其他微生物学家开始研究微生物时，花了许多时间才明白：不同微生物引起的化学变化或造成的疾病是不同的。所以，要研究引起某种疾病或引起某种化学变化的微生物，必须把混杂在一起生活的微生物按种类分开。要把每种微生物分开，就必须让它们长在一种人们为它们准备好的物质上，即培养基，除人工专门为微生物提供需要的养料外，还必须严格防止别的微生物进入，因为要得到的只是生长着某种微生物的培养物，所以在加进这种微生物之前，培养基内必须没有任何其他微生物。也就是说，使用前的培养基必须经过严格灭菌。把各种微生物彼此分开的技术，在微生物学上叫做纯种分离技术，而防止其他微生物混入的操作，称作无菌操作。我们今天的一切微生物学技术，都离不开无菌操作和纯种分离技术。

1 滴污水中含有上千万、甚至几亿个微生物细胞，要把它们一个个分开，最容易的方法是把这滴污水稀释。假定 1 滴污水中有 1000 万个细菌细胞，那么把它稀释 1000 万倍，平均每滴稀释液中便应该只有 1 个细菌。1878 年，英国医生李斯特为了研究使牛奶变酸的微生物，他把牛奶稀释了 100 万倍，再用自己设计制造的、带有极细管口的注射器取出万分之一毫升牛奶稀释液,放进事先经过灭菌的培养基中,在保温箱里培养几天后,培养基变浑浊了,在显微镜下一看,都是像项链一样的成串的球菌,从此便把这种使牛奶变酸的球形细菌叫做链球菌。因为产生的酸主要是乳酸,所以叫乳酸链球菌。这种培养基是液体,所以叫做液体培养基。液体培养基固然可以用来分离微生物,但是过程比较长,也不容易鉴定是否是纯培养,于是科赫便想到用固体培养基来培养。他把融化后的琼脂培养基倒在玻璃板上铺成一个平面,待它凝固后,用一根烧灼的白金针(白金烧过后很快便冷却)挑上一点要分离的含有微生物的样品在琼脂表面划线,然后放在保温箱里培养。24h 后,琼脂表面有划痕的地方便会长出许多肉眼可以看见的斑点,每一个斑点,基本上是由一个微生物细胞通过许多次分裂繁殖而形成的一群微生物,微生物学家称之为菌落。采用科赫的划线分离方法,分离微生物比用液体培养基分离更容易了。这样只要把一个个单独的菌落挑出来,就可能把各种微生物彼此分开来,从而得到纯种。

 【任务内容】

一、操作原理

在微生物学中,在人为规定的条件下培养、繁殖得到的微生物群体称为培养物,而只有一种微生物的培养物称为纯培养物。由于在通常情况下纯培养物能较好地被研究、利用和重复结果,因此把特定的微生物从自然界混杂存在的状态中分离、纯化出来的纯培养技术是进行微生物学研究的基础。

微生物通常是肉眼看不到的微小生物,而且无处不在。因此,在微生物的研究及应用中,不仅需要通过分离纯化技术从混杂的天然微生物群中分离特定的微生物,而且还必须随时注意保持微生物纯培养物的"纯洁",防止其他微生物的混入。在分离、转移及培养纯培养物时防止其被其他微生物污染的技术称为无菌技术,它是保证微生物学研究正常进行的关键。

生产上应用的菌种必须是纯种,但是筛选菌种时通过增殖培养后得到的菌种并不是纯种,还需要进行纯种分离;就是在生产上长期应用的菌种,由于长期使用,也容易发生退化与变异,也需进行纯种分离。因此纯种分离是微生物学的主要技术之一,操作务必熟练。将菌悬液充分稀释后,取少许接种于适宜微生物生长的培养基上,使其分散成单细胞,或在培养基的表面不断划线,将菌一个个拉开,培养后会形成一个个分散存在的菌落,即单菌落。

纯种分离的方法很多,常用的方法有三种:平板划线分离法、涂布分离法、倾注分离法等。

二、所用器材及试剂

1. 器材

接种环、玻璃刮铲、吸管、酒精灯、火柴、试管、试管架、培养皿数套、250ml 三角瓶、1ml 吸管、搪瓷杯、洗耳球、记号笔。

2. 试剂

营养琼脂培养基、金黄色葡萄球菌和大肠埃希菌的混合菌液、无菌生理盐水。

三、操作前准备

(1)首先将上述玻璃仪器(三角瓶、试管、培养皿、吸管)刷洗干净,控干水备用。

(2)在三角瓶内装入 50ml 水,4~6 粒玻璃珠或碎小石子,塞好棉塞,用牛皮纸包好。在 8~10 支试管内各装入 9ml 水,塞好棉塞,编号后一起用牛皮纸包好,将洗耳球用纸包好。

(3)将培养皿以 4~5 个为一组用纸包好。取 10~12 支 1ml 吸管,在各支吸管上端塞入 20mm 长的棉塞,各支用纸条包好。玻璃刮铲用牛皮纸包好。

(4)配制培养基:按"任务 3-3"的方法配制营养琼脂培养基,分装三角瓶。

(5)将上述物品于 115℃高压蒸汽灭菌 30min,备用。

四、操作方法

(一)制作培养基平板

(1)融化培养基　100℃水浴融化营养琼脂培养基。

(2)倒平板　待培养基冷却至 50℃左右后,取无菌培养皿,在酒精灯火焰周围每皿倒入约 20ml 的培养基(图 3-5-1),轻轻转动培养皿,使培养基均匀铺平皿底,放在平坦的桌面上,凝固,备用。

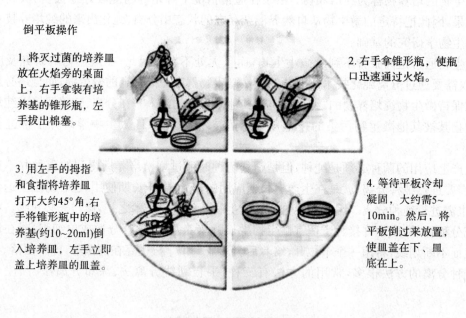

倒平板操作

1. 将灭过菌的培养皿放在火焰旁的桌面上,右手拿装有培养基的锥形瓶,左手拔出棉塞。

2. 右手拿锥形瓶,使瓶口迅速通过火焰。

3. 用左手的拇指和食指将培养皿打开大约45°角,右手将锥形瓶中的培养基(约10~20ml)倒入培养皿,左手立即盖上培养皿的皿盖。

4. 等待平板冷却凝固,大约需5~10min。然后,将平板倒过来放置,使皿盖在下、皿底在上。

图 3-5-1　倒平板操作

(二)琼脂平板划线分离法

平板划线分离的方法一般为连续划线法和分区划线法。平板划线的操作姿势如图 3-5-2所示。分区划线分离法的步骤如下(图 3-5-3):

(1)将接种环灭菌。

(2)冷却后,沾取金黄色葡萄球菌和大肠埃希菌的混合菌液少许,平行划线 4~5 条于平板培养基表面 a 处,转动培养皿约 90°角。

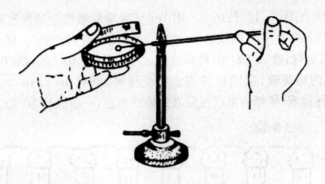

图 3-5-2 平板划线的操作姿势

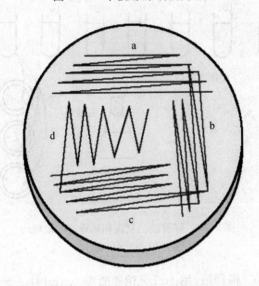

图 3-5-3 平板分区划线分离法的步骤

(3)再将接种环上剩余物烧掉。

(4)待冷却后,从 a 处交叉划过 3~4 条线,将菌划出至 b 处,平行划线 4~5 条,再转动培养皿约 90°角。

(5)接种环再次灼烧灭菌。

(6)方法同上,从 b 处划出至 c 处。

(7)再次灭菌接种环。

(8)依上述方法从 c 处划出至 d 处。

(9)划线完毕,盖上皿盖,倒置于 37℃培养箱中培养。

(10)观察结果,需移植纯化的,挑单个菌落接种于斜面培养基上。

在上述划线平板上,如果不分区,从平板一端连续平行划线至平板另一端,即为平板连续划线法。

(三) 涂布分离法

1. 无菌吸管的使用

2. 菌液的稀释(10 倍系列稀释法)

如图 3-5-4 所示,取装有 9ml 无菌生理盐水的试管 9 支,用记号笔编上 10^{-1}、10^{-2}、

10^{-3}、10^{-4}、10^{-5}、10^{-6}、10^{-7}、10^{-8}、10^{-9}。用 1ml 无菌吸管吸取金黄色葡萄球菌和大肠埃希菌的混合液 1ml,移入标有 10^{-1} 的试管中,吹吸 3 次,使菌液充分混匀,即成 10^{-1} 的稀释液;再换新的 1ml 无菌吸管,吸取 10^{-1} 的稀释液 1ml,移入标有 10^{-2} 的试管中,吹吸 3 次,使菌液混匀,即成 10^{-2} 的稀释液;以同样的方法连续稀释,制成 10^{-3}、10^{-4}、10^{-5}、10^{-6}、10^{-7}、10^{-8}、10^{-9} 等系列稀释液(稀释的浓度视原液的浓度而定,一般做到 10^{-8})。

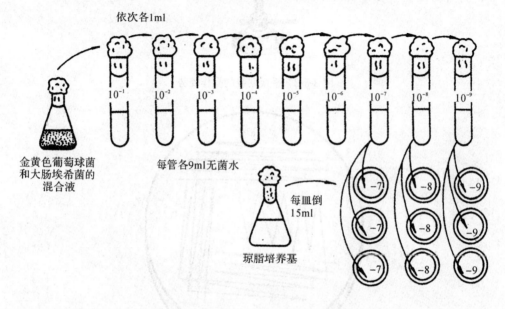

图 3-5-4　稀释液的制备和稀释液的取样

3. 分离

(1)取 10^{-7}、10^{-8}、10^{-9} 稀释液,用 1ml 无菌吸管吸 0.1ml 注入琼脂培养基表面,每个稀释度各做 3 皿。并用记号笔标上浓度标记(若分离放线菌采用 10^{-3}、10^{-4}、10^{-5} 稀释度,分离真菌采用 10^{-2}、10^{-3}、10^{-4} 稀释度)。

(2)用无菌玻璃刮铲涂抹均匀。注意涂抹时不要弄破平板,以免影响菌落的生长(图 3-5-5)。

(3)平皿倒置于 37℃培养箱中培养。

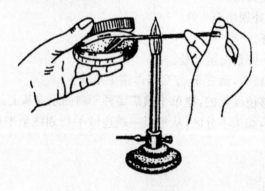

图 3-5-5　涂布接种操作

4. 观察结果

需移植纯化的,挑单个菌落接种于斜面培养基上。

(四)倾注分离法

(1)融化培养基:100℃水浴融化肉汤琼脂培养基,待培养基冷却至50℃,放于45~50℃水浴中保温待用。

(2)菌液的稀释:方法同"涂布分离法"。

(3)分离:

①用1ml无菌吸管吸1ml经稀释的菌液注入无菌的空平皿内,每个稀释度各做3皿,并用记号笔标上浓度标记。

②取上述保温于45~50℃水浴中的培养基倒入平皿中,每皿约倒15ml,立即平面旋摇使菌液与培养基充分混匀,盖上皿盖。

③将平皿倒置于37℃培养箱中培养。

(4)观察结果,挑单菌落转接斜面。

五、注意事项

(1)必须严格按无菌操作法操作,接种针、接种环等在使用前后必须彻底灭菌。

(2)用接种环在培养基表面划线分离时,不要太用力,以免划破培养基。

(3)培养皿一定要倒置培养。

(4)在量取溶液之前,吸管要先用被量取溶液润洗2~3次。

(5)要注意一个稀释度用一根吸管,涂布时一个稀释度用一根灭菌玻璃刮铲。

(6)刻度吸管应从0刻度开始放溶液。

(7)混合菌液与培养基时旋摇力度一定要适中,注意不能摇出气泡。

(8)使用的培养皿规格及加入的培养基的数量一定要相同,以便对不同培养皿中的菌落进行比较。

(9)制作培养基平板或倾注分离时,加入培养基的温度不宜过热或过冷,一般控制在45~50℃之间,否则会使菌种烫死或出现培养基表面不平现象。

(10)用过的沾菌的吸管和玻璃刮铲应放入5%的石炭酸溶液中浸泡10min以后才能清洗。

【知识拓展】

极端微生物

极端微生物是适合生活在极端环境中的微生物的总称,包括嗜热、嗜冷、嗜酸、嗜碱、嗜压、嗜金、抗辐射、耐干燥和极端厌氧等多种类型。科学家们相信,极端微生物是这个星球留给人类独特的生物资源和极其珍贵的科研素材。

如极端嗜热微生物一般生活在地球构造较活跃的地区,这些地区硫含量较高且呈酸性(pH值一般在0.5~4.0之间),如火山口附近的土壤及热水中、海底的火山流出口、热气喷口及温泉等,另外一些人为造成的高温环境也有嗜热微生物的存在。不同嗜热微生物的最适生存温度不同,但一般都在90℃以上,有的高达上百度。嗜热微生物多为异氧型,其中许多能将硫氧化以取得能量。嗜热微生物之所以可以在高热的环境中生存主要原因取决于其

自身的构造和生理特点,关于嗜热机理的假说,归结起来主要有以下几方面:

(1)嗜热微生物膜的化学成分随环境温度的升高发生变化。如饱和脂肪酸含量升高,形成更多疏水键,增加了膜的稳定性;耐热古细菌膜上的双层类脂发生结构重排,如进行共价交联,成为两面都是亲水基的单层脂,也可增加耐热性。

(2)重要代谢产物能迅速合成,tRNA 的周转率提高;DNA 中,G、C 的含量较高,促使生物体中的遗传物质更加稳定;一些组蛋白也可增加 DNA 的耐热性。

(3)蛋白质的热稳定性提高。其天然结构更加稳定,蛋白质一级结构中的个别氨基酸的改变导致其热稳定性的改变;二级结构中包括稍长的螺旋结构,三股链组成的 β 折叠结构,C 末端和 N 末端氨基酸残基间的离子作用以及较小的表面环等,这使其中的酶形成非常紧密而有韧性的结构,利于热稳定。

(4)其他原因:如斯坦福大学发现的古细菌中的一种含钨的酶(一般生物中的钨没有什么用),认为它在耐高温的古细菌的代谢中起关键性作用。

嗜热微生物膜的具体应用主要体现在以下几个方面:

(1)利用菌体发酵:由于高温菌发酵的一些优点,可以节约燃料,可以节约冷却水用量,加热条件下的操作也较容易,有人用极端嗜热菌生产乙醇。

(2)利用菌体产生的酶:如用于 PCR 技术的 TaqDNA 聚合酶,是从嗜热古细菌 Thermusaquoticus 中分离出来的。日本也将不易失活的嗜热蛋白酶固定化用于制造天冬甜精。还有人将嗜热酶(如纤维素酶等)用于钻探操作,促使石油或天然气流入油井孔。

(3)为基因工程菌提供特异性基因,如德国 Hensel 等表达了嗜热古细菌的一个重组基因,表达产物的催化活性及稳定性均与天然酶相同。

开展极端微生物的研究,对于揭示生物圈起源的奥秘,阐明生物多样性形成的机制,认识生命的极限及其与环境相互作用的规律等,都具有极为重要的科学意义。极端微生物中发现的适应机制,还将成为人类在太空中寻找地外生命的理论依据。极端微生物研究的成果,将大大促进微生物在环境保护、人类健康和生物技术等领域的利用。

 【习题与思考】

1. 请设计两种不同的实验程序从一份微生物的混合材料中分离得到纯培养物。
2. 培养皿为什么要进行倒置培养?
3. 平板法分区划线分离的操作过程中应注意哪些方面?
4. 倾注分离法分离的操作过程中应注意哪些方面?

REFERENCES　参考文献

[1] 黄贝贝,陈电容.微生物学与免疫学基础[M].北京:化学工业出版社,2009.

[2] 李榆梅.药学微生物实用技术[M].北京:中国医药科技出版社,2008.

[3] 黄贝贝,凌庆枝.药用微生物学实验[M].北京:中国医药科技出版社,2008.

(曲均革)

项目四 消毒灭菌技术

📖 教学目标

知识目标
- 掌握灭菌器材的包扎技术；掌握几种常用的消毒灭菌技术；
- 熟悉消毒灭菌的原理、方法及其应用；
- 了解影响制药工业的微生物生态学。

能力目标
- 能说出消毒灭菌等基本概念；
- 会进行灭菌器具的包扎；
- 会正确使用常用的消毒灭菌仪器设备，并解释其原理、注意事项与适应范围；
- 能说出常用化学消毒剂种类、浓度及作用。

素质目标
- 培养学生遵守微生物实验室规则和具有生物安全意识，规范进行实验操作与实验室整理，确保实验操作中的安全性。

任务4-1 常用玻璃器皿的清洗及包扎

📖 学习目标

知识目标
- 介绍常用玻璃器皿；
- 学习常见玻璃器皿的清洗、干燥和包扎；
- 阐述常用洗涤液配制方法和使用注意事项。

技能目标
- 能正确清洗玻璃器皿；
- 能正确进行玻璃器皿的干燥和包扎；
- 能正确配制和使用常用洗涤液。

 【背景知识】

微生物学实验所用的器皿，大多要进行消毒、灭菌和用来培养微生物，为了确保实验顺利进行,要求把实验所用的玻璃器皿清洗干净。为了保证灭菌后的无菌状态,需要对其进行包扎。因此对其质量、洗涤和包装方法均有一定的要求。清洁的玻璃器皿是实验得到正确结果的先决条件,包扎方法要能保证防止污染杂菌。

【任务内容】

一、常用玻璃器皿

微生物检验室所用玻璃器皿,通常以中性硬质玻璃制成。硬质玻璃能耐受高热、高压,同时,其中游离碱含量较低,不至影响基质的酸碱度。

(一) 种类及用途

1. 试管

要求管壁坚厚,管直而口平。常用试管有以下几种规格:

(1)74mm(试管长,下同)×10mm(管口直径,下同),适用于做康氏试验。

(2)5mm×15mm,适用于做凝聚反应。

(3)100mm×13mm,适用于做生化反应试验、凝聚反应及华氏血清试验。

(4)120mm×16mm,适用于做斜面培养基等。

(5)150mm×16mm,较前者稍长,常用作培养基容器。

(6)200mm×25mm,用以盛较多量琼脂培养基,做倾注平板用。

2. 培养皿

主要用于细菌的分离培养。常用培养皿有 50mm(指皿底直径)×10mm(指皿底高度),75mm×10mm,90mm×10mm 和 100mm×10mm 等几种规格。活菌计数原则上用 90mm×10mm 规格。

培养皿盖与底的大小应适合,不可过紧或过松,皿盖的高度应较皿底稍低,皿底部应平整。除玻璃皿盖外,亦可用不上釉的陶制皿盖。后者能吸收培养基表面水分而有利于细菌标本分离接种。

3. 三角瓶

多用于贮存培养基和生理盐水等溶液,有 50ml,100ml,150ml,200ml,250ml,300ml,500ml,1000ml,2000ml 等多种规格。其底大口小,便于加塞,放置平稳。

4. 刻度吸管

刻度吸管,简称吸管,用于准确吸取小量液体,其壁上有精细刻度。常用的吸管容量有1ml,2ml,5ml,10ml 等;做某些血清学试验亦常用 0.1ml,0.2ml,0.25ml,0.5ml 等容量吸管。

用口法使用吸管,很容易将液体污染手指和吸入口内,故要用橡皮球法使用吸管。

5. 试剂瓶

磨口塞试剂瓶分广口和小口,容量 30~1000ml 不等。视贮备试剂量选用不同大小的试剂瓶。同时又有棕色和无色的两种,前者盛贮避光试剂用。

6. 玻璃缸

缸内常盛放石炭酸或来苏水等消毒剂,以备浸泡用过的载玻片、盖玻片、吸管等。

7. 玻璃棒

直径 3~5mm 的玻璃棒,做搅拌液体或标本支架用。

8. 玻璃珠

常用中性硬质玻璃制成,直径 3～4mm 和 5～6mm ,用于血液脱纤维或打碎组织、样品和菌落等。

9. 滴瓶

有橡皮帽式、玻塞式滴瓶,棕色和无色滴瓶,容量有 30ml 或 60ml,贮存染色液用。

10. 玻璃漏斗

分短颈和长颈两种。漏斗口径常用为 60～150mm,分装溶液或过滤用。

11. 载玻片、凹玻片及盖玻片

载玻片供涂片用,凹玻片供制作悬滴标本和血清学检验用。盖玻片为极薄玻片,用于覆盖载玻片和凹玻片上的标本。

12. 发酵管

测定细菌对糖类的发酵用,常将杜氏小玻璃管倒置于含糖液的培养基试管内。

13. 注射器及大小针头

50～100ml 大型注射器,多用于采血;1～20ml 注射器供动物试验和其他检验工作用。注射针头的规格亦有多种,视用途和注射途径选用大小相适的针头。

14. 量筒、量杯

为实验室常用器具,使用时不宜装入温度很高的液体,以防底座破裂。

(二) 玻璃器皿的洗涤方法

1. 新玻璃器皿的洗涤

新玻璃器皿因含有游离碱,初次使用时,应先在 2%盐酸溶液中浸泡数小时,再用自来水冲洗干净。

2. 旧玻璃器皿的洗涤

(1)试管、培养皿、三角瓶:一般用洗衣粉和去污粉洗刷,自来水冲洗。

如果装有固体培养基:刮掉,洗涤。带菌的器皿:2%来苏尔或 0.25%新洁尔灭消毒液中浸泡 24h 或煮沸 0.5h,然后洗涤。带病原菌培养物的器皿:先高压蒸汽灭菌,倒去培养物后再洗涤。

(2)玻璃吸管:吸管尖端与装在水龙头上的橡皮管连接,反复冲洗。吸过血液、血清、糖溶液或染料溶液等的玻璃吸管:立即投入盛有自来水的容器中浸泡,实验后集中冲洗。塞有棉花的吸管:用水将棉花冲出,然后冲洗。吸过含有微生物培养物的吸管:2%来苏尔或 5%石炭酸中浸泡数小时或过夜,经高压蒸汽灭菌后,用自来水及蒸馏水洗净。吸管内壁有油垢:洗涤液中浸泡数小时,或在 50g/L 的碳酸氢钠液内煮两次,再冲洗。

(3)载玻片与盖玻片:带有香柏油:用皱纹纸擦或在二甲苯中摇晃几次,然后在肥皂水中煮沸 5～10min,用软布或脱脂棉擦拭,立即用夹子取出经自来水冲洗,然后在稀洗涤液中浸泡 0.5～2h,自来水冲洗,干后在 95%乙醇中保存备用,用时在火焰上烧去乙醇即可。或者从乙醇中取出用软布擦干,保存备用。检查过活菌的:2%来苏尔或 5%石炭酸溶液中浸泡 24h,然后按上述方法洗涤。

其他玻璃器皿,凡沾有凡士林或石蜡,并未曾污染菌的,洗刷之前尽可能除去油污,可先在 50g/L 的碳酸氢钠液内煮两次,再用肥皂和热水冲洗。以水在内壁均匀分布成一薄层而不出现水珠为油污除尽的标准。染菌或盛过微生物的玻璃器皿,应先经 121℃高压蒸汽灭菌,20～30min 后取出,趁热倒出容器内的培养物,再用肥皂和热水刷洗干净。

二、玻璃器皿干燥

做实验经常要用到的玻璃器皿应在每次实验完毕后洗净干燥备用。不同实验对干燥有不同的要求,应根据不同要求进行仪器的干燥。

(一) 晾干

不急用的器皿,可用蒸馏水冲洗后在无尘处倒置控去水分,然后自然干燥。可用安有木钉的架子或带有透气孔的玻璃柜放置。

(二) 烘干

洗净的玻璃器皿控去水分,放在烘箱内烘干,烘箱温度为 105～110℃烘 1h 左右。也可放在红外灯干燥箱中烘干。此法适用于一般玻璃器皿。带实心玻璃塞的及厚壁仪器烘干时要注意慢慢升温并且温度不可过高,以免破裂。量器不可放于烘箱中进行烘干操作。

硬质试管可用酒精灯加热烘干,要从底部烤起,把管口向下,以免水珠倒流把试管炸裂,烘到无水珠后把试管口向上赶净水汽。

(三) 热(冷)风吹干

对于急于干燥的玻璃器皿或不适于放入烘箱的较大的器皿可用吹干的办法。通常用少量乙醇、丙酮(或最后再用乙醚)倒入已控去水分的仪器中摇洗,然后用电吹风吹,开始用冷风吹 1～2min,当大部分溶剂挥发后吹入热风至完全干燥,再用冷风吹去残余蒸汽,不使其又冷凝在容器内。

三、玻璃器皿包扎

(一) 培养皿的包扎

一般以 5～8 套培养皿做一包用纸包扎或装在金属平皿筒(图 4-1-1)内。

(二) 吸管的包扎

准备好干燥的吸管,在距其粗头顶端约 0.5cm 处塞一小段约 1.5cm 的棉花,可用拉直的曲别针一端放在棉花的中心,轻轻捅入管口,松紧必须适中,管口外露的棉花纤维可统一通过火焰烧去。然后将吸管尖端斜放在旧报纸条(宽约 5cm)的近左端,与报纸成30°角,并将左端多余的一段纸覆折在吸管上,再将整根吸管卷入报纸,右端多余的报纸打一小结(图 4-1-2)。再将包好的吸管集中灭菌。也可将吸管装入金属管筒(图 4-1-3)内进行灭菌。

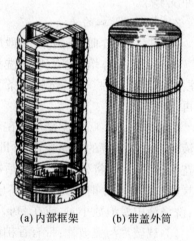

(a) 内部框架　　(b) 带盖外筒

图 4-1-1　金属平皿筒

(三) 试管和三角瓶等的包扎

试管口(三角瓶口)用棉花塞或泡膜塑料塞,然后在棉花塞与管口(瓶口)的外面再包以厚纸,用棉绳以活结扎紧,以防灭菌后瓶口被外部杂菌污染。

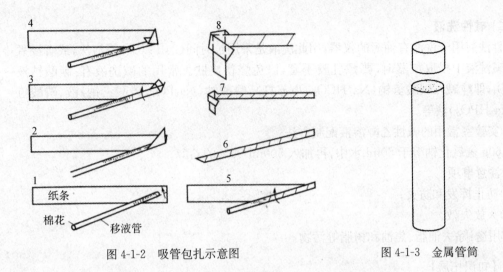

图 4-1-2 吸管包扎示意图　　　　图 4-1-3 金属管筒

四、常用洗涤液配制及使用注意事项

玻璃仪器洗涤液简称洗液,根据不同的要求有各种不同的洗液。较常用的几种介绍如下:

(一) 强酸氧化剂洗液

强酸氧化剂洗液是用重铬酸钾($K_2Cr_2O_7$)和浓硫酸(H_2SO_4)配成,称铬酸洗液。$K_2Cr_2O_7$在酸性溶液中,有很强的氧化能力,洗涤一般污渍效果好,对玻璃仪器又极少有侵蚀作用。所以这种洗液在实验室内使用最广泛。

1. 配制方法

铬酸洗液配制浓度各有不同,从5%～12%的各种浓度都有。配制方法大致相同:取一定量的$K_2Cr_2O_7$(工业品即可),先用约1～2倍的水加热溶解,稍冷后,将工业品浓硫酸所需体积数徐徐加入$K_2Cr_2O_7$溶液中(千万不能将水或溶液加入H_2SO_4中),边倒边用玻璃棒搅拌,并注意不要溅出,混合均匀,冷却后,装入洗液瓶备用。新配制的洗液为红褐色,氧化能力很强。当洗液用久后变为黑绿色,即说明洗液无氧化洗涤力。例如要配制实验室常用的12%铬酸洗液500ml:称取研细的重铬酸钾60g,放入500ml烧杯中,加水100ml(加水量不是固定不变的,以能溶解为度),加热溶解,待溶解后,冷却,再慢慢加入340ml浓硫酸,边加边搅拌,冷后装瓶备用。

2. 注意事项

铬酸洗液在使用时要切实注意不能溅到身上,以防"烧"破衣服和损伤皮肤。洗液倒入要洗的仪器中,应使仪器周壁全浸洗后稍停一会再倒回洗液瓶。第一次用少量水冲洗刚浸洗过的仪器后,废水不要倒在水池里和下水道里,长久会腐蚀水池和下水道,应倒在废液缸中,缸满后倒在垃圾里,如果无废液缸,倒入水池时,要边倒边用大量的水冲洗。

(1)防止腐蚀皮肤和衣服;

(2)防止吸水;

(3)洗液呈绿色时,表示失效;

(4)废液用硫酸亚铁处理后再排放。

（二）碱性洗液

碱性洗液用于洗涤有油污的仪器，用此洗液是采用长时间（24h以上）浸泡法，或者浸煮法。从碱洗液中捞取仪器时，要戴乳胶手套，以免烧伤皮肤。常用的碱洗液有：碳酸钠液（Na_2CO_3，即纯碱）、碳酸氢钠（Na_2HCO_3，小苏打）、磷酸钠（Na_3PO_4，磷酸三钠）液、磷酸氢二钠（Na_2HPO_4）液等。

1. 实验室常用的碱性乙醇溶液配制方法

将60g氢氧化钠溶于60ml水中，再加入500ml 95％的乙醇。

2. 注意事项：

（1）防止挥发和防火；

（2）久放失效。

3. 用途：除去油脂、焦油和树脂等污物。

【知识拓展】

超净工作台

超净工作台是箱式微生物无菌操作台，占地面积小，使用方便。其工作原理是借助箱内鼓风机将外界空气强行通过一组过滤器，净化的无菌空气连续不断地进入操作台面，并且台内设有紫外线杀菌灯，可对环境进行杀菌，保证了超净工作台面的正压无菌状态。

（一）超净工作台的操作方法

（1）将设备下箱体内右侧总电源开关置于"开启"状态，此时电源指示灯点亮。

（2）按控制面板上电源开关按钮，风速级数显示屏点亮，整机处于通电待命状态。

（3）按照明灯按钮，日光灯启动，再按照明灯按钮，日光灯关闭。

（4）按紫外线灭菌灯按钮，紫外线灭菌灯启动，再按紫外线灭菌灯按钮，紫外线灭菌灯关闭。

（5）根据需要选择风速调节键至相应的风速级数档，此时，风机开始运转，洁净空气缓缓送出。

（二）使用时的注意事项

（1）新安装的或长期未使用的工作台，使用前必须对操作台面认真进行清洁工作。

（2）超净工作台用三相四线380V电源，通电后检查风机转向是否正确，风机转向不对，则风速很小，将电源输入线调整即可。

（3）使用前应提前30min开机使其自净，同时开启紫外线灭菌灯，30min后关闭紫外线灭菌灯即可工作。

（4）使用前10min将通风机启动，用海绵或白纱布将台面抹干净。

（5）操作者应穿着洁净工作服、工作鞋，戴好口罩。工作时应尽量避免做明显扰乱气流的动作。

（6）工作台面不存放易发尘的物品及不必要的杂物，以保持工作区的洁净气流不受干扰。

（7）超净工作台安装应远离有震动及噪声大的地方，以防止震动对它的影响。

（8）每3～6个月检查仪器超净工作台性能有无变化，测试整机风速时，采用热球式风速仪（QDF-2型）。如操作区风速低于0.2m/s，应对初、中、高三级过滤器逐级做清洗除尘。

【习题与思考】

一、单项选择题

1. 载玻片和盖玻片在清洗前可先在（　　）溶液中浸泡 1h。

A. 2％盐酸　　　　．8％盐酸　　　　C. 2％ NaOH　　　D. 8％ NaOH

2. 带菌的吸管处理应当是 （　　）

A. 酒精浸泡消毒，清水冲净

B. 先在 3％来苏尔或 5％石炭酸溶液内浸泡数小时或过夜，高压蒸汽灭菌后，用自来水及蒸馏水冲净

C. 用热水和肥皂水刷洗

D. 自来水直接冲洗

3. 实验室常用的铬酸洗液是由哪两种物质配成的 （　　）

A. $K_2Cr_2O_7$ 和 HNO_3　　　　　　B. K_2CrO_4 和 HCl

C. $K_2Cr_2O_7$ 和 H_2SO_4　　　　　　D. K_2CrO_4 和 H_2SO_4

4. 做斜面培养基选用以下哪种规格的试管 （　　）

A. 100mm×13mm　　　　　　B. 5mm×15mm

C. 150mm×16mm　　　　　　D. 120mm×16mm

5. 活菌计数原则上用（　　）规格的培养皿。

A. 90mm×10mm　　　　　　B. 75mm×10mm

C. 100mm×10mm　　　　　　D. 50mm×10mm

6. 碱类除有杀菌作用外还有（　　）作用。

A. 消毒　　　　　B. 去油污　　　　C. 增加表面活性　　D. 润滑

二、填空题

1. 微生物检验室所用玻璃器皿，通常以＿＿＿＿玻璃制成。

2. 新配制的铬酸洗液为＿＿＿＿色，氧化能力很强。当洗液用久后变为＿＿＿＿色，即说明洗液无氧化洗涤力，废液用＿＿＿＿处理后再排放。

3. 碱性洗液用于洗涤有＿＿＿＿的仪器，一般采用长时间（24h 以上）＿＿＿＿法，或者＿＿＿＿法。

4. 对于不适于放入烘箱的较大的器皿可用＿＿＿＿的办法。通常用少量＿＿＿＿、丙酮（或最后再用乙醚）倒入已控去水分的仪器中摇洗，然后用电吹风吹，开始用冷风吹 1～2min，当大部分溶剂挥发后吹入热风至完全干燥，再用冷风吹去＿＿＿＿，不使其又冷凝在容器内。

5. 三角瓶口用＿＿＿＿塞或泡膜塑料塞塞紧，然后在塞子与瓶口的外面再包以厚纸，用＿＿＿＿以活结扎紧，以防止＿＿＿＿＿＿＿＿＿＿。

三、简答题

1. 简述带菌玻璃器皿的洗涤方法。

2. 说明铬酸洗液的配制方法及注意事项。

3. 玻璃器皿如何干燥和包扎？

（曹小敏）

任务 4-2　消毒灭菌技术

【背景知识】

　　微生物包括细菌、真菌、病毒等，凡有生命的地方就有微生物存在，它们在自然界的物质转化过程中起着不可代替的作用。多数微生物对农业生产、药物生产及环境保护有利，但是许多病原微生物可引起生物疾病，部分霉菌、放线菌可引起粮食、药材霉变，给国民经济带来重大损失。因此，要掌握正确的消毒、灭菌方法，以控制有害微生物的传播与扩散。

一、控制有害微生物的重要性

　　1. 控制病原微生物，阻断病原传播

　　病原微生物可引起人类及动、植物的各种疾病，严重者可导致瘟疫流行、灾民遍野。鼠疫、霍乱、狂犬病、SARS 等传染性疾病曾严重威胁人类生命健康，只有有效阻断微生物的传播与扩散，才能控制疫情蔓延。

　　2. 控制微生物，有利于国民经济发展

　　微生物引起的食物、粮食、药材等的霉变给国民经济带来重大损失，因此，要防止放线菌、霉菌等易引起霉变的微生物传播。

　　3. 有效控制微生物，防止药源性疾病的发生

　　药源性疾病（人类使用了变质药物后，药物中的微生物及其代谢产物引起的疾病称药源性疾病）可引起人体严重的疾病甚至导致死亡。为减少微生物污染药物造成的经济损失，防止引起药源性疾病发生，要控制有害微生物的传播。

　　4. 控制微生物传播，可避免杂菌污染及有害菌传播

　　在研究微生物过程中或细胞培养过程中如果被杂菌污染，会造成假结果或培养基霉变引起试验过程失败。微生物制药过程中污染杂菌，会导致整个过程失败，造成重大经济损失。因此在微生物制药和研究微生物及细胞培养过程中，要严格灭菌、消毒，避免杂菌污染及有害菌传播。

　　影响微生物生长繁殖的因素大致可分为物理、化学、生物等三方面。其中生物因素主要

包括细菌素、噬菌体和抗生素等，一般不作为消毒灭菌的手段。故主要介绍各种物理、化学因素对微生物生长的影响，以及它们在实践中的应用。

【任务内容】

一、基本概念

（一）消毒（disinfection）

消毒是用理化方法杀死物体或介质中所有病原微生物。消毒后的物品或环境中可能还含有一定种类和数量的微生物，如一些病原菌和芽孢等。通过消毒可以达到防止病原微生物传播的目的。用于消毒的化学药物称为消毒剂（disinfectant）。一般消毒剂在常用的浓度下，只对细菌的繁殖体有效，对其芽孢则需提高消毒剂的浓度和延长作用的时间。

（二）灭菌（sterilization）

灭菌是利用理化方法，杀死物体或介质中所有的微生物的过程。灭菌后的物品中不含任何活菌，包括病原微生物和非病原微生物，细菌的繁殖体和芽孢。

（三）防腐（antisepsis）

防腐是指利用理化因素抑制微生物的生长繁殖，细菌一般不死亡，但可防止物品腐败，亦称抑菌（bacteriostasis）。用于防腐的化学药物称为防腐剂。当增大防腐剂的浓度或延长作用时间，则具有杀菌作用。

（四）无菌（asepsis）

在一定范围内，没有活的微生物存在，称无菌。灭菌后的物品或介质为"无菌状态"。

（五）无菌技术（aseptic technique）

无菌技术是指在进行外科手术或进行分离、转种及培养等微生物实验工作时，控制和防止其他微生物侵入机体或污染实验材料的一系列操作方法和有关措施。无菌操作所用的器具和材料，都必须经灭菌处理。

必须明确，不同的微生物对各种理化因子的敏感性不同，而且同一因素、不同剂量对微生物的效应也不同，高浓度时可灭菌，低浓度时可能只起消毒或防腐作用。

消毒灭菌的技术方法很多，在实际工作中应根据消毒灭菌的对象和目的要求，根据条件，选择合适的方法。

二、影响微生物生长和存活的环境因素

（一）细菌生长繁殖的条件

细菌在进行营养活动的同时，体积增大，表现为生长。生长到一定时间，细菌开始分裂，形成两个近似的子细胞。每个子细胞又重复此过程，称为繁殖。细菌的种类繁多，生长繁殖所需的条件不完全相同，但所需的基本条件大致相同。细菌生长繁殖除需要营养物质外，尚需适宜的酸碱环境、温度和气体等环境条件。

（1）营养物质　包括一定量的水分、碳源、氮源、无机元素和生长因子。当营养物质不足时，菌体一方面降低代谢速度，避免能量的消耗；另一方面通过激活特定运输系统，大量吸收周围环境中的微量营养物质以供菌体生存。在一定范围内，菌体细胞的生长繁殖速度与其营养物质的浓度成正比。

（2）适宜的酸碱度　细菌生长繁殖要有最适宜的 pH 值和一定的 pH 适应范围。一般在 pH 4.0～9.0 之间都可生长。但大多数细菌最适宜的 pH 为 6.8～7.4，在此范围内细菌的酶活性强，生长繁殖速率快。少数种类细菌在偏酸或偏碱的情况下也能生长，如嗜酸乳杆菌的最适 pH 为 5.8～6.6，而霍乱弧菌最适 pH 则为 8.4～9.2。在适宜 pH 条件下，特别在含糖液体培养基中，细菌代谢旺盛，很快分解糖产生有机酸，降低了培养基中的 pH，不利于细菌继续生长和代谢。因此，在配制培养基时，不仅要注意调节其合适的 pH，还应加入适宜的缓冲物质，如磷酸盐、碳酸盐或有机物（如氨基酸）等。

（3）温度　温度对细菌生长速度的影响最大，细菌生长繁殖必须要有适宜的温度范围。根据细菌对温度范围的要求不同，可分为低温菌、中温菌和高温菌三类（表 4-2-1），都有各自的最低、最适合、最高生长温度范围。大多数细菌属于中温菌（最适温度为 25～32℃），人体致病菌的最适温度为 37℃。

表 4-2-1　细菌生长的温度范围

细菌类型		最低温度范围/℃	最适温度范围/℃	最高温度范围/℃	代表类型
低温菌		−5～0	10～20	25～30	极地、冷藏物中的细菌
中温菌	室温菌	10～20	25～32	40～50	腐生菌
	体温菌	10～20	37	40～50	寄生病原菌
高温菌		25～45	50～55	70～80	温泉、堆肥中的细菌

（4）气体　主要是 O_2 和 CO_2。固氮菌能固定空气中的氮气。通常根据细菌生长与氧气的关系，将细菌分为五种类型（表 4-2-2）。

①需氧菌：在有氧的环境中才能生长繁殖，如结核分枝杆菌、枯草芽孢杆菌。

②微需氧菌：能在含有极少量分子氧的情况下生长，但并不利用分子氧作为受氢体，它们适应于在较低氧分压下生长，但实质上进行的是无氧呼吸。如空肠弯曲菌、红斑丹毒丝菌等。

③耐氧菌：在生长过程中一般不需要氧气，但氧气的存在对其影响不大，如乳酸菌。

④兼性厌氧菌：在有氧或无氧的环境中均能生长，有氧时进行需氧呼吸，无氧时进行厌氧发酵，以有氧下生长较好，如大肠杆菌等。

⑤厌氧菌：在无氧的环境中才能生长繁殖，氧对其生长有毒害作用，如破伤风梭菌、丙酮丁醇梭菌。

表 4-2-2　细菌与氧气的关系

细菌类型	最适生长时 O_2 体积分数/%	代表类型
需氧菌	≥20	结核分枝杆菌
微需氧菌	2～10	空肠弯曲菌
耐氧菌	≤2	乳酸菌
兼性厌氧菌	有 O_2 或无 O_2	大肠杆菌
专性厌氧菌	不能有 O_2	破伤风梭菌

一般细菌在代谢过程中都需要微量的 CO_2，主要是参与生成草酰乙酸以补偿中间代谢产物而进入三羧酸循环以及合成菌体中的许多重要化合物，如嘌呤、嘧啶和氨基酸。一般细菌在代谢过程中产生的 CO_2 即可满足需要，但有些细菌如脑膜炎奈瑟菌等在初次分离培养时，需要在 5%～10%CO_2 条件下才能生长。

三、消毒与灭菌方法

(一) 物理消毒灭菌法

物理消毒灭菌法是指利用物理因素杀灭或控制微生物生长繁殖的方法。常用的有温度、辐射、干燥、超声波、渗透压和过滤等。其中最重要的因素是温度。

1. 热力灭菌法

热力灭菌是利用高温来杀死微生物的方法。高温可使微生物的DNA断裂、核蛋白解体、蛋白质(包括酶类)变性和膜结构破坏,从而导致微生物死亡。热力灭菌法简便、经济、有效,因此应用非常广泛。常用的热力灭菌方法有干热灭菌和湿热灭菌两大类。

(1)干热灭菌 是在无水状态下进行的,利用高温使菌体脱水,蛋白质变性。普通细菌在80~100℃的干燥条件下,作用1h可被杀死;细菌的芽孢则需160~170℃,作用2h才能死亡。

①焚烧:直接点燃或在焚烧炉内焚烧。此法灭菌彻底,迅速简便,但使用范围有限,只适用于被污染的纸张、无经济价值的物品及实验动物尸体等废弃物。

②烧灼:直接用火焰灭菌。适用于耐热的器皿,如微生物实验用的接种环、接种针、试管口、瓶口等的灭菌。

③干烤:主要在干燥箱中利用热空气进行灭菌。通常在160~170℃持续1~2h,便可达到灭菌的目的。一般玻璃器皿、瓷器、金属工具、注射器以及不能遇水的油脂、凡士林等常用此法灭菌。注意温度不要超过170℃以上,因高达170℃以上时包装纸与棉花等纤维物品易烧焦。应用此法灭菌的玻璃器皿等必须洗净烘干,不许沾有油脂等有机物。

(2)湿热灭菌法 湿热灭菌是在流通蒸汽、饱和蒸汽或水中进行的,在同一温度下,湿热灭菌效果比干热好。因为蒸汽的穿透力比干热空气强;微生物蛋白质吸收水分后比干热状态下更易于变性和凝固;蒸汽与物品表面接触后,凝固成水并放出潜热,使被灭菌物品温度迅速提高,可加速微生物的死亡。

①巴氏消毒法(pasteurization):巴氏消毒法是一种较低温度消毒法,此法因巴斯德首创而得名,主要适用于酒类、乳制品、果汁及糖浆等食品的消毒。采用这种低温消毒既能杀死某些特定病原菌,又能保持食品风味和营养价值。具体方法有两种,一种是低温维持法(low temperature holding method,LTH),即62℃下维持30min;另一类是高温瞬时法(high temperature short time,HTST),即72℃下维持15~30s。

②煮沸法:在100℃沸水中煮沸5min,可杀死细菌的繁殖体。如于水中加入1%碳酸氢钠,可增高沸点,增强杀灭芽孢作用,同时又可防止金属器械生锈。如水中加入2%~5%的石炭酸,则10~15min可破坏芽孢。此法适用于饮水、食具、载玻片和一般外科器械(刀、剪、胶管、注射器)的消毒。因被灭菌物品要浸湿,故其应用受到一定限制。

③流通蒸汽灭菌法:利用阿诺灭菌器或一般蒸笼进行灭菌,流通蒸汽的温度不超过100℃,经15~30min可杀死细菌的繁殖体,但不能全部杀灭芽孢。常用于一般外科械、注射器、食具等的消毒。

④间歇灭菌法(fractional sterilization):又称丁达尔灭菌法。该法利用流通蒸汽进行多次间歇式的反复灭菌,故称间歇灭菌法。具体方法是将物品置于100℃经15~30min,杀死其中的细菌繁殖体,但尚存有芽孢。取出物品放置于37℃培养箱过夜,使其中的芽孢萌发

成繁殖体,次日再用同法重复灭菌。如此连续三次后可杀尽其中的芽孢,但又不破坏被灭菌物品的成分。此法适用于某些不耐高温的培养基,如含有血清、卵黄等的培养基的灭菌。

⑤高压蒸汽灭菌法(autoclaving):该法是实验室和生产中最常采用的灭菌方法。通常在高压蒸汽灭菌锅中进行,它是一个具有夹层的密闭系统,夹层和锅中可以充满蒸汽。由于连续加热,锅内蒸汽不断增多,随着压力加大,温度也逐渐上升。当锅内蒸汽达到平衡时,其中产生的蒸汽为饱和蒸汽。饱和蒸汽含热量高,穿透力强,能迅速杀死细菌和芽孢。

使用高压蒸汽灭菌法时,要事先排出锅内的冷空气。否则压力虽上升,但混杂空气的蒸汽达不到饱和蒸汽产生的温度,因为饱和蒸汽压和温度有一定关系(表 4-2-3)。此外,高压蒸汽灭菌锅内水量必须加足,还须注意锅内的物品排列疏松,以使蒸汽畅通。高压灭菌所需的时间,要考虑灭菌物品的种类和体积,灭菌物品体积愈大,因不易被蒸汽穿透,所需时间也愈长。最后,要定期检测高压蒸锅的性能,看是否能达到彻底灭菌。检测方法是将专用的细菌测定纸条(含有耐热的带芽孢的细菌,如枯草芽孢杆菌、热脂肪芽孢杆菌等)放在待灭菌物品的中间,灭菌后取出放入肉汤培养基中,经培养一定时间后,若不见细菌生长,说明高压蒸锅性能良好。也可采用熔融温度指示剂,其熔点正好是灭菌所需要的温度,如加入硫磺(熔点 115℃)、乙酰替苯胺(熔点 116℃)、苯甲酸(熔点 121℃)、β-萘酚(熔点 121℃)等结晶,灭菌后看其是否融化变形,即可判断灭菌温度是否达到要求。

表 4-2-3　饱和蒸汽的压强和温度的关系

蒸汽压强		温度/℃	蒸汽压强		温度/℃
kPa	lb/in²		kPa	lb/in²	
34.52	5	108.8	103.46	15	121.3
55.21	8	113.0	137.88	20	127.2
68.94	10	115.6	206.82	30	134.6

高压蒸汽灭菌法适用于各种耐热物品的灭菌,如生理盐水、玻璃器皿、金属器具、敷料、工作服、一般培养基等。一般灭菌条件为 121.3℃,15～30min,此时锅内蒸汽压强为 103.46kPa($15lb/in^2$),在该条件下可杀灭包括细菌芽孢在内的所有微生物。需要指出的是高压蒸汽灭菌的条件并不是固定的,实际操作中应根据灭菌材料的性质、耐高温性能等进行选择。如含糖或其他特殊营养成分的培养基或注射液可选择 55.21kPa($8lb/in^2$),113℃,20～30min 灭菌,目的是不破坏其营养成分。

(3)影响湿热灭菌法的因素

①微生物因素:不同的微生物个体(包括繁殖体和芽孢)的耐热性是有差别的。一般规律是幼龄菌比老龄菌对热的抵抗力小;细菌芽孢的耐热性最强,其次是放线菌和真菌的孢子,最不耐热的是细菌的繁殖体;在繁殖体中,革兰阳性菌强于革兰阴性菌。因此灭菌时必须考虑到物品中可能含有的微生物种类和数量。物体中的含菌量越多,杀死最后一个微生物所需的时间就越长。一般以耐热力最强的细菌芽孢作为灭菌的指标。

②温度与作用时间:热力灭菌常采用致死温度与致死时间为标准。致死温度是指在一定时间内,杀死细菌所需的最低温度值;而致死时间是指在某一温度下,杀死细菌所需要的最短时间。表 3-2-4 列举几种细菌的致死温度和时间。一般而言,致死温度越高,致死时间越短,灭菌效果越好。根据这个原则,高压蒸汽灭菌法显然优于其他灭菌方法。

表 3-2-4 几种细菌的致死温度与时间

菌种	致死温度与时间	菌种	致死温度与时间
白喉棒状杆菌	50℃,10min	伤寒沙门菌	58℃,30min
普通变形杆菌	55℃,60min	大肠埃希菌	60℃,10min
肺炎链球菌	56℃,5~7min	嗜热乳杆菌	71℃,30min

③pH 的影响:灭菌对象的 pH 值对灭菌效果有较大的影响。当 pH 为 6.0~8.0 时,微生物不易被杀死;当 pH 高或低于该范围时,微生物抵抗性减弱,特别在酸性时,微生物的抗热性明显减弱,因此,对酸性溶液灭菌可考虑降低温度与时间。

④介质的性质:灭菌介质在一定程度上也会影响灭菌效果。水分子的极性与细胞膜极性接近,水很容易透过细胞膜进入细胞,故能促进菌体蛋白质凝固,加速菌体死亡,增强灭菌效果。物品中水分越多,杀菌所需的温度越低。固体物如绷带含水分少,灭菌所需要的温度高、时间长。此外,有机物能保护微生物,在灭菌时也应加以考虑。

2. 低温

多数微生物能耐受低温。在低温状态下,微生物代谢活动减慢,最后处于停滞状态,但仍有生命力。因此低温不能灭菌,而仅能抑制微生物生长。低温主要用于防止由于微生物生长引起的物品腐败,也被广泛地用来保存菌种。

一般细菌在 4~10℃冰箱内可生存数月,在 -20~-70℃下能长期生存。但冷冻也能使部分细菌死亡,因为在此过程中,细菌原生质的水分形成结晶,机械地损伤细胞,并破坏原生质的胶体状态,故可造成部分细菌死亡。冷冻和融化交替进行,对细菌细胞的破坏更大。但迅速冷冻能使细胞内原生质体的水分形成一片均匀的玻璃样结晶,可减少对细菌的损害。故用冷冻法保藏菌种时,要尽可能地快速降温。为避免解冻时对细菌的损伤,宜先将细菌悬于少量保护剂(如脱脂牛乳、甘油及二甲基亚砜等)中再在低温下保存。也可低温真空下抽干去除水分,此即冷冻真空干燥法(lyophilization),用该法保藏菌种,即使在室温下,菌种的生命力也可保持数年甚至数十年之久,是目前保存菌种的最好方法。少数病原菌如脑膜炎奈瑟菌、流感嗜血杆菌对低温敏感,采集标本时应注意保温并迅速送检。

3. 辐射

辐射是能量通过空间传递的一种物理现象。按其能否使被辐射物质发生电离,可分为非电离辐射和电离辐射两种。

(1)非电离辐射 包括可见光、日光、紫外线、微波等。这类辐射光的光波长、能量弱,虽被物体吸收,但不引起物体原子结构的变化。辐射的杀菌作用随光波波长的降低而增强,短波射线的杀菌作用大,长波的可见光通常对细菌是无害的。

①紫外线:紫外线波长在 200~300nm 时有杀菌作用,其中 265nm 波长的紫外线杀菌力最强。紫外线对微生物细胞有明显的致死作用。此外,还对病毒、毒素和酶类有灭活作用。

紫外线对生活细胞的有害作用在于细胞中很多物质能吸收紫外线,如核酸、嘌呤、嘧啶和蛋白质等。核酸的最大吸收峰在 265nm。现已清楚,当微生物被照射时,细胞中 DNA 吸收了紫外线,使 DNA 一条链或两条链上相邻近的胸腺嘧啶之间形成二聚体,改变了 DNA 的分子构型,从而干扰了 DNA 的复制,轻则发生突变,重则导致死亡。

把受紫外线照射损伤的微生物细胞立即暴露于可见光下时,其中一部分细菌又能恢复正常生长,这种现象被称为光复活作用(photoreactivation)。光复活现象说明微生物细胞对紫外线引起的 DNA 损伤有一定的修复能力。因为微生物细胞内有一种光复活酶(photore-activating enzyme),在黑暗中此酶能专一性地与胸腺嘧啶二聚体结合,在可见光下此酶会因获得光能而被激活,使二聚体重新分解成单体,从而使 DNA 恢复成原状。

人工紫外灯是将汞置于石英玻璃灯管中,通电后汞化为气体,放出杀菌波长紫外线。紫外线杀菌力强,但穿透力差,不能透过水蒸气、普通玻璃、纸张、尘埃等,故只能用于物品表面和空气消毒。一般无菌室内装一支 30W 的紫外线灯管,照射 30min 即可杀死空气中的微生物。另外,空气中的湿度超过 55%～60% 时,紫外线的杀菌效果明显下降。如果紫外线不足致死剂量,可引起核酸结构部分改变,使微生物发生变异。因此,紫外线也是一种诱变剂。使用紫外线消毒时,要注意防护,因其对皮肤、眼结膜都有损伤作用。人工紫外灯使空气中产生的臭氧对人体健康也有一定影响。

②日光:日光是一种天然杀菌因素,其杀菌作用主要也是通过日光中的紫外线实现的。日光杀菌效力因时因地而异,空气中的尘埃、玻璃及有机物等都能减弱日光的杀菌力,所以日光只可作为辅助消毒之用。衣服、被褥、书报等放在日光下暴晒 2h 以上,可以杀灭其中的大部分细菌。

③微波:微波是一种波长在 1mm～1m 的电磁波,它主要是通过产热使被照射物品的温度升高,导致杀菌作用。微波的穿透力要强于紫外线,它可透过玻璃、塑料薄膜及陶瓷等介质,但不能穿透金属。消毒用的微波主要有 2450MHz 与 915MHz 两种。微波常用于对非金属器械的消毒,如实验室用品、食用器具等。

(2)电离辐射 包括 α、β、γ 射线,X 射线和快中子等。这类辐射光波短、能量强,物体吸收后可使物体原子或分子放出电子而变成离子。如水被电离成 H^+ 和 OH^-,这些游离基是强烈的还原剂和氧化剂,可直接杀伤细胞。此外,在细菌细胞周围环境中经常有氧气存在,分子氧与电子结合成为 O_2^-、O_2^{2-};而 O_2^-、O_2^{2-} 和 H^+ 结合成为 HO_2、H_2O_2。这些都是强氧化基团,它们可氧化菌体中酶类的—SH,使酶失去活性,还可引起 DNA 解链、不饱合键氧化、某些组分发生聚合作用等,导致细菌损伤或死亡。所以加入含有—SH 的还原剂可减轻电离辐射的损害作用,而输入氧气则可增强电离辐射的损害作用。

电离辐射在常规的消毒工作中很少应用,但在工业生产上常用来消毒不耐热的塑料注射器、塑料管等,由于电离射线的辐射能量极大,对人体同样具有强损害效应,故在使用时一定要注意安全。也可用于粮食、食品的消毒,而且不破坏其营养,但经辐射后的物品中仍有部分射线残留,故该法的安全性尚待解决。

4. 干燥

水是微生物生长繁殖的必备条件,微生物在干燥环境中会停止代谢活动,干燥引起微生物细胞脱水和胞内盐类浓度增高,可导致其死亡。因此,干燥也是控制微生物生长的重要因素。

各种微生物对干燥的抵抗力不同。金黄色葡萄球菌、链球菌、结核分枝杆菌、酵母菌等具有一定的耐干燥能力;放线菌、真菌的孢子抗干燥能力较强,但真菌菌丝不耐干燥;芽孢的抵抗力最强。飞沫或痰液中的微生物由于有机物的保护,可以增强其抵抗干燥能力,这与结核病及其他呼吸道感染的传播有密切关系。

药材、食品、粮食等物品经干燥后,水分降至低点(3% 左右),可以抑制微生物生长。用浓盐液或糖浆处理药物或食品,使细菌细胞内水分逸出,也是久存食品和药品的方法之一。

5. 超声波

人类听觉能感受的声波频率在 9000Hz/s 以下,频率高于 20000Hz/s 者为超声波。超声波由超声波发生器发出,可引起细胞破裂,内含物外溢,导致细胞死亡。其杀菌作用主要是借助空穴效应(cavitation)。在用超声波处理微生物细胞悬液时,通过产生的高频震动能使溶液内产生空穴,空穴内处于真空状态,当悬液中的细菌接近或进入空穴区时,细胞的内外压力差就会使细胞破碎,达到杀菌目的。一般来说,高频率比低频率杀菌效果好,球菌较杆菌抗性强,细菌芽孢具有更强的抗性。

几乎所有的微生物都能受超声波破坏,是破碎细胞提取活性蛋白质类物质的一种常用方法。因超声波处理会产生热能使溶液温度升高,所以为了保持细胞破碎液中蛋白质的活性,在处理过程中一般用冰盐溶液降温。

6. 渗透压

细胞质膜是一种半透膜,水或其他溶剂经过半透膜而进行扩散的现象就是渗透。在渗透时溶剂通过半透膜时受到的阻力即所谓渗透压(osmotic pressure)。渗透压的高低与溶液浓度成正比,溶液中溶质越多,其渗透压越高。微生物在生长过程中与环境之间能达到一种渗透压的平衡关系。

适宜于微生物生长的渗透压范围较广,在一定范围内逐渐改变的渗透压对微生物影响不大,但急剧改变或将其调整至微生物所能承受的范围之外(过高或过低)都可以引起其死亡。对一般微生物而言,它们的细胞置于高渗溶液(如 20% NaCl)中,会造成细胞脱水而引起质壁分离,使细胞不能生长甚至死亡。相反,若将微生物置于低渗溶液(如 0.01% NaCl)或水中,则水将从溶液进入细胞内引起细胞膨胀,以至破裂。

因此,培养微生物或稀释培养物应在等渗透压环境。生理盐水(0.85% NaCl 水溶液)为最常用的等渗透压溶液。在日常生活中,就利用高浓度糖液(50%~70%)或盐液(10%~50%)来抑制微生物生长,以达到长期保存食物的目的。

7. 过滤

过滤除菌是利用滤器(filter)机械地滤除液体或空气中的细菌的方法。过滤除菌只用于不耐热、也不能以化学方法处理的液体或气体,如含抗生素、毒素、病毒、酶、维生素的溶液、血清及细胞培养液等。采用过滤除菌法,可截留溶液中的细菌获得无菌的滤液。过滤除菌也有一定的局限性,滤器不能除去病毒、支原体等体积十分微小的微生物。

过滤的效果与滤器的滤孔大小、滤器与细菌之间的电荷吸引、滤速等因素有关,但都必须在严格无菌操作下进行。常用的细菌滤器有以下几种:

(1)贝克菲滤器(Berkefeld filter)　用硅藻土加压制成中空圆柱形滤器。按滤孔大小分 V、N、W 三型。V 型滤孔最大(0.8~1.2μm),只能除去较大的细菌;N 型为中型(0.5~0.7μm),能除去大部分细菌;W 型滤孔最小(0.3~0.4μm),能阻止衣原体通过。

(2)蔡氏滤器(Seitz filter)　用金属制成,中间嵌以石棉滤板。石棉板滤孔的大小分为 K、EK、EK-S 三型。K 型滤孔最大,作澄清用;EK 型滤孔较小,常用来滤去细菌;EK-S 型滤孔最小,可阻止衣原体通过。

(3)玻璃滤器(sintered glass filter)　用玻璃制成,滤板是由玻璃细砂加热压成砂蕊,镶嵌在玻璃漏斗中。滤孔孔径为 0.15~30μm,分为 G_1~G_6 六种,G_5 和 G_6 滤孔较小,能阻止细菌通过。

(4)膜滤器(membrane filter) 膜滤器是用高分子材料如醋酸纤维或硝酸纤维等制成的微孔性滤膜。滤孔的大小不等,用于滤过病毒的滤膜,其孔径为 $25\sim100nm$,滤过细菌的滤膜,其孔径为 $0.22\sim0.45\mu m$。微孔滤膜操作简单,广泛用于医药生产及医药制品的无菌检查,已纳入许多国家的药典。

空气通过无菌棉花加活性炭过滤可得无菌空气。由于棉花纤维错综交织,能截住空气中的灰尘和细菌。如微生物试验用的试管、烧瓶的棉塞以及发酵工业中充满棉花或细玻璃纤维的空气过滤器等,既能滤除空气中的杂菌获得无菌空气,又能保持良好的通气状态,有利于需氧微生物的培养。药品生产中 GMP 所要求的无菌车间的空气,则是通过初效、中效和高效滤膜过滤后的净化空气。

(二)化学消毒灭菌法

化学方法是用化学药品来杀死微生物或抑制微生物生长与繁殖的方法。包括用于消毒和防腐的化学消毒剂和防腐剂,用于治疗的化学治疗剂等。

用于杀灭病原微生物的化学药品称为消毒剂(disinfectant),用于防止或抑制微生物生长繁殖的化学药品称为防腐剂(antiseptic)。实际上消毒剂和防腐剂之间无严格的界限,一种化学物质在高浓度下是消毒剂,在低浓度下就是防腐剂,一般统称为消毒防腐剂。消毒防腐剂不仅作用于病原菌,同时对人体组织细胞也有损害作用,故只能外用,主要用于体表(皮肤、黏膜、浅表伤口等)、器械、排泄物和周围环境的消毒。理想的消毒剂应是杀菌力强、使用方便、能长期保存、无腐蚀性、对人畜无毒性或毒性较小且价格低廉的化学药品。

化学治疗剂(chemotherapeutic agents)是指杀灭或抑制机体内病原微生物,用于临床治疗的化学药物,包括磺胺、抗生素等。其最大特点是具有选择毒性,即对病原微生物有杀灭作用,而对人体则没有或不产生明显毒性。

1. 常用消毒剂的种类和应用

(1)重金属盐类 所有的重金属(汞、银、砷)盐类对细菌都有毒性。重金属离子易和带负电荷的菌体蛋白结合,使之变性、凝固。汞、银等与酶的巯基(—SH)结合,使一些以巯基为必要基团的酶类,如丙酮酸氧化酶、转氨酶等失去活性。常用的这类消毒剂有红汞和硫柳汞、硝酸银等。

①红汞:2%,用于皮肤、黏膜和小创伤消毒。

②硝酸银:1%,用于新生儿滴眼,预防淋球菌感染。

(2)氧化剂 氧化剂可以使菌体酶中的—SH 氧化为—S—S—,从而使酶失去活性。

①高锰酸钾:是一种强氧化剂,性质稳定。0.1%的高锰酸钾可用于皮肤、口腔、蔬菜及水果的消毒。

②过氧化氢:是通过分解成新生态氧和自由羟基而发挥杀菌作用,其稳定性差。3%的过氧化氢常用于伤口和口腔黏膜消毒。

③过氧乙酸(CH_3COOOH):为无色透明液体,易溶于水,其氧化作用很强,对金属有腐蚀性。市售品为20%水溶液,用前稀释为 $0.2\%\sim0.5\%$。过氧乙酸是一种高效广谱杀菌剂,能迅速杀灭细菌及其芽孢、真菌和病毒,对一些细菌的致死情况见表4-2-5。

过氧乙酸几乎无毒性,其分解产物是醋酸、过氧化氢、水和氧,使用后即使不去除也无毒残留,可用于皮肤、塑料、玻璃、纤维制品的消毒,并适用于食品表面的消毒及地面、墙壁等消毒。但其具有强烈的氧化作用而呈现较强腐蚀性和刺激性,所以使用范围受到一定限制。

表 4-2-5　过氧乙酸对一些细菌的致死情况

过氧乙酸的水溶液浓度	菌种名称	致死时间/min
0.001%	大肠杆菌	10
0.005%	金黄色葡萄球菌	60
0.01%	金黄色葡萄球菌	2
0.5%	枯草芽孢杆菌	1
0.04%	蜡样芽孢杆菌	1
0.05%	嗜热脂肪芽孢杆菌	15

(3)酚类　主要是作用于细菌的细胞壁和细胞膜,使菌体内含物逸出,同时也可使菌体蛋白变性。对细菌繁殖体作用强烈,5%的溶液能在短时间内杀死细菌繁殖体,但对芽孢作用不大。病毒和真菌孢子对其有抵抗力。一般用苯酚作为标准来比较其他消毒剂的杀菌力。

①石炭酸(苯酚):2%～5%,用于器械、排泄物消毒。

②来苏儿(煤酚皂):3%～5%,用于器械、排泄物、家具、地面消毒;1%～2%用于手、皮肤消毒。

(4)醇类

①乙醇:高浓度及无水乙醇可使菌体表面蛋白质很快凝固,妨碍乙醇向深部渗入,影响杀菌能力。70%～75%的乙醇与细胞膜的极性接近,能迅速通过细胞膜,溶解膜中脂类,同时使细菌蛋白质变性、凝固,从而杀死菌体,但对芽孢作用不大。主要用于皮肤、手、体表等的消毒。

②苯氧乙醇(phenoxy ethanol):为无色黏稠液体,溶于水。其2%溶液可用于治疗绿脓杆菌感染的表面创伤、灼伤和脓疡。

丙醇、丁醇、戊醇也有强杀菌作用,但不易溶于水,且价格昂贵。甲醇对组织有毒性。因而这些醇类很少用于消毒。

(5)醛类　醛类杀菌作用大于醇类,其中以甲醛和戊二醛作用最强。醛基能与细菌蛋白质的氨基结合,使蛋白质变性,因此有强大的杀菌作用。

①甲醛:甲醛是气体,溶于水为甲醛溶液。市售的甲醛溶液浓度为37%～40%,亦称福尔马林,可用作防腐剂,保存解剖组织标本。3%～8%的甲醛液可杀死细菌及其芽孢、病毒和真菌。但甲醛液有腐蚀性,刺激性强,不适于体表使用。1%甲醛液可用于熏蒸厂房和无菌室、手术室等,但不适于药品、食品存放场所的空气消毒,当室内温度为22℃左右、湿度保持在60%～80%时,消毒效果较好。

用甲醛熏蒸法对消毒接种室、培养室的空气进行消毒。

加热熏蒸:按熏蒸空间计算,量取40%甲醛溶液,盛在小烧杯或白瓷坩埚内,用铁架支好,在酒精灯内注入适量酒精(估计能蒸干甲醛溶液所需的量)。将室内各种物品准备妥当后,点燃酒精灯,关闭室门。任甲醛溶液煮沸挥发。酒精灯最好能在甲醛溶液蒸完后即自行熄灭。

氧化熏蒸:称取高锰酸钾(相当于甲醛用量的一半)于一白瓷坩埚或玻璃烧杯内,再量取定量的甲醛溶液,室内准备妥当后,把甲醛溶液倒在盛有高锰酸钾的器皿内,立即关门。几秒钟后,甲醛溶液即沸腾挥发。氧化作用产生的热可使其余的甲醛溶液挥发为气体。甲醛溶液熏蒸后关门密闭保持 12h 以上。

甲醛熏蒸对人的眼、鼻有强烈刺激,在一定时间内不能入室工作。为减弱甲醛对人的刺激作用,甲醛熏蒸 12h 后,再量取与甲醛等量的氨水中和,迅速放于室内,同时敞开门窗,释放有刺激性气体。

②戊二醛(glutaraldehyde):戊二醛比甲醛刺激性小,杀菌力大。碱性(pH7.8~8.5)的 2% 戊二醛水溶液可杀死细菌及其芽孢、病毒和真菌。对金属无腐蚀性,对橡胶、塑料也无损伤,故可用于消毒不耐热的物品和精密仪器。

(6)烷化剂　烷化剂是指能够作用于菌体蛋白或核酸中的—NH₂、—COOH、—OH 和—SH 等,使之发生烷基化反应,导致其结构改变、生物学活性丧失的化学物质。由于烷化剂具有诱变效应,故是一类常用的化学诱变剂。

作为消毒剂使用的烷化剂主要是环氧乙烷(ethylene oxide),是一种小分子气体消毒剂,沸点为 10.9℃,常温下呈气态。环氧乙烷对细菌及芽孢、病毒、真菌都有较强的杀菌作用,而且穿透力强,广泛应用于纸张、皮革、木材、金属、塑料、化纤制品等灭菌。但环氧乙烷易燃易爆,当空气混入达 3.0%(V/V)时即爆炸。故在实际应用时,必须有耐压的密闭容器,将容器内的空气置换成环氧乙烷与 CO_2 混合的惰性气体,连续作用 4h,即可将其中物品彻底灭菌。此外,环氧乙烷对人体有一定毒性,严禁直接接触,且严禁接触明火。

(7)卤素类　氟、氯、溴、碘制剂均有显著的杀菌效果,但以氯和碘常用。

①氯:氯的杀菌效应是由于氯与水结合产生次氯酸,次氯酸分解产生具有杀菌能力的新生态氧。氯对许多微生物有杀灭作用,包括细菌、真菌、病毒、立克氏体和原虫,但不能杀死芽孢。0.2~0.5mg/L 氯气常用于自来水或游泳池的消毒。

②漂白粉:主要成分为次氯酸钙。次氯酸钙在水中分解为次氯酸,由此产生强烈的杀菌作用。10%~20% 漂白粉液用于消毒地面、厕所、排泄物等,既能杀菌又能除臭。

③氯胺类(chloramine):是含氯的有机化合物。常用的有氯胺 B 和氯胺 T。氯胺类溶于水,无臭,放氯迅速,比漂白粉杀菌力弱,但刺激性及腐蚀性小。0.2%~0.5% 溶液可用于消毒手、家具、空气和排泄物。

④碘:杀菌作用强,能杀死各种微生物及一些芽孢。其作用机制是使蛋白质及酶的—SH氧化,使蛋白质变性,酶失活。碘在碘化钾的存在下易溶于水。2.5% 碘酊常用于小范围的皮肤、伤口消毒。

(8)酸碱类　微生物生长需要适宜的 pH 值,过酸或过碱都会导致微生物代谢障碍甚至死亡。但由于强酸强碱具有腐蚀性,使它们的应用受到限制。

酸性消毒剂有硼酸,可用作洗眼剂;苯甲酸和水杨酸可抑制真菌;乳酸和醋酸加热蒸发,可用于手术室、无菌室的空气消毒。

碱类消毒剂常用的是生石灰。生石灰加水使其成为具有杀菌作用的氢氧化钙,用于消毒地面、厕所排泄物等。

(9)表面活性剂　又称去污剂,是能够浓缩在界面的化合物,能降低液体的表面张力,它们同时含有亲水基和疏水基。表面活性剂按亲水基的电离作用分为阳离子、阴离子和非离子型三种。因细菌常带负电,故阳离子型杀菌力较强。

阳离子型表面活性剂多是季铵盐类化合物。其阳离子亲水基与细菌细胞膜磷脂中磷酸结合,而疏水基则伸到膜内的疏水区,引起细胞膜损伤,使细胞内容物漏出,呈现杀菌作用。阳离子型表面活性剂杀菌范围较广,能杀死多种革兰阳性菌和阴性菌,但对铜绿假单胞菌和芽孢作用弱。属于这类的药物有新洁尔灭、杜灭芬和洗必泰等。以其 $0.05\%\sim0.1\%$ 溶液消毒手、皮肤和手术器械。由于表面活性剂能降低液体的表面张力,使物体表面的油脂乳化,因而同时兼有除垢去污作用。

阴离子型表面活性剂杀菌作用较弱,主要对革兰阳性菌起作用,如十二烷基硫酸钠;而肥皂,是长链脂肪酸钠盐,杀菌作用不强,常作去垢剂。非离子型表面活性剂一般无杀菌作用,有些还能通过分散菌体细胞,促进细菌生长,如吐温 80。

(10)染料　染料分为碱性染料和酸性染料。碱性染料的杀菌作用比酸性染料强。因为细菌一般情况下带负电,因此碱性染料的阳离子易与细菌蛋白质羧基结合,呈现杀菌或抑菌作用,对革兰阳性菌的效果优于革兰阴性菌。常用的碱性染料包括孔雀绿、煌绿、结晶紫等。

2. 影响消毒剂作用的因素

(1)消毒剂的性质和作用方式　消毒剂由于化学结构和性质不同,对微生物作用方式各异(表 4-2-6)。在选择消毒剂时,必须注意它的性质和作用方式。

表 4-2-6　不同性质消毒剂的作用方式

作用方式	重金属	氧化剂	酚类	醇类	醛类	环氧化物	卤素类	碱性染料	酸碱类	季铵盐类
菌体蛋白质凝固或变性	+	+	+	+	+	+	+	+	+	+
菌体成分氧化、水解或结构改变	+	+	+		+	+	+	+	+	+
破坏酶活性或干扰代谢	+	+				+	+	+	+	+
增加膜透性使细胞破裂			+			+			+	+

(2)微生物种类和数量　强力消毒剂对各种微生物可能都有杀伤作用,但各种微生物对消毒剂敏感性不同,如细菌繁殖体和芽孢,革兰阳性菌和革兰阴性菌,细菌、真菌和病毒之间均有明显差异。例如,2%戊二醛、环氧乙烷、0.5%过氧乙酸等都可高效杀伤所有微生物;但5%来苏儿只能杀死细菌繁殖体,对芽孢作用不大;而 2%龙胆紫仅能杀伤革兰阳性球菌和真菌。因此要根据消毒对象来确定消毒剂。此外,消毒物品中微生物的数量越大,所需消毒时间越长。

(3)消毒剂的浓度、作用时间　消毒剂的杀菌需一定的浓度和作用时间。低浓度仅起抑菌作用;在规定的浓度下,作用时间愈长,杀菌效果愈好。

(4)环境因素　被消毒物体的温度、pH 值、环境中的有机物的存在等都对杀菌效果有重要影响。一般来说,温度升高有助于提高杀菌效果;介质的 pH 值降低或升高也可使消毒剂对某种微生物的杀灭效果提高;环境中有机物的存在,可减弱消毒剂的杀菌效力。因为它常与消毒剂结合,使杀菌效果下降。所以在对皮肤或医疗器械消毒时,应先洗净再用药,对痰、排泄物的消毒,应选用受有机物影响小的消毒药。

有些消毒剂的毒性大,在杀菌的同时,对人或动物都会带来一定危害,还有些消毒剂本身就是强致癌物。因此,在选择和使用消毒剂时一定要根据消毒的目的、想要达到的效果及可能对周围环境带来的影响等综合来考虑。表 4-2-7 列出了常用消毒剂的种类及用途。

表 4-2-7　常用消毒剂的种类及用途

消毒剂名称	浓度	用途	使用注意事项
乙醇	70%～75%	常用于皮肤消毒	
苯氧乙醇	2%水溶液	用于治疗铜绿假单胞菌感染的伤口及烧伤感染	
洗必泰	0.2%～0.5% 0.05%	消毒器械 消毒皮肤、黏膜，冲洗伤口	常制成葡萄糖酸盐、盐酸盐使用，在中性或弱碱性溶液中活性较高。对芽孢、结核杆菌和病毒的消毒效果较差。0.5%的洗必泰与70%的乙醇混合使用，杀菌效果更好。不能与肥皂、洗衣粉、升汞及其他阴离子物质合用
过氧乙酸	0.5% 0.2%～0.5%	皮肤消毒 用于塑料、织物、水果、蔬菜、鸡蛋、药材等消毒与前面浓度相平行	市售的20%过氧乙酸水溶液性质不稳定，易分解，可用冰箱保存。过氧乙酸为强氧化剂，对皮肤、金属有较强腐蚀性，使用浓度不宜过高
碘伏	0.05% 1%～5% 0.1%	广谱杀菌 餐具 治疗炎症或溃疡冲洗	作用较慢。持续效果约1h。有机物存在时，消毒效果下降，对金属腐蚀性较小，但对银、铝和二价合金铜、碳、钢制品有一定影响，浓度过高，易使皮肤干燥。稀溶液不稳定，于使用前配制
甲醛	3%～5% 4%甲醛加5%硼酸 8%水溶液与70%乙醇混合 30%～40%（福尔马林）	杀灭细菌菌体、芽孢、真菌和病毒 浸泡医疗器械12h达到灭菌效果 浸泡器械或消毒排泄物 常用于保存动植物标本；用于气体熏蒸和液体消毒，可用于灭活制备菌苗和类毒素	室内消毒：①室温 20℃，湿度达到70%以上，用过量甲醛，紧闭门窗 16h 或②甲醛和 KMnO$_4$（400ml/30g·m^2）产生大量甲醛气体，用于室内消毒
碘酒（碘酊）	2.5%	常用于皮肤消毒。广谱杀菌，对分枝杆菌、真菌、病毒和一些芽孢有效果	碘对皮肤有刺激性，易使皮肤、衣物着色，可用70%乙醇擦去。对碘过敏可引起发热和全身性皮疹反应。忌与升汞、红汞溶液混用
戊二醛	2%水溶液	用于精密仪器及不耐热的物品消毒	①用0.3%固体碳酸氢钠或枸橼酸调 pH 为 7.8～8.5，杀死芽孢作用最强；②对皮肤、黏膜、眼有刺激，应避免与皮肤直接接触；③浓的水溶液在 4℃ 稳定，温度低于 10℃ 消毒效果低，pH9 以上发生聚合反应；④使用 10h 达灭菌效果，30min 达到消毒效果；欲对肝炎病毒起到作用，需 1h

消毒剂名称	浓度	用途	使用注意事项
苯酚(石炭酸)	3%～5% 水溶液	能杀灭细菌营养体,不能杀灭芽孢、真菌和病毒,常用于浸泡玻片、器械和室内空间喷雾消毒	①酸性条件下,活性最强;②对金属有腐蚀作用,对皮肤组织有刺激作用,对人的神经细胞有毒性
苯酚:乳酸	1:1(V/V)	用于熏蒸无菌操作室	
来 苏 尔 (甲 酚皂)	2%	皮肤消毒	①不能消毒与食品、药品有关的容器、工具及生产场所;②有毒性,消毒手后有麻木感
	3%	杀多数病毒繁殖体,对芽孢作用弱	
	5%	消毒玻片、器械、衣物	
苯扎溴铵	0.05%～0.1%	对 G⁺菌作用较强,0.1%的水溶液对皮肤、黏膜、创伤、器械、棉织物有清洗、消毒的双重作用	①在中性或弱碱性溶液中效果佳;②与肥皂、其他合成洗衣剂、有机物接触时,降低活性
乳酸	0.33～1mol/L	空气消毒	熏蒸房间做空气消毒时可与等量苯酚合用熏蒸,密闭12h以上
高锰酸钾	1%水溶液	消毒皮肤、尿道、蔬菜、水果、碗筷等	用高锰酸钾消毒物品时,表面要清洁干净
过氧化氢	3%	消毒皮肤、创伤、溃疡、口腔黏膜、化脓性炎症、厌氧菌感染等	不稳定,易失效
含氯消毒剂	0.2～0.5mg/L	消毒、清洗伤口、溃疡、坏疽和体腔等,对细菌、真菌、病毒均有作用	①对分枝杆菌、芽孢需较高浓度、较长时间才有效;②氯有刺激性和毒性;③次氯酸盐对金属有腐蚀性;④有机物可降低次氯酸盐的活性;⑤pH<5或pH>9时抗菌效能降低
漂白粉	10%～20%	消毒无渗透设备的表面,如脸盆等,以及消毒地面、厕所、排泄物等	
甲紫	2%～4%	对 G⁺菌,特别是对葡萄球菌作用强,常用于消毒伤口、烧伤、溃疡、真菌感染等	
环氧乙烷	1%～5%	对病毒、真菌、细胞及芽孢有较强杀灭作用,适合于用塑料、橡胶、纸板等包装的固体药品及纸张、木材、皮革、金属、塑料、化纤、橡胶等制品的灭菌	①灭菌时,环氧乙烷应充满被消毒物品所在的真空容器或耐压容器中,连续作用4h以上;②环氧乙烷的沸点为10.8℃,易爆,使用时严禁接触明火;③环氧乙烷对人体有毒,使用时防止直接接触;④搬运环氧乙烷储存罐时,应轻拿轻放,避免撞击;⑤环氧乙烷滴在皮肤上,用水冲洗,误入眼内,用硼酸水冲洗

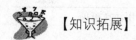【知识拓展】

相关设备标准操作规程

一、机动门纯蒸汽灭菌器标准操作规程

（1）加水：每次灭菌前加水，水位以刚刚浸到灭菌器内的筛板底部为准。

（2）堆放：将被灭菌物品包扎好后，有序地放在灭菌器内的筛板上。

（3）密封：灭菌器盖好后，旋紧上盖，使盖与桶体密合，不宜旋得太紧，以免损坏橡胶密封垫圈。

（4）加热、排放冷空气：打开电源，电源指示灯亮，电热管工作。开始加热时应将放气阀旋至放气位置，使灭菌器内冷空气排放，待有较急的蒸汽喷出时，即将放气阀旋至关闭位，压力上升。

（5）灭菌：当灭菌器内蒸汽压力（温度）升至所需灭菌压力（温度）值时，开始计时。此时可关闭一组电热管，小心旋开放气阀，释放适量的蒸汽，使得压力（温度）稳定在灭菌压力（温度）值，待灭菌时间到达后，关闭电源，待压力降至 5 磅左右时打开放气阀缓慢放气至气压为"0"，或待容器内压力因冷却而下降至接近"0"。

（6）结束：待容器内压力下降至接近"0"时，打开器盖取出样品。

注意事项：

（1）灭菌前一定注意检查水位。

（2）注意灭菌前排气充分。

（3）为节省时间，可在使用前 20～30min 前预热灭菌锅。

（4）取放物品时注意不要被蒸汽烫伤（可戴上线手套）。

（5）灭菌锅定期排污。

二、立式自动蒸汽消毒器标准操作规程

以（TomyES—315）全自动立式高压蒸汽灭菌器为例介绍立式自动蒸汽消毒器的使用方法。

（1）按"POWER"键打开仪器电源。

（2）按"MODE"键选择消毒模式（琼脂、普通液体、固体模式）。

（3）按"SET/ENT"键，消毒温度开始闪动，用"▲"或"▼"将数字改为所需要的数值。

（4）按"NEXT"键，消毒时间开始闪动，用"▲"或"▼"将数字改为所需要的时间。

（5）按"NEXT"键，排气速率开始闪动，用"▲"或"▼"将排气改为所需的数值（在固体模式中没有此项）。

（6）按"NEXT"键，保温温度值开始闪动，用"▲"或"▼"将数字改为所需要的数值（在普通液体和固体模式中没有此项），按"SET/ENT"键保存所设定的参数。

注意事项：

（1）每次使用前必须检查灭菌腔内是否有足够的水。

（2）消毒完毕，必须等压力表指示压力降到"0"位后方可开盖。

(3)每次使用前必须检查手动排气旋钮是否关闭。

(4)如果长期不使用必须将灭菌腔内的水排干。

(5)要经常检查排气壶内的水是否在安全线内。

(6)建议使用专用电源。

 【习题与思考】

一、单项选择题

1. 防止微生物进入机体或物体的操作方法叫　　　　　　　　　　　　(　　)

A. 灭菌　　　　　　B. 无菌　　　　　　C. 消毒　　　　　　D. 无菌操作技术

2. 将牛奶加热62℃、30min的目的是　　　　　　　　　　　　　　　(　　)

A. 使牛奶中的蛋白质变性,易于吸收　　B. 杀灭牛奶中的所有微生物

C. 杀死牛奶中的病原菌　　　　　　　　D. 使牛奶不含活菌

3. 无菌室的熏蒸消毒主要采用(　　　)熏蒸消毒法

A. 甲醛　　　　　　B. 酒精　　　　　　C. 高锰酸钾　　　　D. 甲醇

4. 以下最不适合用高压蒸汽灭菌的是　　　　　　　　　　　　　　(　　)

A. 接种环　　　　　B. 试管　　　　　　C. 营养琼脂培养基　D. 血清

5. 紫外线杀菌的原理是　　　　　　　　　　　　　　　　　　　　(　　)

A. 影响细胞膜通透性　　　　　　　　　B. 破坏 DNA 结构

C. 使蛋白质凝固变性　　　　　　　　　D. 阻碍细胞壁合成

6. 无菌室或无菌工作台使用前应开紫外灯照射至少　　　　　　　　(　　)

A. 5～10min　　　B. 20～30min　　　C. 1h　　　　　　　D. 2h

7. 下列微生物能通过细菌滤器的是　　　　　　　　　　　　　　　(　　)

A. 细菌　　　　　　B. 病毒　　　　　　C. 酵母菌　　　　　D. 霉菌

8. 下述不可能杀灭细菌芽孢的方法是　　　　　　　　　　　　　　(　　)

A. 高压蒸气灭菌法　　　　　　　　　　B. 巴氏消毒法

C. 间歇灭菌法　　　　　　　　　　　　D. 干热灭菌法

二、填空题

1. 无菌,指在一定范围内或物体中不存在任何_____的微生物;无菌操作技术主要指微生物实验工作中,控制或防止各类微生物_____或_____的一系列操作方法和有关措施,其中包括_____、_____及_____三个方面。

2. 由于紫外线_____,故只限于物品表面和空气的消毒。

3. 高压蒸汽灭菌法是湿热灭菌法中效果最好的一种,通常采取的温度和压力分别为_____℃、_____kPa,时间15～30min。

4. 请给出一种最合适的消毒灭菌方法,酒类、果汁_____;普通培养基、生理盐水_____;接种环、接种针_____;无菌室空气_____。

三、简答题

1. 干热灭菌与湿热灭菌有何不同? 为什么干热灭菌比湿热灭菌时间长、温度高?

2. 灭菌前为何要进行包扎?

3. 干热灭菌完毕后什么情况下才能取出物品? 为什么?

4. 高压蒸汽灭菌前为什么要排尽锅内的冷空气？完毕后为什么要等到压力降到"0"时才能打开排气阀？

REFERENCES　参考文献

[1] 李明远. 微生物与免疫学[M]. 北京：人民卫生出版社,2000.

[2] 魏明奎、段鸿斌. 食品微生物检验技术[M]. 北京：化学工业出版社,2008.

[3] 王芃、许泓. 食品分析操作训练[M]. 北京：中国轻工业出版社,2010.

[4] 牛天贵,张宝芹. 食品微生物检验[M]. 北京：中国计量出版社,2003.

[5] 黄贝贝,陈电容. 微生物学与免疫学基础[M]. 北京：化学工业出版社,2009.

[6] 陈红霞,李翠华. 食品微生物学及实验技术[M]. 北京：化学工业出版社,2008.

（曹小敏）

项目五　微生物遗传变异与菌种保藏技术

知识目标

● 掌握微生物遗传和变异的基本概念及原理；

● 掌握几种常用菌种保藏方法并能分析其优缺点；

● 熟悉菌种保藏的原理；

● 了解菌种复壮的方法；

● 了解菌种选育的概念、方法。

能力目标

● 能说明遗传变异原理；

● 会进行几种常用菌种保藏的方法；

● 能比较几种菌种保藏方法的应用范围和优缺点。

素质目标

● 通过学习，理解微生物育种、菌种保藏原理，培养学生细心和耐心的职业素质。

任务 5-1　细菌的遗传与变异

知识目标

● 掌握微生物遗传变异的基本概念，染色体和质粒的特性区别；

● 掌握遗传物质的几种转移方式；

● 熟悉细菌的变异现象；

● 了解微生物遗传变异的意义。

技能目标

● 能说明染色体和质粒的特性区别；

● 能区分接合、转导、转化、溶源性转变、原生质体融合等几种基因转移方式。

【背景知识】

"超级细菌"泛指临床上出现的多种耐药菌,如耐甲氧西林金黄色葡萄球菌(MRSA)、抗万古霉素肠球菌(VRE)、耐多药肺炎链球菌(MDRSP)、多重抗药性结核杆菌(MDR-TB),以及碳青霉烯酶肺炎克雷伯菌(KPC)等。最近发现的"产 NDM-1 耐药细菌"与传统"超级细菌"相比,其耐药性已经不再是仅仅针对数种抗生素具有"多重耐药性",而是对绝大多数抗生素均不敏感,这被称为"泛耐药性"(pan-drug resistance,PDR)。

 【任务内容】

遗传与变异是所有生物共同的生命特征,细菌也不例外。细菌的形态结构、生理代谢、致病性、耐药性、抗原性等性状都是由细菌的遗传物质所决定的。遗传(heredity)使细菌的性状保持相对稳定,且代代相传,使其种属得以保存。另外在一定条件下,若子代与亲代之间以及子代与子代之间的生物学性状出现差异则称为变异(variation)。变异可使细菌产生新变种,变种的新特性也靠遗传得以巩固,并使物种得以发展与进化。

细菌的变异分为遗传性与非遗传性变异,前者是细菌的基因结构发生了改变,如基因突变或基因转移与重组等,故又称基因型变异;后者是细菌在一定的环境条件影响下产生的变异,其基因结构未改变,称为表现型变异。基因型变异常发生于个别的细菌,不受环境因素的影响,变异发生后是不可逆的,产生的新性状可稳定地遗传给后代。相反,表现型变异易受到环境因素的影响,凡在此环境因素作用下的所有细菌都可能出现变异,且当环境中的影响因素去除后,变异的性状又可复原,表现型变异不能遗传。

一、细菌的变异现象

(一) 形态结构的变异

细菌的大小和形态在不同的生长时期可不同,在生长过程中受外界环境条件的影响也可发生变异。如鼠疫杆菌在陈旧的培养物或含 30g/L NaCl 的培养基上,形态可从典型的椭圆形的小杆菌变为多形态性,如球形、酵母样形、哑铃形等。又如许多细菌在青霉素、免疫血清、补体和溶菌酶等因素影响下,细胞壁合成受阻,可成为细胞壁缺陷型细菌(细菌 L-型变异),L-型细菌的革兰染色多为阴性,呈球形、长丝状或多形态性,在含血清的高渗低琼脂培养基(含 20% 血清、5% NaCl、0.8% 琼脂)上能缓慢生长,形成中央厚而四周薄的荷包蛋样小菌落。

细菌的一些特殊结构,如荚膜、芽孢、鞭毛等也可发生变异。肺炎链球菌在机体内或在含有血清的培养基中初分离时可形成荚膜,致病性强,经传代培养后荚膜逐渐消失,致病性也随之减弱。将有芽孢的炭疽芽孢杆菌在 42℃ 培养 10～20d 后,可失去形成芽孢的能力,同时毒力也会相应减弱。将有鞭毛的普通变形杆菌点种在琼脂平板上,由于鞭毛的动力使细菌在平板上弥散生长,称迁徙现象,菌落形似薄膜,称 H 菌落(德语 hauch 意为薄膜)。若将此菌点种在含 1% 石炭酸的培养基上,细菌失去鞭毛,只能在点种处形成不向外扩展的单个菌落,称为 O 菌落(德语 ohne hauch 意为无薄膜),通常将失去鞭毛的变异称为 H-O 变异,此变异是可逆的。

(二) 毒力变异

细菌的毒力变异包括毒力的增强和减弱。无毒力的白喉棒状杆菌常寄居在咽喉部，不致病；当它被 β-棒状杆菌噬菌体感染后会变成溶源性细菌，则获得产生白喉毒素的能力，引起常被称为"白喉"的疾病。有毒的菌株长期在人工培养基上传代培养，可使细菌的毒力减弱或消失。如卡-介(Calmette-Guerin)二氏曾将有毒的牛分枝杆菌在含有胆汁的甘油、马铃薯培养基上，经过 13 年连续传 230 代后，终于获得了一株毒力减弱但仍保持免疫原性的变异株，然后首次制备出卡介苗(BCG)。

(三) 耐药性变异

细菌对某种抗菌药物由敏感变成耐药的变异称耐药性变异。从抗生素广泛应用以来，细菌对抗生素耐药的不断增长是世界范围内的普遍趋势。金黄色葡萄球菌耐青霉素的菌株已从 1946 年的 14％上升至目前的 80％以上。耐甲氧西林的金黄色葡萄球菌 MRSA (Methicillin resistant *Staphylococcus aureus*)也逐年上升，我国于 1980 年前仅为 5％，1985 年上升至 24％，1992 年以后达 70％。耐青霉素的肺炎链球菌也达 50％以上，1998 年首次报道粪肠球菌能够耐万古霉素。有些细菌还表现为同时耐受多种抗菌药物，即多重耐药性 (multiple resistance)，甚至还有的细菌变异后产生对药物的依赖性，如痢疾志贺菌依赖链霉素株，离开链霉素则不能生长。细菌的耐药性变异给临床治疗带来很大的麻烦，并成为当今医学上的重要问题。

(四) 菌落变异

细菌的菌落主要有光滑(smooth, S)型和粗糙(rough, R)型两种。S 型菌落表面光滑、湿润、边缘整齐，有荚膜。细菌经人工培养多次传代后菌落表面变为粗糙、干燥、边缘不整，无荚膜。从光滑型变为粗糙型，称为 S-R 变异。S-R 变异常见于肠道杆菌，变异时不仅菌落的特征发生改变，而且细菌的理化性状、抗原性、代谢酶活性及毒力等也发生改变。

一般而言，S 型菌的致病性强。但有少数细菌是 R 型菌的，致病性强，如结核分枝杆菌、炭疽芽孢杆菌和鼠疫杆菌等。这在从标本中分离致病菌时，对如何挑选菌落具有实际意义。

二、细菌遗传变异的物质基础

细菌的遗传物质是 DNA，DNA 靠其构成的特定基因来传递遗传信息。细菌的基因组是指细菌染色体和染色体以外的遗传物质所携带基因的总称。染色体外的遗传物质是指质粒和转位因子等。

(一) 细菌染色体

细菌染色体是一条环状双螺旋 DNA 长链，缺乏组蛋白，外无核膜包围。以大肠埃希菌 K12 为例，染色体长 $1300 \sim 2000 \mu m$，约为细菌细胞长的 1000 倍，在菌体内高度盘旋缠绕成丝团状。染色体 DNA 的相对分子质量为 3×10^9 左右，约含 4700000bp，若以 600bp 构成一个基因，整个染色体含 $4000 \sim 5000$ 个基因，现已知可编码 2000 多种酶类及其他结构蛋白。

细菌染色体 DNA 的复制，在大肠埃希菌已证明是双向复制，即双链 DNA 解链后从复制起点开始，在一条模板上按顺时针方向复制连续的大片段，另一条模板上按逆时针方向复制若干断续的小片段，然后再连接成长链。复制到 180° 时汇合，完成复制全过程约需 20min。

(二) 质粒

质粒(plasmid)是存在于细菌细胞质中的染色体以外的遗传物质,是环状、闭合、共轭的双链 DNA 分子(即 cccdDNA),经人工抽提后可变成开环状或线状。质粒有大小两类,大质粒可含几百个基因,约为染色体的 1%～10%,小质粒仅含 20～30 个基因,约为染色体的 0.5%。质粒基因可编码很多重要的生物学性状,如①致育质粒,或称 F 质粒(fertility plasmid),编码有性生殖功能,带有 F 质粒的细菌为雄性菌,能长出性菌毛;无 F 质粒的细菌为雌性菌,无性菌毛。②耐药性质粒,编码细菌对抗菌药物的耐药性,可以通过细菌间的接合进行传递,称接合性耐药质粒,又称 R 质粒(resistance plasmid)。③毒力质粒,即 Vi 质粒(virulence plasmid),编码与该致病性有关的毒力因子。④细菌素质粒,编码各种细菌产生细菌素,如 Col 质粒编码大肠埃希菌产生大肠菌素。细菌素对同品系或近缘的细菌具有抑制作用,实际是对产生细菌素细菌本身起保护作用。⑤代谢质粒,编码产生相关的代谢酶,如沙门菌发酵乳糖的能力通常是由该类质粒决定的,另又发现了编码产生脲酶及枸橼酸盐利用酶的若干种质粒。细菌携带有哪种质粒,则有相应的功能,但也有某种质粒可同时决定几种功能,如 F 质粒除有致育性功能外,还能提供辅助质粒转移的能力,某些耐药性质粒上还带有编码毒力的基因,故带此种质粒的细菌,不仅获得了耐药性,而且致病性也得到了增强。

质粒具有一些共同的特征:

(1)质粒具有独立自我复制的功能。一个质粒是一个复制子(replicon),在细菌内可复制出拷贝(copy)。有的质粒拷贝数只有 1～2 个,其复制往往与染色体的复制同步,称紧密型质粒;有的质粒拷贝数较多,可随时复制,与染色体的复制不相关,称松弛型质粒。

(2)质粒 DNA 所编码的基因产物赋予细菌某些性状特征,如致育性、耐药性、致病性、某些生化特性等。

(3)质粒可自行丢失或消除。质粒并非细菌生命活动不可缺少的遗传物质,可自行丢失或经紫外线等理化因素处理后消除,随着质粒的丢失与消除,质粒所赋予细菌的性状亦随之消失,但细菌仍然可以正常存活。

(4)质粒还具有转移性。质粒可通过接合、转化或转导等方式在细菌细胞间进行转移。如耐药性质粒的转移,并非限制在革兰阳性与革兰阳性菌或革兰阴性与革兰阴性菌之间,而且也发生在革兰阳性与革兰阴性菌之间,在实验室中甚至能发生在细菌与哺乳动物细胞之间。

(5)质粒可分为相容性与不相容性两种。在极少数情况下,几种不同的质粒可以同时共存于一个细菌细胞内的现象,称相容性(compatibility),但大多数质粒则是不能相容的,即一种细菌细胞中只能允许一种质粒存在。

三、细菌的变异机制

非遗传性变异是细菌在环境因素等影响下出现的变化,并非基因结构的改变所致。如大肠埃希菌在有乳糖的培养基中,乳糖操纵子通过基因表达的调节来适应营养环境的变化而产生乳糖酶,则属于这种情况。而遗传性变异是由基因结构发生改变所致,基因结构的改变又主要是通过基因突变、基因损伤后修复、基因的转移与重组等方式来实现的,这就是细菌基因型变异的主要机理。

(一) 基因突变与损伤后修复

突变(mutation)是指生物遗传物质结构发生突然而稳定的改变,导致其生物学性状发生遗传性变异的现象。若细菌DNA上核苷酸序列的改变仅为一个或几个碱基的置换、插入或丢失,出现的突变只影响到一个或几个基因,引起较少的性状变异,我们就称为小突变或点突变(point mutation),又叫做基因突变;若涉及大片段的DNA发生改变,则称为大突变或染色体畸变(chromosome aberration)。

1. 基因突变

基因突变包括碱基的置换和移码。碱基置换又可以分为转换(transition)和颠换(transversion)两种类型,如不同嘌呤碱基之间或不同嘧啶碱基之间的替代称为转换,若是嘌呤与嘧啶之间的相互交换则称为颠换。当DNA序列中一对或几对核苷酸发生插入或丢失,必将引起该部位其后的序列移位,由于遗传信息是以三联密码子的形式表达,移位必将导致密码的意义发生错误,这种现象则称移码突变(traneshift mutation)。基因突变具有如下规律或特征:

(1) 自发性　生物中编码各种性状的基因的突变,可以在没有人为的诱变因素影响下自发地发生。

(2) 随机性　细菌DNA上的基因每时每刻都可能发生突变,即突变随时都可能发生。突变不仅对某一细胞是随机的,且对某一基因也是随机的。

(3) 稀有性　自发突变虽可随时发生,但突变率是较低和稳定的,一般在$10^{-6} \sim 10^{-9}$之间。所谓突变率,一般指每一细胞在每一世代中发生某一性状突变的概率,也有用每单位群体在繁殖一代过程中所形成突变体的数目来表示。例如,突变率为1×10^{-8}者,就意味着当10^8个细胞群体分裂成2×10^8个细胞时,平均会形成一个突变体。

(4) 独立性　每个基因突变的发生一般都是独立的,即在某一群体中,既可发生抗青霉素的突变型,也可发生抗链霉素或任何其他抗菌药物的抗药性突变型,而且还可发生其他不属抗药性的任何突变。某一基因的突变,既不提高也不降低其他基因的突变率。例如,巨大芽孢杆菌抗异烟肼的突变率是5×10^{-5},而抗氨基柳酸的突变率是1×10^{-6},对两者具有双重抗性的突变率是8×10^{-10},正好近乎两者的乘积。

(5) 诱变性　基因突变既能够自发产生,也可以通过人工诱导来进行。通过诱变剂的作用,可提高自发突变的频率,一般可提高$10^1 \sim 10^5$倍。不论是自发突变或诱发突变(诱变)得到的突变型,它们间并无本质上的差别,因为诱变剂仅起着提高突变率的作用。

(6) 稳定性　由于突变的根源是遗传物质结构上发生了稳定的变化,所以产生的新性状也是相对稳定的,可遗传的。

(7) 可逆性　由原始的野生型基因变异为突变型基因的过程,称为正向突变(forward mutation),相反的过程则称为回复突变或回变(back mutation 或 reverse mutation)。实验证明,任何性状既有正向突变,也可发生回复突变,尽管回复突变的突变率极低。

(8) 不对应性　这也是基因突变的一个重要特点,即突变的性状与引起突变的原因间无直接的对应关系。例如,细菌在有青霉素的环境下,出现了抗青霉素的突变体;在紫外线的作用下,出现了抗紫外线的突变体;在较高的培养温度下,出现了耐高温的突变体等。表面上看来,会认为正是由于青霉素、紫外线或高温的诱变,才产生了相对应的突变性状。但事实恰恰相反,这类性状都可通过自发的或其他任何诱变因子诱发而产生。这里的青霉素、紫外线或高温仅是起着淘汰原有非突变型个体的作用。如果说它有诱变作用（例如其中的紫外线），也就可以诱发任何性状的变异，而不是专一地诱发抗紫外线的一种变异。

2. DNA 的损伤修复

当细菌 DNA 受到损伤时，细胞会用有效的 DNA 修复系统进行细致的修复，以使损伤降为最小，修复机制对细胞生命的维持极其重要。但损伤修复本身也会出现错误，如对损伤 DNA 片段进行切除修复时可能附带将正常 DNA 序列切掉，或在 DNA 损伤之后，或在 DNA 复制的休止期，DNA 应急修复的 SOS 反应（SOS response）可能产生许多（约 15 个）基因；或在细菌死亡之前，细菌的 DNA 模板对直接准确的修复已不能利用时，细菌细胞只能利用差误倾向的修复（error-prone repair），在以上这些修复过程中都会发生错误而造成细菌的变异。

（二）基因的转移与重组

与上述介绍的细菌内在基因发生突变不同，外源性的遗传物质由供体菌转入某受体菌细胞内的过程称为基因转移（gene transfer）。但仅有基因的转移尚不够，受体菌必须能容纳外源性基因，并将转移过来的供体菌的基因与受体菌的 DNA 整合在一起，使受体菌获得供体菌的某些生物性状。供体菌的基因与受体菌的 DNA 整合在一起的过程，称为重组（recombination）。外源性遗传物质包括供体菌染色体 DNA 片段、质粒 DNA 及噬菌体基因等。细菌的基因转移和重组通常可通过转化、接合、转导和细胞融合等方式来完成。

1. 转化

转化（transformation）是指供体菌游离的 DNA 片段被受体菌直接摄取，使受体菌获得新的性状的过程。

转化现象在肺炎链球菌、葡萄球菌和流感嗜血杆菌等细菌中已经被证实，1928 年 Griffith 用肺炎链球菌进行了试验，有荚膜的肺炎链球菌为Ⅲ型，属光滑（S）型菌落，ⅢS 型菌有毒力；无荚膜的肺炎链球菌为Ⅱ型，属粗糙（R）型菌落，ⅡR 菌无毒力。分别用ⅡR 型菌和ⅢS 型菌注射给小鼠，前者存活，后者死亡，而且从死鼠心血中分离到ⅢS 型菌。如将ⅢS 型菌杀死后再注射小鼠，则小鼠存活。若将杀死的ⅢS 型菌与活的ⅡR 菌混合在一起给小鼠注射，则小鼠死亡，并从死鼠心血中分离出活的ⅢS 型菌。这表明活的ⅡR 型菌从死的ⅢS 型菌中获得了产生ⅢS 型菌荚膜的遗传物质，使活的ⅡR 型菌转化为ⅢS 型菌（如图 5-1-1 所示）。

后来 Avery 在 1944 年用活的ⅡR 型菌加上提取的ⅢS 型菌 DNA 片段注射小鼠，同样致小鼠死亡，且从死鼠中分离到ⅢS 型菌。又应用 DNA 酶处理转化物质，发现可破坏转化，进一步证实引起转化的物质是 DNA。

在转化过程中，转化的 DNA 片段称为转化因子（transforming principle），相对分子质量小于 1×10^7，最多不超过 $10 \sim 20$ 个基因。受体菌只有处于感受态时，才能摄取转化因子。细菌处于感受态是因为其表面有一种吸附 DNA 的受体。感受态一般出现在细菌对数生长期的后期，保持时间短，仅数分钟至 $3 \sim 4h$。用 Ca^{2+} 与 Mg^{2+} 处理，可增加感受细胞摄取 DNA 的能力。

在转化时，转化因子首先吸附在受体菌表面受体上，然后再被摄入。在摄入前，供体菌的双链 DNA 片段被受体菌表面的核酸内切酶切开，其中一条链进入受体菌，另一条链为进入提供能量。进入的供体菌 DNA 片段与受体菌相应 DNA 进行重组。当重组菌繁殖，

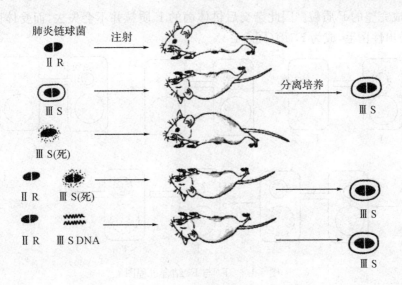

图 5-1-1 小鼠体内肺炎链球菌的转化试验

DNA 复制时,与原型菌一样的 DNA 序列链仍保持原来的性状,而比原型菌多一段外来的供体菌 DNA 序列的链则获得新的性状,成为转化菌突变株。转化过程如图 5-1-2 所示。

2. 接合

接合(conjugation)是细菌通过性菌毛相互连接沟通,将遗传物质(主要是质粒 DNA)从供体菌转移给受体菌的过程。能通过接合方式转移的质粒称为接合性质粒,主要包括 F 质粒、R 质粒、Col 质粒和毒力质粒等,不能在细菌间转移的质粒为非接合性质粒。接合不是细菌的一种固有功能,而是由各种质粒决定的,F 质粒就

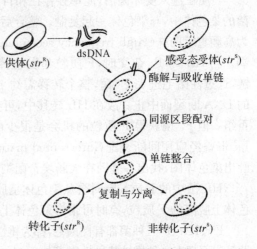

图 5-1-2 转化过程示意图

是主要的一种,因为只有带有 F 质粒的细菌才能生成性菌毛沟通供体菌与受体菌,当 F 质粒丢失后细菌间就不能进行接合。过去一直认为接合只是革兰阴性菌中质粒的特征,近年来发现革兰阳性菌也存在接合系统,主要是粪肠球菌菌株。下面主要以 F 质粒为例阐述接合过程。

带有 F 质粒的细菌表面着生性菌毛,相当于雄性菌(F^+);没有性菌毛的细菌无 F 质粒,相当于雌性菌(F^-)。像有性生殖一样,当 F^+ 与 F^- 菌杂交时,F^+ 菌的性菌毛末端与 F^- 菌表面受体接合时,性菌毛逐渐收缩使两菌之间靠近并形成通道(图 5-1-3),F^+ 菌的质粒 DNA 中的一条链断开并通过性菌毛通道进入 F^- 菌内。两菌细胞内的单股 DNA 链以滚环式进行复

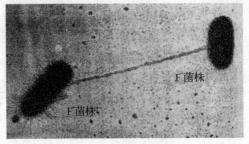

图 5-1-3 $F^+ \times F^-$ 杂交电镜图

制,各自形成完整的 F 质粒。因此杂交后供体菌的 F 质粒并不会失去,而受体菌获得了 F 质粒后也长出性菌毛,成为 F⁺菌(图 5-1-4)。

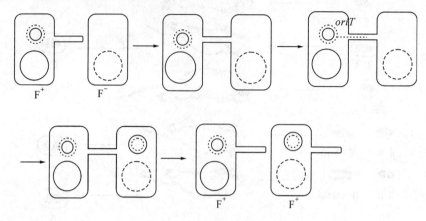

图 5-1-4　F⁺与 F⁻结合过程图

　　F 质粒进入受体菌后,能单独存在和自行复制,但有时小部分 F 质粒片断可插入到受体菌的染色体中,与染色体一起复制。整合后的细菌能高效地转移染色体上的基因,故称此菌为高频重组菌株(High frequency recombinant,Hfr)。在 Hfr 中,F 质粒结合在染色体的末端。当 Hfr 与 F⁻杂交时,F 质粒起发动转移作用。首先从 Hfr 菌染色体伸出一股 DNA 链,通过性菌毛进入 F⁻菌,整个转移需约 100min。在转移过程中,任何震动都能使转移中的 DNA 断裂而中止。故在 Hfr 转移中,可有不同长度的供体菌染色体片段进入 F⁻菌进行重组。但 F⁻菌获得 F 质粒的机会是很少的,因它位于染色体末端,最后进入 F⁻受体菌。Jacob 曾经应用间断交配(interrupted mating)实验,根据各种基因进入受体菌的先后顺序画出染色体图,找出各基因在大肠埃希菌染色体上排列的序列。

　　Hfr 菌中的 F 质粒有时会从染色体上脱离下来,终止其 Hfr 状态,变成 F⁺菌。而从染色体上脱离的 F 质粒,有时可带有染色体上几个邻近的基因,这种质粒称为 F′。

　　F⁺、Hfr、F′三种菌都有性菌毛,都为雄性菌株,而 F⁻菌则无性菌毛,称为雌性菌株。在性菌毛表面都有一种雄性特异性噬菌体(male specific phage)受体,在电镜下可见相应噬菌体黏附在性菌毛表面。F⁺、Hfr、F′、F⁻这四种形式的存在方式及其相互关系如图 5-1-5 所示。

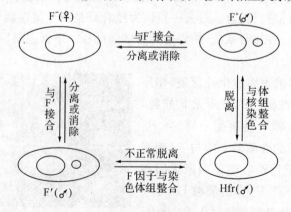

图 5-1-5　F 质粒四种存在形式及其相互关系

3. 转导

转导(transduction)是以转导噬菌体(transducting phage)为载体,将供体菌的一段DNA转移重组到受体菌内,使受体菌获得新性状的过程。根据转导基因片段的范围可分为普遍性转导和局限性转导两种,当然从实质上来讲,溶源性转变也是广义转导中的一种,也一并在此进行介绍。

(1)普遍性转导(generalized transduction) 用溶源性噬菌体感染供体菌后,会将自身的基因组整合于供体菌染色体中,形成前噬菌体。前噬菌体从溶源菌染色体上脱离,进行增殖,在裂解期的后期,噬菌体的DNA可大量复制,在噬菌体DNA装入外壳蛋白组成新的噬菌体时,在$10^5 \sim 10^7$次装配中会发生大约一次装配错误,误将供体菌的DNA片段装入噬菌体的头部,成为一个转导噬菌体。转导噬菌体能以正常方式感染另一宿主菌,即受体菌,并将其头部的染色体注入受体菌内。因被包装的DNA可以是供体菌染色体上的任何部分,故称为普遍性转导。普遍性转导也能转导质粒,例如金黄色葡萄球菌中R质粒的转导在医学上就具有重要意义。

转导比转化可转移更大片段的DNA,而且由于包装在噬菌体的头部受到保护,不被DNA酶降解,故比转化的效率高。供体DNA片段进入受体菌后可发生两种结果,一种是外源性DNA片段与受体菌的染色体整合,并随染色体而传代,称完全转导;另一种是外源性DNA片段游离在细胞质中,既不能与受体菌染色体整合,也不能自身复制,称为流产转导(abortive transduction),后一种结果属大多数(图5-1-6)。如编码色氨酸的外源性基因trp^+转导至trp^-受体菌中,trp基因虽呈游离状态,但可使细菌产生色氨酸合成酶,故此菌能在无色氨酸的培养基中生长。但因trp^+基因不能自身复制,故随着细菌分裂始终只有一个子细胞有trp^+基因,另一个没有trp基因的子细胞则在无色氨酸的培养基中不能生长,所以流产转导的细菌菌落比正常菌落小得多,易于识别。

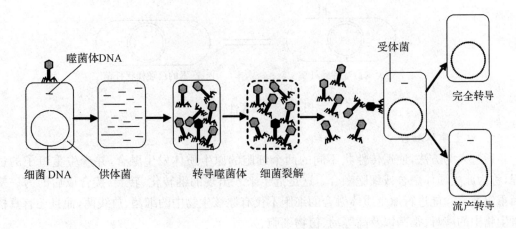

图5-1-6 普遍性转导模式图

(2)局限性转导(restricted transduction) 这种转导所转导的只限于供体菌染色体上特定的基因。如λ噬菌体进入大肠埃希菌K12时,当处于溶源期时,噬菌体DNA整合在大肠埃希菌染色体的特定部位,即在半乳糖基因gal和生物素基因bio之间。当噬菌体DNA从细菌染色体上分离,将有10^{-6}机率发生偏差分离,即噬菌体将其本身DNA上的一段留在

细菌染色体上,却带走了细菌 DNA 上两侧的
gal 或 bio 基因(图 5-1-7)。这样的噬菌体基因
转导并整合到受体菌中,使受体菌获得供体菌
的某些遗传性状。由于所转导的只限于供体菌
DNA 上个别的特定基因(如 gal 或 bio),故称
局限性转导。在局限性转导中的噬菌体由于缺
少某些本身的基因,因而影响其相应功能,属于
缺陷性噬菌体。

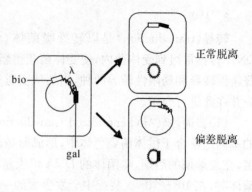

正常脱离

偏差脱离

图 5-1-7　局限性转导模式

　　(3)溶源性转变　还有一种与转导相似但
又有所不同的现象,叫作溶源性转变,或叫作噬
菌体转换。当温和噬菌体感染其宿主而使之发生溶源化时,因噬菌体的基因整合到宿主的
基因组,而使后者获得了除免疫性以外的新性状的现象,称为溶源性转变。当宿主丧失这一
噬菌体时,通过溶源转变而获得的性状也同时消失。溶源转变与转导有本质上的不同,首先
是它的温和噬菌体不携带任何供体菌的基因;其次,这种噬菌体是完整的,而不是缺陷的;但
从广义上而言溶源性转变也属于转导范畴。

　　溶源性转变的典型例子是不产毒素的白喉棒状杆菌菌株在被 β-噬菌体感染而发生溶源
化时,会变成产白喉毒素的致病菌株(图 5-1-8);另一例子是鸭沙门菌用 E15 噬菌体感染而
引起溶源化时,细胞表面的多糖结构会发生相应的变化。最后,国内有人发现,在产红霉素
的链霉菌中的 P4 噬菌体也具有溶源转变能力,它决定了该菌的红霉素生物合成及形成气
生菌丝等能力。

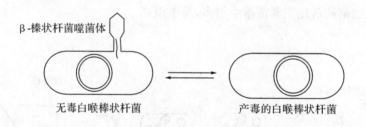

β-棒状杆菌噬菌体

无毒白喉棒状杆菌　　　　　　　产毒的白喉棒状杆菌

图 5-1-8　溶源性转变

　　4. 原生质体融合

　　通过人为方法,使遗传性状不同的两个细胞的原生质体发生融合,并产生重组子的过
程,称为原生质体融合或细胞融合。这是近年来才出现的继转化、转导、接合以后的另一基
因重组方式。能进行原生质体融合的细胞不仅有原核生物中的细菌、放线菌,而且还有真核
微生物中的酵母、霉菌以及高等动、植物细胞。

　　微生物细胞融合的研究开始于 1976 年。其一般原理和主要过程是:先准备两个有选择
性遗传标记的突变株,在高渗溶液中,用适当的脱壁酶(如细菌可用溶菌酶或青霉素处理,放
线菌可用溶菌酶或相应的脱壁酶。权衡利弊,真菌可用蜗牛酶或相应的脱壁酶等)去除细胞
壁,再将形成的原生质体离心聚集,并加入促融合剂 PEG(聚乙二醇)促进融合,然后在高渗
溶液中稀释,涂在能使其再生细胞壁或进行分裂的培养基上,待形成菌落后,通过影印接种

法,将其接种到各种选择性培养基上,最后鉴定它们是否是重组子。有关原生质体融合的机制还有待研究。细胞融合现象的发现,为一些还未发现转化、转导或接合的原核生物的遗传学研究和育种技术的提高创造了有利的条件,还将使种间、属间、科间甚至更远缘的微生物或高等生物细胞间的融合成为可能,以期得到生产性状比较优良的新物种。

四、细菌遗传变异的实际意义

(一) 在疾病的诊断、治疗与预防中的应用

由于细菌的变异可发生在形态、结构、染色性、生化特性、抗原性及毒力等方面,故在临床细菌学检查中不仅要熟悉细菌的典型特性,还要了解细菌的变异规律,只有这样才能去伪存真作出正确的诊断。如金黄色葡萄球菌随着耐药性菌株的增加,绝大多数菌株所产生的色素也由金黄色变为灰白色,许多血浆凝固酶阴性的葡萄球菌也成为致病菌,这不仅给诊断和治疗带来困难,而且对以往判断葡萄球菌致病性的指标也产生了怀疑。另外,从伤寒患者分离到的伤寒沙门菌中 10% 的菌株不产生鞭毛,检查时无动力,患者也不产生抗鞭毛抗体,故进行血清学试验时,不出现 H 凝集或 O 凝集,影响正确的判断。

由于抗生素的广泛应用,临床分离的细菌中耐药株日益增多,更发现有对多种抗生素多重耐药的菌株,以至于感到新药开发研究的速度跟不上细菌耐药性变异的变化。而且有些耐药质粒同时带有编码毒力的基因,使其致病性增强,这些变异的后果给疾病的治疗带来很大的困难。为此,对临床分离的致病菌,必须在细菌药物敏感试验的指导下正确选择用药,不能滥用抗生素。为了提高抗生素的疗效,防止耐药菌株的扩散,应考虑合理的联合用药原则,尤其在治疗慢性疾病需长期用药时,除联合使用抗生素外,还要考虑使用免疫调节剂。

为预防传染病的发生,用人工的方法减弱细菌的毒力,用遗传变异的原理使其诱变成保留原有免疫原性的减毒株或无毒株,可制备成预防疾病的各种疫苗。目前已经可以通过条件选择和基因工程技术来获得新的变异株,用以制备更理想的疫苗。近年来除研制预防性疫苗外,尚出现了具有治疗作用的疫苗,为疫苗的应用拓宽了范围。

(二) 在测定致癌物质中的应用

肿瘤的发生一般认为是细胞内遗传物质发生了改变,使正常细胞变为转化细胞,因此凡能诱导细菌发生突变的物质都有可能是致癌物质。Ames 试验就是根据能导致细菌基因突变的物质均为可疑致癌物的原理设计的。

(三) 在流行病学中的应用

近年来的分子生物学分析方法已被用于流行病学调查,如应用质粒指纹图(PFP)的方法来检测不同来源细菌所带质粒的大小,比较质粒的各种酶切图,以其产生片段的数目、大小、位置来判断引起某一疾病暴发流行的病菌是流行菌株还是非流行菌株等。遗传变异原理也可用于调查医院感染的各种细菌的某种耐药质粒的传播扩散情况。另外,从对噬菌体的敏感性及溶源性,对细菌素的敏感性等也可研究流行菌株的同源性等。

(四) 在基因工程中的应用

基因工程是根据遗传变异中细菌可因基因转移和重组而获得新性状的原理来设计的。基因工程的主要步骤是:

(1)从供体细胞 DNA 上切取一段需要表达的目的基因;

(2)将目的基因结合在合适的载体(质粒或噬菌体)上;

（3）通过载体将目的基因转移到工程菌（受体菌）内，随着细菌的大量繁殖表达出大量的目的基因产物。

目前通过基因工程已能使工程菌大量生产胰岛素、干扰素、生长激素、白细胞介素等细胞因子和 rHBs 乙肝疫苗等生物制品。并已探索用基因工程技术治疗基因缺陷性疾病等。今后，基因工程在医学领域和生命科学中必将得到更广泛的推广应用。

（五）在菌种复壮和保藏中的应用

在菌种的衰退、复壮和保藏工作中，都涉及一系列遗传变异问题，因此认识和掌握微生物遗传变异的规律是搞好上述工作的关键。

【知识拓展】

与医药学有关的微生物突变株类型

1. 高产突变株

医药工业产品的生产菌种需经不断地自然选育或人工诱变处理，选出高产突变株，以供生产的需要。

2. 抗性突变株

包括抗噬菌体突变株和抗药性突变株。通过诱变其宿主菌细胞表面的噬菌体特异吸附位点，导致噬菌体不能感染，从而获得抗噬菌体突变株。抗噬菌体突变株可用以取代对噬菌体敏感的抗生素产生菌种，使抗生素生产得以正常进行。通过诱变所获得的抗药突变株，所带的抗药性可用作遗传学研究的重要选择标记。

3. 营养缺陷型突变株

微生物经突变后失去对某种生长因素（维生素、氨基酸或核苷酸）的合成能力，必须依靠外界供应才能生长，这种突变株称为营养缺陷型突变株。营养缺陷型突变株是遗传学研究的重要标记和菌种选育的重要手段，亦可用作氨基酸的生产菌种；用于氨基酸、维生素含量的生物检定；目前还普遍用于 Ames 试验。

4. 毒力变异株

常用于减毒活疫苗的制备等。

【习题与思考】

一、选择题

1. "核质以外的遗传物质"是指细菌的 （　）

A. mRNA   B. 核蛋白体   C. 性菌毛   D. 质粒

2. 细菌突变的发生机制是由于 （　）

A. 质粒丢失   B. 基因重组   C. 核质碱基的改变   D. 基因交换

3. 以噬菌体为载体，将供菌遗传物质转移到受菌中的过程称为 （　）

A. 接合   B. 转导   C. 溶源性转变   D. 转化

4. 不产生性菌毛的细菌是 （　）

A. Hfr 菌   B. 雄性菌   C. 雌性菌   D. F′菌

二、填空题

1. 细菌基因的转移方式包括转化、_____、_____、_____和_____。

2. 细菌 L 型是指_____缺陷型细菌。

3. 卡介苗是牛型分枝杆菌失去_____制成的人工主动免疫制剂，可用于预防____
_____。

三、名词解释与简答题

1. 解释遗传性变异、基因突变、转化、转导、接合、溶源性转变等基本概念。

2. 何谓质粒？它有哪些主要特征？

3. 简述细菌基因转移与重组的方式。

（龙正海）

任务 5-2　菌种保藏技术

学习目标

知识目标

● 掌握菌种保藏方法的基本原理。

● 熟悉几种菌种保藏的方法；

● 了解各种保藏法的特点；

技能目标

● 能正确进行常规微生物菌种的保藏操作（如斜面保藏、冷冻保藏等）；

● 能比较几种菌种保藏方法的应用范围和优缺点。

【背景知识】

菌种是国家的重要资源。所谓菌种保藏，是把从自然界分离得到的野生型或经过人工选育的用于科学研究和工业生产的优良菌种，用各种适宜的方法妥善保存，从而达到不死亡、不污染和不衰退的目的，以便于生产和科学研究。

实际上菌种保藏不仅仅是专门的菌种保藏机构的工作，所有利用微生物菌株来进行研究和生产的人都需要做此项工作，因此在保藏菌种时就需要考虑各种菌种保藏方法的适用范围、操作方法的繁简及是否需要特殊设备等问题。所以了解并掌握各种菌种保藏方法是十分必要的。

【任务内容】

一、菌种的衰退和复壮

在微生物的基础研究和实际应用中，选育一株理想菌株是一件艰苦的工作，如何保持菌种的优良性状稳定遗传则更难，还需要做很多日常的工作。

(一) 菌种的衰退

在生物进化的历史长河中,变异是绝对的,遗传是相对的,其中退化性的变异是大量的,而进化性的变异却是个别的。在自然情况下,个别的适应性变异通过自然选择就可保存和发展,最后成为进化的方向;在人为条件下,人们可以通过人工选择去有意识的筛选出个别的正变体而用于生产实践中。如果对菌种工作长期放任自流,不搞纯化、复壮和育种,退化的菌种就会对你进行"惩罚",反映到生产上就会出现持续的低产、不稳产等。这说明菌种的生产性状也是"不进则退"的。

1. 菌种衰退的现象

对产量性状来说,菌种的负变就是衰退。其他原有的典型性状变得不典型时,也是衰退。最易觉察到的衰退是菌落和细胞形态的改变,例如细黄链霉菌"5406"的孢子、孢子丝和菌落形态的变化,苏云金杆菌的芽孢与伴孢晶体变得小而少等。其次,就是生长速度缓慢,产孢子越来越少,例如,"5406"的菌苔变薄、生长缓慢,不产生典型的丰富的橘红色孢子层,有时甚至只长些黄绿色的基内菌丝。再次,则是代谢产物生产能力下降,比如赤霉素生产菌株藤仓赤霉产赤霉素能力的下降,枯草杆菌"7658"生产淀粉酶能力的衰退等。最后,衰退还表现在抗不良环境条件(抗噬菌体、抗低温等)能力的减弱等方面。

2. 菌种衰退的原因

菌种的衰退是发生在细胞群体中的一个从量变到质变的逐步演变过程。开始时,群体中只有个别细胞发生负变,这时如不及时发现并采取有效措施,而一味移种传化,则群体中这种负变个体的比例将逐步增大,最后由它们占了优势,从而使整个群体表现出严重的衰退。所以,在开始时所谓"纯"的菌株,实际上其中已包含着一定程度的不纯因素;同样,到了后来,整个菌种虽已"衰退"了,但也是不纯的,即其中还有少数尚未衰退的个体存在着。经分析,导致这一现象的原因可以归纳为内因和外因两个方面,即自身变化和环境影响。菌种的自身突变和回复突变是引起菌种自身变化的主要原因。微生物细胞在每一世代的突变几率一般是 $10^{-10} \sim 10^{-8}$,保藏在 $0 \sim 4℃$ 时这一突变率更小,但仍不能排除菌种退化的可能。

3. 菌种衰退的防止

了解菌种衰退的原因后,就有可能提出防止衰退和进行菌种复壮的对策。一般说来,防止衰退的方法主要有:

(1)控制传代次数 即尽量避免不必要的移种和传代,将必要的传代降低到最低限度,以减少发生突变的机率。微生物存在着自发突变,而突变都是在繁殖过程中发生或表现出来的。有人指出,在 DNA 的复制过程中,碱基发生错差的机率低于 5×10^{-4},一般自发突变率在 $10^{-8} \sim 10^{-9}$ 之间。由此可以看出,菌种的传代次数越多,产生突变的机率就越高,因而发生衰退的机会也就越多。所以,不论在实验室还是在生产实践上,必须严格控制移种代数,并采用良好的菌种保藏方法。

(2)创造良好的培养条件 在实践中,有人发现如创造一个适合原种的生长条件,可以防止菌种衰退。例如,用老苜蓿根汁培养基培养细黄链霉菌"5406"就可以防止它的退化;利用菟丝子种子培养"鲁保一号"真菌,也可以防止其退化;在赤霉素生产菌藤仓赤霉的培养基中,加入糖蜜、天门冬素,谷氨酰胺等丰富营养物时,也有防止菌种衰退的效果;此外,在栖土曲霉的培养中,有人曾用改变培养温度的措施,从 $28℃ \sim 30℃$ 提高到 $33 \sim 34℃$,来防止产孢子能力的衰退。

（3）利用不同类型的细胞进行接种传代　在放线菌和霉菌中,由于它们的菌丝细胞常含几个核或甚至是异核体,因此用菌丝接种就会出现不纯和衰退,而孢子一般是单核的,用它接种时,就没有这种现象发生。有人在实践中创造了用灭过菌的棉团轻巧地对"5406"菌进行移种,由于避免了菌丝的接入,因而达到了防止衰退的效果;又有人发现,构巢曲霉如用其分生孢子传代就易退化,而改用子囊孢子移种则不易退化。

（4）采用更有效的菌种保藏方法　在工业生产用的菌种中,主要的性状都属于数量性状,而这类性状恰是最易衰退的。即使在较好的保藏条件下,还是存在这种情况。例如,据报道链霉素产生菌灰色链霉菌,其孢子在冷冻干燥条件下保藏,经过五年后,菌群中衰退菌落的数目有所增加,即使在$-20℃$下进行冷冻保藏,经$12\sim15$个月后,该链霉素产生菌的效价水平还是明显降低。由此说明,有必要研究和采用更有效的保藏方法以防止菌种的衰退。

（二）菌种的复壮

1. 复壮

狭义的复壮仅是一种消极的措施,它指的是菌种已发生衰退后,再通过纯种分离和性能测定等方法,从衰退的群体中找出少数尚未衰退的个体,以达到恢复该菌种原有典型性状的一种措施;而广义的复壮应是一项积极的措施,即在菌种的生产性能尚未衰退前,就经常有意识地进行纯种分离和有关性能的测定工作,以使菌种的生产性能逐步有所提高。所以,这实际上是一种利用自发突变(正变)不断从生产中进行选种的工作。

2. 菌种复壮的方法

（1）纯种分离　通过纯种分离,可把退化菌种的细胞群体中一部分仍保持原有典型性状的单细胞分离出来,经过扩大培养,就可恢复原菌株的典型性状。常用的分离纯化方法很多,大体上可将它们分成两类,一类较粗放,只能达到"菌落纯"的水平,即从种的水平来说是纯的,例如在琼脂平板上进行划线分离、表面涂布或与琼脂培养基混匀后浇铺平板的方法以获得单菌落;另一类是较精细的单细胞或单孢子分离方法,它可以达到细胞纯即"菌株纯"的水平。这类方法种类很多,既有简便的利用培养皿或凹玻片等分离室的方法,也有利用复杂的显微操纵器等分离方法。如果遇到不长孢子的丝状菌,则可用无菌小刀切取菌落边缘的菌丝尖端进行分离移植,也可用无菌毛细管插入菌丝尖端,以截取单细胞的方法进行纯种分离。

（2）通过寄主体进行复壮　对于寄生性微生物的退化菌株,可通过接种至相应昆虫或动、植物寄主体内以提高菌株的毒性。如经过长期人工培养的苏云金芽孢杆菌,会发生毒力减退、杀虫率降低等现象,这时可将退化的菌株,去感染菜青虫的幼虫,然后再从病死的虫体内重新分离典型产毒菌株。如此反复多次,就可提高菌株的杀虫效率。

（3）淘汰已衰退的个体　有人曾对细黄链霉菌"5406"的分生孢子,采用$-10℃$低温处理$5\sim7d$,使其死亡率达到80%。结果发现,在抗低温的存活个体中,留下了未退化的健壮个体。

以上综合了一些在实践中收到一定效果的防止衰退和达到复壮的某些经验。但是,必须强调指出的是,在使用这类措施时,还得仔细分析和判断一下自己的菌种究竟是发生了衰退,还是仅为一般性的表型变化,或只是杂菌的污染而已。只有对症下药,才能使复壮工作奏效。

二、菌种的保藏

(一) 菌种保藏原理

微生物具有容易变异的特性,因此,在保藏过程中,必须使微生物的代谢处于最不活跃或相对静止的状态,才能在一定的时间内使其不发生变异而又保持生活能力。从微生物本身来讲,就是要挑选典型的优良纯种,最好采用它们的休眠体(如芽孢、分生孢子等)进行保藏;从环境条件来讲,则是创造一个适合其长期休眠的环境条件,诸如低温、干燥、缺氧、避光、缺乏营养以及添加保护剂或酸度中和剂等。大多数菌种保藏的方法都是根据这些因素或其中部分因素而设计的。

(二) 几种菌种保藏方法简介

菌种保藏方法大致可分为以下几种:

1. 传代培养保藏法

包括斜面培养、穿刺培养、疱肉培养基培养等(后者作保藏厌氧细菌用),培养后于4~6℃冰箱内保存。

2. 液体石蜡覆盖保藏法

是传代培养的变相方法,能够适当延长保藏时间,它是在斜面培养物和穿刺培养物上面覆盖灭菌的液体石蜡,一方面可防止因培养基水分蒸发而引起菌种死亡,另一方面可阻止氧气进入,以减弱代谢作用。

3. 载体保藏法

是将微生物吸附在适当的载体(如土壤、沙子、硅胶、滤纸)上,而后进行干燥的保藏法,例如沙土保藏法和滤纸保藏法应用相当广泛。

4. 寄主保藏法

用于目前尚不能在人工培养基上生长的微生物,如病毒、立克次体、螺旋体等,它们必须在生活的动物、昆虫、鸡胚内感染并传代,此法相当于一般微生物的传代培养保藏法。病毒等微生物亦可用其他方法如液氮保藏法与冷冻干燥保藏法进行保藏。

5. 冷冻保藏法

可分低温冰箱(-20~-30℃,-50~-80℃)、干冰酒精快速冻结(约-70℃)和液氮(-196℃)等保藏法。

6. 冷冻干燥保藏法

先使微生物在极低温度(-70℃左右)下快速冷冻,然后在减压下利用升华现象除去水分(真空干燥)。

有些方法如滤纸保藏法、液氮保藏法和冷冻干燥保藏法等均需使用保护剂来制备细胞悬液,以防止因冷冻或水分不断升华对细胞的损害。保护性溶质可通过氢和离子键对水和细胞所产生的亲和力来稳定细胞成分的构型。保护剂有牛乳、血清、糖类、甘油、二甲亚砜等。

(三) 器材

(1) 实验菌种　细菌、酵母菌、放线菌和霉菌。

(2) 实验培养基　肉膏蛋白胨斜面培养基。

(3) 实验试剂　灭菌脱脂牛乳、灭菌水、化学纯的液体石蜡、甘油、五氧化二磷、河沙、瘦黄土或红土、冰块、食盐、干冰、95％酒精、10％盐酸、无水氯化钙。

（4）实验器材　灭菌吸管、灭菌滴管、灭菌培养皿、管形安瓿管、泪滴形安瓿管（长颈球形底）、40目与100目筛子、油纸、滤纸条（0.5cm×1.2cm）、干燥器、真空泵、真空压力表、喷灯、L形五通管、冰箱、低温冰箱（－30℃）、液氮冷冻保藏器。

（四）操作步骤、各保藏法的应用范围及优缺点

下列各法可根据实验室具体条件与需要选做。

1. 斜面低温保藏法

（1）将所需保藏的菌种接种在适宜的固体斜面培养基上，待菌充分生长。

（2）棉塞部分用油纸包扎好，移至2～8℃的冰箱中保藏。

保藏时间依微生物的种类而有不同，霉菌、放线菌及有芽孢的细菌保存2～4个月，移种一次。酵母菌两个月、细菌最好每月移种一次。

此法为实验室和工厂菌种室常用的保藏法，优点是操作简单，使用方便，不需特殊设备，能随时检查所保藏的菌株是否死亡、变异与污染杂菌等。缺点是容易变异，因为培养基的物理、化学特性不是严格恒定的，屡次传代会使微生物的代谢改变，而影响微生物的性状；污染杂菌的机会亦较多。所以一般生产上的高产菌株，不宜采用此法保藏。

2. 液体石蜡保藏法

（1）将液体石蜡分装于三角烧瓶内，塞上棉塞，并用牛皮纸包扎，$1.05kgf/cm^2$（$1kgf/cm^2=98.0665kPa$），121.3℃灭菌30min，然后放在40℃温箱中，使水汽蒸发掉，备用。

（2）将需要保藏的菌种在最适宜的斜面培养基中培养，使得到健壮的菌体或孢子。

（3）用灭菌吸管吸取灭菌的液体石蜡，注入已长好菌的斜面上，其用量以高出斜面顶端1cm为准，使菌种与空气隔绝。

（4）将试管直立，置低温或室温下保存（有的微生物在室温下比冰箱中保存的时间还要长）。

（5）恢复培养　用接种环从液体石蜡下挑取少量菌种，在试管壁上轻靠几下，尽量使油滴净，再接种于新鲜培养基中培养。由于菌种表面黏性液体石蜡，生长较慢且有黏性，故一般必须转接2次才能获得良好菌种。

此法实用而效果好。霉菌、放线菌、芽孢细菌可保藏2年以上不死，酵母菌可保藏1～2年，一般无芽孢细菌也可保藏1年左右，甚至用一般方法很难保藏的脑膜炎球菌，在37℃温箱内亦可保藏3个月之久。此法的优点是制作简单，不需特殊设备，且不需经常移种。缺点是保存时必须直立放置，所占位置较大，同时也不便携带。从液体石蜡下面取培养物移种后，接种环在火焰上烧灼时，培养物容易与残留的液体石蜡一起飞溅，应特别注意。

3. 滤纸保藏法

（1）将滤纸剪成0.5cm×1.2cm的小条，装入0.6cm×8cm的安瓿管中，每管1～2张，塞以棉塞，$1.05kgf/cm^2$（$1kgf=9.80665N$），121.3℃灭菌30min。

（2）将需要保存的菌种在适宜的斜面培养基上培养，使其充分生长。

（3）取灭菌脱脂牛乳1～2ml滴加在灭菌培养皿或试管内，取数环菌苔在牛乳内混匀，制成浓悬液。

（4）用灭菌镊子自安瓿管取滤纸条浸入菌悬液内，使其吸饱，再放回至安瓿管中，塞上棉塞。

(5)将安瓿管放入内有五氧化二磷作吸水剂的干燥器中,用真空泵抽气至干。

(6)将棉花塞入管内,用火焰熔封,保存于低温下。

(7)需要使用菌种、复活培养时,可将安瓿管口在火焰上烧热,滴一滴冷水在烧热的部位,使玻璃破裂,再用镊子敲掉口端的玻璃,待安瓿管开启后,取出滤纸,放入液体培养基内,置温箱中培养。

细菌、酵母菌、丝状真菌均可用此法保藏,前两者可保藏2年左右,有些丝状真菌甚至可保藏14~17年之久。此法较液氮、冷冻干燥法简便,不需要特殊设备。

4. 沙土管保藏法

(1)取河沙加入10%稀盐酸,加热煮沸30min,以去除其中的有机质。倒去酸水,用自来水冲洗至中性。烘干,用40目筛子过筛,以去掉粗颗粒,备用。

(2)另取非耕作层的不含腐植质的瘦黄土或红土,加自来水浸泡洗涤数次,直至中性。烘干,碾碎,通过100目筛子过筛,以去除粗颗粒。

(3)按一份黄土、三份沙的比例(或根据需要而用其他比例,甚至可全部用沙或全部用土)掺合均匀,装入10mm×100mm的小试管或安瓿管中,每管装量1g左右,塞上棉塞,牛皮纸包扎后进行灭菌,烘干。

(4)抽样进行无菌检查,每10支沙土管抽一支,将沙土倒入肉汤培养基中,37℃培养48h,若仍有杂菌,则需全部重新灭菌,再作无菌试验,直至证明无菌,方可备用。

(5)选择培养成熟的(一般指孢子层生长丰满的,营养细胞用此法效果不好)优良菌种,以无菌水洗下,制成孢子悬液。

(6)于每支沙土管中加入约0.5ml(一般以刚刚使沙土润湿为宜)孢子悬液,以接种针拌匀。

(7)放入真空干燥器内,用真空泵抽干水分,抽干时间越短越好,务使在12h内抽干。

(8)每10支抽取一支,用接种环取出少数沙粒,接种于斜面培养基上,进行培养,观察生长情况和有无杂菌生长,如出现杂菌或菌落数很少或根本不长,则说明制作的沙土管有问题,尚须进一步抽样检查。

(9)若经检查没有问题,用火焰熔封管口,放冰箱或室内干燥处保存。每半年检查一次活力和杂菌情况。

(10)需要使用菌种,复活培养时,取沙土少许移入液体培养基内,置温箱中培养。

此法多用于能产生孢子的微生物如霉菌、放线菌,因此在抗生素工业生产中应用最广,效果亦好,可保存2年左右,但应用于营养细胞效果不佳。

5. 液氮冷冻保藏法

(1)准备安瓿管 用于液氮保藏的安瓿管,要求能耐受温度突然变化而不致破裂,因此,需要采用硼硅酸盐玻璃制造的安瓿管,安瓿管的大小通常使用75mm×10mm的,或能容1.2mm液体的。

(2)加保护剂与灭菌 保存细菌、酵母菌或霉菌孢子等容易分散的细胞时,将空安瓿管塞上棉塞,1.05kgf/cm²,121.3℃灭菌15min;若作保存霉菌菌丝体用,则需在安瓿管内预先加入保护剂,如10%甘油蒸馏水溶液或10%二甲亚砜蒸馏水溶液,加入量以能浸没以后加入的菌落圆块为限,而后再1.05kgf/cm²,121.3℃灭菌15min。

(3)接入菌种　将菌种用 10%的甘油蒸馏水溶液制成菌悬液,装入已灭菌的安瓿管;霉菌菌丝体则可用灭菌打孔器,从平板内切取菌落圆块,放入含有保护剂的安瓿管内,然后用火焰熔封。浸入水中检查有无漏洞。

(4)冻结　再将已封口的安瓿管以每分钟下降 1℃的慢速冻结至−30℃。若细胞急剧冷冻,则在细胞内会形成冰的结晶,因而降低存活率。

(5)保藏　经冻结至−30℃的安瓿管立即放入液氮冷冻保藏器的小圆筒内,然后再将小圆筒放入液氮保藏器内。液氮保藏器内的气相为−150℃,液态氮内为−196℃。

(6)恢复培养　保藏的菌种需要用时,将安瓿管取出,立即放入 38～40℃的水浴中进行急剧解冻,直到全部融化为止。再打开安瓿管,将内容物移入适宜的培养基上培养。

此法除适用于一般微生物的保藏外,对一些用冷冻干燥法都难以保存的微生物如支原体、衣原体、氢细菌、难以形成孢子的霉菌、噬菌体及动物细胞均可长期保藏,而且性状不变异。缺点是需要特殊设备。

6. 冷冻干燥保藏法

(1)准备安瓿管　用于冷冻干燥菌种保藏的安瓿管宜采用中性玻璃制造,安瓿管有多种类型,可根据情况选用。所以安瓿管先用 2% HCl 浸泡 8～10h 后用自来水冲洗多次,最后用蒸馏水洗 1～2 次,烘干。将印有菌名和接种日期的标签放入安瓿管内,有字的一面朝向管壁。管口塞好棉塞,121.3℃灭菌 30min,备用。

(2)准备菌种　用冷冻干燥法保藏的菌种,其保藏期可达数年至十几年,为了在许多年后不出差错,故所用菌种要特别注意其纯度,即不能有杂菌污染,然后在最适培养基中用最适温度培养,使培养出良好的培养物。细菌和酵母的菌龄要求超过对数生长期,若用对数生长期的菌种进行保藏,其存活率反而降低。一般地,细菌要求 24～48h 的培养物;酵母需培养 3d;形成孢子的微生物则宜保存孢子;放线菌与丝状真菌则培养 7～10d。

(3)制备菌悬液与分装　以细菌斜面为例,用脱脂牛乳 2ml 左右加入斜面试管中,制成浓菌液,每支安瓿管分装 0.2ml。

(4)冷冻　冷冻干燥器有成套的装置出售,价值昂贵,此处介绍的是简易方法与装置,可达到同样的目的。

将分装好的安瓿管放低温冰箱中冷冻,无低温冰箱可用冷冻剂如干冰(固体 CO_2)酒精液或干冰丙酮液,温度可达−70℃。将安瓿管插入冷冻剂,只需冷冻 4～5min 即可使悬液结冰。

(5)真空干燥　为在真空干燥时使样品保持冻结状态,需准备冷冻槽,槽内放碎冰块与食盐,混合均匀,可冷至−15℃。安瓿管放入冷冻槽中的干燥瓶内。

(6)抽气一般在 30min 内能达到 93.3Pa(0.7mmHg)真空度时,则干燥物不致融化,以后再继续抽气,几小时内,肉眼可观察到被干燥物已趋干燥,一般抽到真空度 26.7Pa(0.2mmHg),保持压力 6～8h 即可。

(7)封口　抽真空干燥后,取出安瓿管,接在封口用的玻璃管上,可用"L"形五通管继续抽气,约 10min 即可达到 26.7Pa(0.2mmHg)。于真空状态下,以煤气喷灯的细火焰在安瓿管颈中央进行封口。封口以后,保存于冰箱或室温暗处。

此法为菌种保藏方法中最有效的方法之一,对一般生活力强的微生物及其孢子以及无芽孢菌都适用,即使对一些很难保存的致病菌,如脑膜炎球菌与淋病球菌等亦能保存。适用于菌种长期保存,一般可保存数年至十余年,但设备和操作都比较复杂。

【报告内容】

1. 记录所选用的菌种保藏技术的操作要点。

2. 将保藏菌种的情况记录到表 5-2-1 中。

表 5-2-1　菌种的保藏

接种日期	菌种名称	培养条件		保藏方法	保藏温度	备注
		培养基	培养温度			

【知识拓展】

菌种保藏机构简介

菌种保藏机构的任务是在广泛收集生产和科研菌种、菌株的基础上,把它们妥善保藏。菌种保藏可按微生物各分支学科的专业性质分为普通、工业、农业、医学、兽医、抗生素等保藏中心。

国际上很多国家都设立了菌种保藏机构,目前,世界上约有 550 个菌种保藏机构,其中著名的有美国典型菌种保藏中心(简称 ATCC,马里兰),1925 年建立,是世界上最大的、保存微生物种类和数量最多的机构,保存病毒、衣原体、细菌、放线菌、酵母菌、真菌、藻类、原生动物等约 29000 株,都是典型株;荷兰真菌菌种保藏中心(简称 CBS,得福特),1904 年建立,保存酵母菌、丝状真菌约 8400 种、18000 株,大多是模式株;英国全国菌种保藏中心(简称 NCTC,伦敦),保存医用和兽医用病原微生物约 2740 株;英联邦真菌研究所(简称 CMI,萨里郡),保存真菌模式株、生理生化和有机合成等菌种 2763 种,8000 株;日本大阪发酵研究所(简称 IFO,大阪),保存普通和工业微生物菌种约 9000 株;美国农业部北方利用研究开发部(北方地区研究室,简称 NRRL,伊利诺伊州皮契里亚),收藏农业、工业、微生物分类学所涉及的菌种,包括细菌 5000 株,丝状真菌 1700 株、酵母菌 6000 株。

1970 年 8 月在墨西哥城举行的第 10 届国际微生物学代表大会上成立了世界菌种保藏联合会(简称 WFCC),同时确定澳大利亚昆士兰大学微生物系为世界资料中心。这个中心用电子计算机储存全世界各菌种保藏机构的有关情报和资料,1972 年出版《世界菌种保藏名录》。

中国于 1979 年 7 月成立了中国微生物菌种保藏管理委员会(简称 CCCCM,北京),下设七个菌种保藏管理中心,分别负责相应菌种的收集、保藏、管理、供应和交流。这些中心的名称、所在地和菌种保藏范围见表 5-2-2。

表 5-2-2　国内主要的菌种保藏机构

单位名称	单位缩写	单位名称	单位缩写
中国微生物菌种保藏管理委员会	CCCM	卫生部药品生物制品检定所	NICPBP
中国普通微生物菌种保藏中心	CGMCC	中国预防医学科学院病毒研究所	—
中国科学院微生物研究所	AS	中国抗生素微生物菌种保藏中心	CACC

续表

单位名称	单位缩写	单位名称	单位缩写
中国科学院武汉病毒所菌种保藏中心	AS-IV	中国医学科学院医药生物技术研究所	IMB
中国农业微生物菌种保藏中心	ACCC	四川抗生素研究所	SIA
中国农业科学院土壤与肥料研究所	ISF	华北制药厂抗生素研究所	IANP
中国工业微生物菌种保藏中心	CICC	中国兽医微生物菌种保藏中心	CVCC
中国食品发酵工业研究院	IFFI	农业部兽药监察研究所	NCIVBP
中国医学微生物菌种保藏中心	CMCC	中国林业微生物菌种保藏中心	CFCC
中国医学科学院皮肤病研究所	ID	中国林业科学院林业研究所	RIF

【习题与思考】

1. 简述菌种保藏的原则和常用方法。

REFERENCES　参考文献

[1] 黄贝贝,陈电容.微生物学与免疫学基础[M].北京:化学工业出版社,2009.

[2] 陈玮,董秀琴.微生物学及实验实训技术[M].北京:化学工业出版社,2007.

[3] 李莉.微生物基础技术[M].武汉:武汉理工大学出版社,2010.

[4] 潘春梅,张晓静.微生物技术[M].北京:化学工业出版社,2010.

[5] 叶磊,杨学敏.微生物检测技术[M].北京:化学工业出版社,2007.

（叶剑尔）

项目六　微生物分布测定技术

教学目标

知识目标

- 掌握微生物在自然界及人体中的分布状况；
- 掌握空气及人体中微生物分布检测的原理；
- 掌握水中细菌总数和大肠菌群检测的原理；
- 熟悉极端微生物的分布及意义；
- 熟悉血球计数板的使用原理；
- 了解微生物分布在医学中的实际应用。

能力目标

- 能分析土壤、水、空气中微生物的来源及分布特点；
- 能够分析药物微生物污染的可能来源及如何防治；
- 能够测定水中细菌总数和大肠菌群数，以及空气中微生物的分布；
- 能够使用血球计数板测定微生物的数量；
- 会分析极端微生物的分布、意义及应用前景；
- 会用测微尺测量细菌的大小。

素质目标

- 具有良好的团队精神和合作精神，合作完成各项试验任务；
- 具有创新意识和探索精神，以及科学严谨、实事求是的工作作风；
- 拥有无菌操作意识，培养医药工作者的责任感和使命感。

任务 6-1　微生物的分布

学习目标

知识目标

- 掌握微生物在自然界及人体中的分布状况；
- 掌握正常菌群的含义及生理意义；
- 熟悉极端微生物的分布及意义；
- 了解微生物分布在医药学中的实际应用。

技能目标

- 能够分析土壤、水、空气中微生物的来源及分布特点；
- 能够分析药物微生物污染的可能来源及如何防治；
- 会分析极端微生物的特点及应用前景；
- 会分析人体疾病与微生物的关系。

【背景知识】

作为地球上最早出现的生命形式,微生物及其多样性在维持生物圈的平衡和为人类提供广泛的、大量的未开发资源方面起着重要作用。研究微生物的分布不仅仅是开发模式菌株及具有直接经济价值的种群,也包括开发那些被忽略的大多数未知种群。例如,开发极端生境的微生物,不仅有助于人类了解和探索生命的极限,而且也为超常物质的开发和利用提供了资源。认识和研究微生物及其分布,已经为农业、工业、食品、医药和环境等领域带来了巨大的经济效益和社会效益。

【任务内容】

一、微生物在自然界的分布

微生物在自然界分布广泛,江河、湖泊、海洋、土壤、空气中都有数量不等、种类不一的微生物存在。另外,在人类、动物、植物的体表以及人和动物的呼吸道、消化道等与外界相通的腔道中,亦有各种微生物寄生。它们与外界环境及宿主相互作用构成统一的生态体系。大多数微生物对人类和动、植物无害甚至是必需的,有的对工农业及药物生产有利,如利用微生物制造醇类、维生素、抗生素等;但也有一些是危害人类和动、植物的病原微生物。研究微生物的分布,认识正常菌群的作用及微生态平衡与失调的关系,对保护环境、建立无菌观念、正确消毒、灭菌以及细菌检验均有十分重要的意义,也有助于开发丰富的微生物资源,防止有害微生物的活动,使其造福人类。

(一) 土壤中的微生物

土壤具备了各种微生物生长繁殖所需要的营养、水分、空气、酸碱度、渗透压和温度等条件,并能使微生物免受阳光直接照射,有天然培养基的美称。所以土壤中存在大量的微生物,是自然界中微生物分布最多的地方。对微生物来说,土壤是微生物的"大本营";对人类来说,土壤是人类最丰富的"菌种资源库"。

微生物在土壤中分布很广,无论终年冰冻的南、北极地带,还是炎热的赤道地带,甚至酷热的沙漠土壤中都有微生物的存在。从表层土壤到深层土壤,都有不同类型的微生物活动。土壤中的微生物有细菌、放线菌、真菌等。尽管土壤的类型众多,其中各种微生物的含量变化很大,但一般来说,在每克耕作层土壤中,各种微生物含量之比大体有一个10倍系列的递减规律:

细菌(约10^8)>放线菌(约10^7,孢子)>霉菌(约10^6,孢子)>酵母菌(约10^5)>藻类(约10^4)>原生动物(约10^3)

由此可见,土壤中所含的微生物量很大,其中以细菌最多,占土壤微生物总数的70%~90%,放线菌和真菌次之。据估计,在每亩耕作层土壤中,约有霉菌150kg,细菌75kg,原生动物15kg,藻类7.5kg,酵母菌7.5kg。

土壤中微生物的数量和分布变化比较大。没有植被的表层土壤,由于阳光照射和干燥,微生物数量较少。在10~20cm深的土层中,由于营养、水分、温度、气体均适宜,微生物数量最多,每克土壤可含有几亿、甚至几十亿个微生物,肥沃土壤里数量更多。随着土壤深度增加,氧气缺乏、营养不足、温度较低,微生物数量逐渐减少。

土壤中的细菌可分为三类。一类是天然生活在土壤中的自养菌,如硝化杆菌属、硫杆菌属中的细菌,这些细菌在物质转化中起到重要作用。如固氮菌能固定大气中游离氮气,增加土壤肥力,还有的能产生抗生素。第二类是随着动物尸体进入土壤的腐物寄生菌,能分解动、植物尸体及排泄物为简单化合物,供植物吸收。第三类来自患传染病的人和动物的粪便、痰液和其他排泄物以及动物尸体的致病菌,如结核杆菌、痢疾杆菌、霍乱弧菌等。多数病原菌在土壤中很容易死亡,但是有芽孢的细菌如炭疽芽孢杆菌、破伤风梭菌、肉毒梭菌等可在土壤中长期存活。据有关资料统计,产气荚膜梭菌的芽孢在土壤中的检出率可达100%,破伤风梭菌芽孢的检出率为27%。微生物可直接或间接地进入人体引起肠道、呼吸道的传染病和创伤感染。植物药材,尤其是根类药物,由于带有土壤中的各种微生物,采集后若未及时晒干和妥善处理,常可因微生物的繁殖、发酵而引起药材的霉变,丧失药用价值。

微生物积极参与着土壤物质的转化过程,在土壤形成、肥力演变、植物养分有效化、土壤结构的形成与改良,以及有毒物质的降解和净化等方面起着极为重要的作用。土壤微生物数量庞大、种类繁多,是丰富的生物资源库。但近年来,由于人类对自然环境、自然资源的过度开发和强烈干预,地球上数以万计的物种消失或濒临灭绝,已经遭受到了严重的破坏,生物多样性丧失,生态系统稳定性减弱,自然资源日益枯竭。

由于土壤微生物是陆地生态系统中重要的生命体,且其对所生存的微环境十分敏感,土壤微生物指标已被公认为土壤生态系统变化的预警及敏感指标,因此对土壤微生物多样性的研究具有重要意义。研究表明,目前土壤中尚有90%的微生物还未能在实验室中进行培养、鉴定,因此微生物作为巨大的基因资源库,蕴藏着极其丰富的基因潜质。

(二) 水中的微生物

地球上有广阔的海洋、江、河、湖泊等自然水域,水中含有不同数量的有机物和无机物,具备微生物繁殖的基本条件。因此,自然水域成为微生物栖息的第二天然场所。

水中的微生物有细菌、放线菌、螺旋体、真菌、病毒等。当受人和动物排泄物污染时,多含有大肠埃希菌、粪链球菌、产气荚膜梭菌、变形杆菌,甚至还含有致病性的伤寒沙门菌、副伤寒沙门菌、痢疾杆菌、霍乱弧菌、钩端螺旋体、肝炎病毒等。这些微生物在水中可成活数天、数周至数月。如大肠埃希菌可存活数月,钩端螺旋体可存活100天以上,伤寒沙门菌可存活2~3周,痢疾杆菌则只存活几天。

水中的微生物一般来自土壤、工业和生活污水、空气及尘埃、腐败的动植物尸体以及人畜粪便等。水中微生物的种类与数量因水源不同而异,一般说来,地面水含菌量多于地下水,静止水多于流动水,沿岸水多于中流水。如粪便及各种排泄物处理不当污染水源,则微生物的数量大增。

地球上水的总贮量约为13.6亿km³,水体可分为淡水和海水两大类型,不同的水体中所含的微生物种类也有很大的不同。

1. 淡水型水体的微生物

淡水量只占地球上水总贮量的2.7%,且绝大部分的淡水都以雪水、冰原等人类难以利用的形式存在。在江、河、湖和水库等的淡水中,若按其中有机物的多寡及其与微生物的关系,还可分为两种类型,即:①清水型水体微生物——存在于有机物含量低的水体中,以化能自养微生物和光能自养微生物为主,如硫细菌、铁细菌、衣细菌、蓝细菌和光合细菌等。少量异养微生物也可生长,但都属于在低浓度(1~15mg C/L)的有机质的培养基上就可正常生长的贫营养细菌,例如寡养土壤单胞菌就可在<1mg C/L 的培养基上正常生长。②腐败型水体微生物——在含有大量外来有机物的水体中生长,例如流经城、镇的河水,下水道污水,富营养化的湖水等,由于在流入大量有机物的同时还夹带入大量腐生细菌,所以引起腐败型水生微生物和原生动物大量繁殖,含菌量可达到 $10^7 \sim 10^8$ 个/ml,它们中主要是各种肠道杆菌、芽孢杆菌、弧菌和螺菌等。

在较深的湖泊或水库等淡水环境中,因光线、溶氧和温度等的差异,微生物呈明显的垂直分布带:①浅水区,此处阳光充足和溶氧量大,适宜光合藻类、蓝细菌和好氧性微生物的生长;②深水区,此区光线微弱、溶氧量少和硫化氢含量较高,只有一些厌氧光合细菌和若干兼性厌氧菌可以生长;③湖底区,此区由严重缺氧的污泥组成,只有一些厌氧菌才能生长。

2. 海水型水体微生物

海洋是地球上最大的水体,占地球总水量的 97.5%。一般海水的含盐量为 3%左右,所以海洋中土著微生物必须生活在含盐量为 2%～4%的环境中,尤以 3.3%～3.5%为最适盐度。海水中的土著微生物种类主要是一些藻类以及细菌中的芽孢杆菌属、假单胞菌属、弧菌属和一些发光细菌等。

海洋微生物的垂直分布带更为明显,因为海洋的平均深度可达 4km,最深处为 11km。从海平面到海底依次可分为 4 个区:①透光区,此区光线充足,水温较高,适合多种海洋微生物的生长;②无光区,此区位于海平面 25m 以下直至 200m 之间,有一些微生物活动着;③深海区,此区位于 200～6000m 深处,特点是黑暗、寒冷和高压,只有少量微生物存在;④超深渊海区,此区的特点是黑暗、寒冷和超高压,只有极少数耐压菌才能生长。

自然界中,水源虽不断地受到微生物的污染,却同时进行着自净作用。日光及紫外线可使浮存在水表面的微生物死亡,水中原生动物的吞噬,藻类及噬菌体等也能抑制微生物的生长。

水是人类生命的重要资源,受病原微生物污染的水常可成为传染源,引起传染病的流行。所以,水源的检查和管理在卫生学上十分重要。直接检查水中的病原菌比较困难,其原因是病原微生物在水中数量少、分散、易死亡,故不易检出,一般采用测定细菌总数和检查大肠菌群数,作为水被粪便污染的指标,从而间接推测其他病原菌的存在概率。大肠菌群是指一群在 37℃、24h 能发酵乳糖,产酸、产气、需氧或兼性厌氧的革兰阴性菌。该菌群主要来源于人、畜粪便。大肠菌群数愈多,表示粪便污染程度愈严重,间接表明可能有肠道致病菌污染。我国卫生标准是每毫升饮水中细菌总数不可超过 100 个,每 1000ml 饮水中大肠菌群数不能超过 3 个。

由于水中含有微生物,因而也常含有热原质。故注射制剂用水必须是新鲜的蒸馏水,以免污染微生物产生热原质。制备口服制剂用水也至少应用新鲜的冷却开水,以减少菌数。

(三) 空气中的微生物

空气中缺乏微生物所必需的营养物质,比较干燥,有较强的流动性,又受阳光直射,所以不是微生物生长繁殖的适宜场所。空气中微生物数量较少,主要来自土壤尘埃或人和动物呼吸道及口腔排出的微生物。

空气中微生物的数量,决定于环境的活动情况和被搅动的尘土的量:相对而言,近地面的大气比高空中多;城市空气比农村旷野的空气中多;室内空气比室外空气中多;人口密集的公共场所中空气的含菌量就更多;而在远离人群的海洋、高山及高纬度冰雪覆盖地带的空气中微生物含量很少;在有工作机器和人群活动的地方比大气静止的地方多;干燥空气中微生物含量比潮湿空气多,因为潮湿空气中的微生物被小水滴携带落于地面。

空气中常见的微生物种类主要是霉菌和放线菌的孢子、酵母、需氧性芽孢杆菌、产色素细菌及某些球菌等。此外,空气中也可能有一些抵抗力较强的病原微生物,如溶血性链球菌、脑膜炎奈瑟菌、百日咳鲍特菌、流行性感冒病毒、麻疹病毒等,可造成传染病的传播与流行。甲型链球菌常作为空气污染的指标。

进行微生物学接种、生物制品生产、药物制剂的制备以及外科手术等工作,均必须将室内空气消毒或净化,以免物品或药品的污染、变质和手术感染。

(四) 极端环境中的微生物

极端环境是指高温或低温、高压、高盐、高酸、高碱、高毒、高渗、干旱、高辐射强度等特殊环境。在各种极端环境中,都有细菌及其他微生物分布,凡依赖于极端环境才能正常生长繁殖的微生物称为嗜极菌或极端微生物。根据细菌生长的极端环境,可将其分为嗜热或嗜冷菌、嗜压菌、嗜盐菌、嗜酸菌、嗜碱菌等。极端微生物在细胞构成、生命活动(生理、生化、遗传等)和种系进化上的突出特性,不仅在基础理论研究上有着重要的意义,而且在实际应用上有着巨大的潜力,因此近年来备受世界各国学者的重视。

1. 嗜热微生物

嗜热微生物简称嗜热菌,主要指嗜热细菌,它们广泛分布在草堆、煤堆、厩肥、温泉、火山、地热区土壤以及海底火山口附近。迄今发现最著名的嗜热菌是 20 世纪 60 年代末从美国怀俄明州黄石国家公园的温泉中分离到的 *Thermus aquaticus*(水生栖热菌"Taq",能在 80℃以下生长),以及在深海火山口附近分离到的 *Pyrolobous fumarii*(烟孔火叶菌,最适温度为 105℃,最高可生长温度为 113℃,低于 90℃即停止生长)和 *Pyrococcus furiosus*(激烈火球菌"Pfu",最适生长温度为 100℃)。近年来,由"Pfu"产生的 DNA 聚合酶已取代了曾名噪一时的"Taq"酶,并使分子生物学中广泛用于 DNA 分子体外扩增的 PCR 技术(聚合酶链式反应技术)又向前迈进了一大步。

根据嗜热菌生长最高耐受温度的不同,嗜热菌还可细分为 5 类:

嗜热菌
- 耐热菌:最高耐受温度 45～55℃,最低<30℃
- 兼性嗜热菌:最高耐受温度 50～65℃,最低<30℃
- 专性嗜热菌:最高耐受温度 65～70℃,最低 42℃
- 极端嗜热菌:最高耐受温度>70℃,最适温度>65℃,最低>40℃
- 超嗜热菌:最高耐受温度 113℃,最适温度 65～70℃,最低约 55℃

嗜热菌在生产实践和科学研究中有着广阔的应用前景,这是因为嗜热菌具有生长速率高、代谢活动强、产物/细胞的重量比高和培养时不怕杂菌污染等优点,特别是由其产生的嗜极菌因作用温度高和热稳定性好等突出优点,已在 PCR 等科研和应用领域中发挥着越来越重要的作用。

2. 嗜冷微生物

嗜冷微生物简称嗜冷菌,是指一类最适生长温度低于 15℃、最高生长温度低于 20℃ 和最低生长温度在 0℃以下的细菌、真菌和藻类等微生物。部分微生物虽然能在 0℃以下生长,但其最适生长温度为 20～40℃的微生物,则只能称耐冷微生物。嗜冷微生物主要分布在极地、冰窖、高山、深海和冷藏库等处。海洋深度在 100m 以下,终年温度恒定在 2～3℃的区域,生活着典型的嗜冷菌(兼嗜压菌)。由于嗜冷菌因遇 20℃以上的温度即死亡,故从采样、分离直到整个研究过程必须在低温下进行,因此深入研究较少。其嗜冷机制主要是细胞膜含有大量的不饱和脂肪酸,用来保证细胞膜在低温下的流动性和通透性。嗜冷菌是低温保藏的食品发生腐败的主要原因。根据其酶在低温下仍有较高活性,可开发出低温下作用的酶制剂,如洗涤剂中用的蛋白酶等。

3. 嗜酸微生物

嗜酸微生物简称嗜酸菌,是指只能生活在低 pH(<4)条件下,在中性 pH 下即死亡的微生物,其中少数种类还可生活在 pH<2 的环境中。许多真菌和细菌可生长在 pH 5 以下的环境中,少数甚至可生长在 pH 2 中,但因为在中性 pH 下也能生活,故只能归属于耐酸微生物。专性嗜酸微生物是一些真细菌和古细菌,如真细菌 *Thiobacillus*(硫细菌属)、古细菌 *Sulfolobus*(硫化叶菌属)和 *Thermoplasma*(热原体属)等。*Thermoplasma acidophilum*(嗜酸热原体)能生长在 pH 0.5 的酸性条件下。

嗜酸微生物的细胞内 pH 仍接近中性,各种酶的最适 pH 也在中性附近,因此推测它的嗜酸机制可能是细胞壁和细胞膜具有排阻外来 H^+ 和从细胞中排出 H^+ 的能力,且它们的细胞壁和细胞膜还需要有高 H^+ 浓度才能维持其正常结构。嗜酸菌可用于铜等金属的湿法冶炼和煤的脱硫等工业生产。

4. 嗜碱微生物

嗜碱微生物简称嗜碱菌,是指一类能专性生活在 pH 10~11 的碱性条件下而不能生活在中性条件下的微生物,它们一般存在于碱性盐湖和碳酸盐含量高的土壤中。多数嗜碱菌为 *Bacillus*(芽孢杆菌属),有些极端嗜碱菌同时也是嗜盐菌,它们都属于古生菌类。嗜碱菌的一些蛋白酶、脂肪酶和纤维素酶等都已被开发并可应用于洗涤剂中。

5. 嗜盐微生物

嗜盐微生物简称嗜盐菌,是指一类必须在高盐浓度下才能生长的微生物,主要包括多种细菌和少数藻类。多数海洋微生物长期生活在 0.2~0.5mol/L(3%左右)NaCl 的海洋环境中,仅属于低度嗜盐菌;而中度嗜盐菌可生活在 0.5~2.5mol/L 的 NaCl 中;必须生活在 2.5~5.2mol/L(12%~30%)NaCl 中的嗜盐菌就称为极端嗜盐菌,如 *Halobacterium*(盐杆菌属)的有些种甚至能在饱和 NaCl 溶液(32%或 5.5mol/L)中生活;既能在高盐环境下生长,又能在低盐环境下生长的微生物,则称为耐盐微生物。嗜盐微生物一般分布于盐湖(如死海)、晒盐场、腌制海产品等环境。除嗜盐细菌外,嗜盐微生物还有光合细菌 *Ectothiorhodospira*(外硫红螺菌属)和真核藻 *Dunaliella*(杜氏藻属)等。

6. 嗜压微生物

嗜压微生物简称嗜压菌,是指一类必须生长在高静水压环境中的微生物,它们都为原核微生物。根据耐受压力的不同,它们又可细分为三类见表 6-1-1。

表 6-1-1 3 类嗜压菌及其生长静水压(大气压数)

类型	最低生长压	最适生长压	最高生长压
耐压菌	未测	1~100	500
嗜压菌	1	400~500	700
极端嗜压菌	400	700~800	1035

嗜压微生物大多生活在深海区,少数生活在油井深处。作为地球表面最广大的生境,海

洋海平面以下 300m 之内有各种生物在活动,此区称为透光区;在 300～1000m 处尚能找到部分生物;而约占海洋面积 75％的 1000m 以下的深海区,处于低温(约 2℃)、高压和低营养条件,因此在此区域仅有极少量的嗜压菌兼嗜冷菌在生活着。在 10500m 的海洋最深处的太平洋马里亚纳海沟中还可分离到极端嗜压菌。因嗜压菌的采样、分离、研究等过程都需要在特制高压容器中进行,故嗜压菌的研究难度极大,相关研究进展缓慢。

7. 抗辐射微生物

抗辐射微生物对辐射这一不良环境因素仅有抗性或耐受性,而并没有"嗜好",这与上述 6 类嗜极菌不同。微生物抗辐射能力明显高于高等动、植物。1956 年首次分离的 *Deinococcus radiodurans*(耐辐射异常球菌)是至今所知道的抗辐射能力最强的生物。该菌呈球状,直径为 $1.5～3.5\mu m$,无芽孢,不运动,革兰染色呈阳性,菌落呈粉红色,它的最大特点是具有高度抗辐射能力,例如其 R1 菌株的抗 γ 射线能力可达 18000 Gy(戈瑞:辐射吸收量单位,每一 Gy 单位等于 1kg 物质吸收 1J 能量)甚至更高,是 *E. coli* B/r 菌株的 200 倍,人耐辐射能力的 3000 余倍。

极端微生物广泛分布于地球上,细菌对极端环境的适应,是生物自然选择的结果,它们在生态系统中发挥着重要作用,还为人类提供了丰富的微生物资源。自从 20 世纪 90 年代以来,极端微生物及其相关产物的研究,以及它们在现代生物工程中的潜在价值,正逐步引起研究人员的广泛关注,并成为了一个新的研究热点。

学习和了解极端环境下的细菌,不仅为生物进化、细菌分类等提供线索,更重要的是可以利用极端环境条件下的细菌为人类服务。如嗜冷菌细胞产生的低温蛋白酶及嗜碱菌细胞产生的碱性淀粉酶、蛋白酶和脂肪酶等被大量用于新兴洗涤剂的开发;嗜酸菌被广泛用于细菌冶金、生物脱硫;嗜热菌细胞内的 DNA 聚合酶已被广泛用于 PCR 技术,还被应用于高温发酵、污水处理等方面。

综合分析,研究极端微生物多样性及其应用的重要意义主要有:①极端环境微生物的基因为构建遗传工程菌提供了资源宝库;②极端环境下微生物的生态、结构、分类、代谢、遗传等特性均与一般生物不同,从而使得极端微生物所产生的活性物质拥有普通微生物活性物质所不具备的优良性状,这为微生物乃至相关学科的许多领域提供了新的材料和课题;③极端环境微生物也为生物进化、生命起源的研究提供了新的材料。

尽管对极端环境微生物的研究具有重大意义,但是由于条件所限,许多极端微生物的人工培养受到限制,这极大地阻碍了极端微生物研究工作的进行。随着研究工作的深入开展,以及蛋白质分子定点诱变与定向进化、蛋白质组学等新的生物技术手段的运用,相信未来将对极端微生物及其功能的研究和应用有更深入的认识。

(五) 其他环境中的微生物

1. 工业产品中的微生物

大量的工业产品都是直接或间接以天然来源的未经处理的动、植物作为原料的,如动物来源的明胶、胰脏;植物来源的阿拉伯胶、琼脂和中药材等,它们含微生物需要的各种营养物质,因此不但这些原料上分布着大量的、种类各异的微生物,而且一旦遇到适宜的温度、湿度时,微生物还会大量的生长繁殖,引起严重的霉腐、变质。虽然有些工业产品是用无机材料制造的,如光学镜头、钢缆、地下管道、金属材料等,也可被多种微生物所破坏。此外,各类电讯器材、感光器材、录音和录像器材,以及文物(如敦煌壁画、兵马俑等)、书画、生物标本等都可被相应的微生物所破坏。这些都会给工农业生产、医疗保健、国防、科研、文化事业等带来严重后果和重大损失。

每年全球都会因微生物对材料的霉腐而引起难以确切估计的重大损失,因此有人称之为"菌灾"。目前,已有多种方法防止工业产品霉腐的发生,其基本原则是:①尽量减少产品上的微生物本底数量;②保证包装完整、密封,并将产品存放于不利于微生物生长繁殖的条件(低温、干燥、无氧等)下;③在产品生产、加工、包装、储运、销售等环节中,始终保持无菌、无尘和不利于微生物生长繁殖的条件。

2. 食品中的微生物

食品是由营养丰富的动、植物或微生物等原料经过加工后的制成品。因在食品加工、包装、储运、销售过程中,不可能做到严格的灭菌和无菌操作,所以会含有或被污染各种微生物。微生物在合适的温度、湿度条件下会迅速生长繁殖,从而引起食品变质、霉腐,甚至产生各种毒素。

为防止食品的变质、霉腐,除在加工过程、包装过程中遵循无菌操作,严格消灭其中的有害微生物外,还可以在食品中添加少量无害的防腐剂,如甲酸、丙酸、脱氢醋酸、山梨酸、二甲基延胡索酸(富马酸二甲酯)、维生素 K_3、乳酸链球菌等。此外,食品的保藏方法也很重要,应采用低温、干燥(对某些食品)以及在密封条件下用除氧剂或充 CO_2、N_2 等措施来实现,例如 1804 年前后,由法国厨师 N. Appert 发明的罐藏法。如对牛奶等食品的保藏,可采用"冷链"方法来操作也可有效延长保藏时间,即把运输、保藏、销售等全过程都保证在低温下进行。

3. 农产品上的微生物

蔬菜、水果和粮食等各种农产品中也存在着大量的微生物,而由此引起的霉腐不但造成大量经济上的损失,同时也会引起人和动物的中毒,因此其危害极大。据估计,全球每年因霉变而损失的粮食可达总产量的 2% 左右。其中,引起粮食、饲料霉变的微生物主要是 *Asperillus*(曲霉属)、*Penicillium*(青霉属)和 *Fusarium*(镰孢霉属)的真菌,甚至有些种类的真菌产生的真菌毒素具有致癌危险,如由 *A. flavus*(黄曲霉)部分菌株产生的黄曲霉毒素(aflatoxin,AFT)和 *Fusatium* spp.(一些镰孢菌)产生的单端孢霉烯族毒素(thichothecene)T-2 都是强烈的致癌剂。

黄曲霉毒素(AFT)是 1960 年在英国东南部的农村,因相继发现 10 万只火鸡死于一种病因不明的"火鸡 X 病"才被发现的。经研究发现,从巴西进口的花生饼粉中污染有大量的黄曲霉,而由黄曲霉分泌的 AFT 就是火鸡 X 病的罪魁祸首。

AFT 广泛分布于霉变的花生、玉米、大米("黄变米"、"红变米")等粮食及其制品中,霉变严重者 AFT 含量很高。AFT 有 18 种以上衍生物,其中毒性以 B_1、B_2 和 G_1、G_2、M_1 最强。其中 B_1 的毒性甚至超过了 KCN,致癌性也比举世公认的三大致癌物强得多,例如,比二甲基偶氮苯即"奶油黄"强 900 倍,比二甲基亚硝酸胺强 75 倍,比 3,4-苯并芘强许多倍。AFT 化学性质较稳定,在 205℃高温下也只能被破坏 65%,因此一旦被污染就很难再除掉。实验证明,仅在一颗严重发霉的玉米上就含有 40μg AFT,这足以使 2 只雏鸭死亡;若对大鼠日投 5μg AFT,即可使大鼠在一个月内发生肝癌。

从 1966 年起,联合国和世界各国卫生部门都严格规定了食品和饲料中 B_1 的最高允许量,有些国家甚至提出"不许检出"的更严格的要求。在我国,消化系统癌症的发病率一直居高不下,且占了十大癌症的前四位(胃癌＞肝癌＞肺癌＞食管癌＞结肠癌＞血癌＞子宫颈癌

＞鼻咽癌＞乳腺癌＞膀胱癌），其中肝癌的发病率比欧美各国高 5～10 倍，年死亡达 10 万余人，某些高发地区尤甚。

AFT 并不直接致癌，只有在人或动物体内经过代谢活化后，它才会引起致癌作用，其作用机制为：AFT 先在肝脏内的细胞色素 P_{450} 酶系的作用下产生 AFT-8,9-环氧化物，AFT-8,9-环氧化物再与肝脏 DNA 分子的鸟嘌呤 N-7 位结合，形成 AFB_1-N^7-鸟嘌呤，从而引起抑癌基因 $p53$ 的突变，最终导致肝癌发生。

4. 制药过程中的微生物

（1）原料和包装物中的微生物　天然来源的未经处理的原料，常含有各种各样的微生物，如动物来源的明胶、胰脏，植物来源的阿拉伯胶、琼脂和中药材等。事先或制药过程中加以消毒处理，如加热煎煮、过滤、照射、有机溶媒提取、加防腐剂等可得到减少微生物的满意结果。另外，制成糖浆剂造成高渗环境也可防止微生物生长；酊剂、浸膏制剂中加入乙醇也能减少微生物的污染。原料要储藏在干燥环境中，以降低药材湿度、阻滞微生物的繁殖。

包装材料包括包装用的容器、包装纸、运输纸箱等，应按不同要求考虑是否需要消毒和如何处理封装，原则是尽量减少微生物的污染。

（2）厂房建筑物和制药设备中的微生物　空气、人体、污水中的微生物都可能附着在厂房建筑物和制药设备中，给药物生产带来危害。因此，药物生产部门所有房屋，包括厂房、车间、库房、实验室都必须清洁和整齐。建筑物的结构和表面应不透水，表面平坦均匀，没有裂缝，便于清洁；设备、管道均应易于拆卸，便于清洁和消毒。

二、微生物在人体的分布

（一）人体正常菌群

自然界中广泛地存在着各种微生物，人体与自然界联系密切，因此，人类的体表及与外界相通的腔道，如口腔、鼻咽腔、眼结膜、肠道、泌尿生殖道等部位都有微生物存在。其中一部分微生物长期寄生在人体的上述部位，在正常情况下不会致病，成为人体的正常微生物群，它们和宿主、外环境保持动态平衡，有益于宿主的健康，构成相互依赖、相互制约的生态学体系，这类微生物通称正常菌群（normal flora）。寄居在人体各部位的正常菌群见表 6-1-2。

表 6-1-2　人体正常菌群

部位	微生物种类
皮肤	葡萄球菌、类白喉棒状杆菌、抗酸杆菌、枯草芽孢杆菌、真菌
口腔	葡萄球菌、甲型和丙型链球菌、类白喉棒状杆菌、乳酸杆菌、梭形杆菌、类杆菌、衣氏放线菌、螺旋体、白假丝酵母菌
鼻咽腔	葡萄球菌、肺炎链球菌、奈瑟菌、类杆菌、铜绿假单胞菌、变形杆菌、真菌
眼结膜	葡萄球菌、结膜干燥杆菌、奈瑟菌
外耳道	葡萄球菌、类白喉棒状杆菌、铜绿假单胞菌、抗酸杆菌
肠道	大肠埃希菌、产气肠杆菌、变形杆菌、葡萄球菌、粪链球菌、铜绿假单胞菌、类杆菌、双歧杆菌、乳酸杆菌、产气荚膜梭菌、破伤风梭菌、真菌
尿道	葡萄球菌、大肠埃希菌、分枝杆菌、类白喉棒状杆菌
阴道	葡萄球菌、大肠埃希菌、乳酸杆菌、阴道杆菌、类杆菌、双歧杆菌、类白喉棒状杆菌、白色念珠菌、支原体、白假丝酵母菌

在一般情况下,正常菌群与人体以及菌群中各种微生物之间是相互制约、相互依存的,这种主要通过微生物之间的相会作用所建立的平衡称为"微生态平衡"(eubiosis),并已成为一门新兴学科——微生态学(microecology)。微生态学除主要研究微生物与微生物、微生物与宿主,以及微生物和宿主与外界环境相互依存和相互制约的关系外,还研究微生态平衡(eubiosis)、生态失调(dysbiosis)和生态调整(ecoliogical adjustment)。

(二) 正常菌群的生理功能

正常菌群对保持人体生态平衡和内环境的稳定有重要作用。

1. 营养和代谢作用

正常菌群参与物质代谢、营养转化和合成,以及胆汁、胆固醇代谢及激素转化等。有的菌群如肠道中大肠埃希菌能合成维生素 B 复合物和维生素 K,经肠壁吸收后供机体利用。

2. 免疫作用

正常菌群可刺激宿主免疫系统的发育成熟,并能促进免疫细胞的分裂,产生抗体和佐剂作用,从而限制了正常菌群本身对宿主的危害性。

3. 生物屏障与拮抗

正常菌群能构成一个防止外来细菌入侵的生物屏障。拮抗的机制是夺取营养、产生脂肪酸和细菌素等而使病原菌不能定居和致病。

4. 抗癌作用

正常菌群可使致癌物质和辅助致癌物质转化为非致癌物质,有一定抑制肿瘤作用。如双歧杆菌能合成一些免疫调节物质,通过激活免疫细胞达到抗癌作用。

5. 生长和发育作用

正常菌群与机体的生长和衰老也有一定关系,其有利于宿主的生长发育和长寿,失调则使宿主容易衰老。

(三) 生态失调及菌群失调症

1. 概念

正常菌群与宿主间的生态平衡是相对的,在特定条件下,这种平衡可被打破而造成生态失调(dysbiosis),使原来不致病的正常菌群成为条件致病菌而引起疾病。

生态失调是宿主、正常菌群与外环境共同适应过程中的一种反常状态,在正常菌群表现为种类、数量和定位的改变,在宿主表现为患病或病理变化。

由于正常菌群中各菌比例严重失调并导致临床表现的,称为菌群失调症(dysbacter)。

2. 菌群失调的诱因

凡能影响正常菌群的生态平衡者都可能成为菌群失调的诱因,通常由下列情况引起:

(1) 病人免疫功能下降。由于皮肤大面积烧伤、黏膜受损、受凉、过度疲劳、慢性病长期消耗以及接受大量激素、抗肿瘤药物、放射性治疗等原因,使机体免疫力下降。

(2) 不适当的抗菌药物治疗。长期大量使用抗生素,抗菌药物不仅能抑制致病菌,也能作用于正常菌群,使条件致病菌或耐药菌增加,如金黄色葡萄球菌、革兰阴性杆菌及假丝酵母菌等,其大量繁殖进一步促使菌群失调。

(3) 医疗措施影响及外来菌的侵袭。由于寄居部位改变,如手术、外伤等引起正常菌群移位,大肠埃希菌进入腹腔或泌尿道,可引起腹膜炎、泌尿道感染等。

3. 菌群失调的表现

菌群失调症根据其失调程度可分为以下几类：

（1）一度失调（可逆性失调） 除去诱因后，不需治疗即可自行恢复。

（2）二度失调（菌种数量比例失调） 除去诱因后，失调状态仍然存在，如慢性腹泻。

（3）三度失调（菌群交替症） 外来菌代替了原有菌群。其中严重者可引起二重感染（superinfection），即抗菌药物治疗原感染疾病过程中产生的一种新感染。二重感染的治疗难度大，应避免发生。若发生二重感染，需停止使用原来的药物，重新选择合适的药物进行治疗，同时可以使用有关的微生态制剂，协助调整菌群的类型和数量，加快恢复原有的生态平衡。

4. 菌群失调的常见菌类

（1）球菌 金黄色葡萄球菌、粪肠球菌。

（2）杆菌 以革兰阴性菌为主，如铜绿假单胞菌、大肠埃希菌、变形杆菌、产气肠杆菌、阴沟杆菌、流感嗜血杆菌等。

（3）厌氧菌 产气荚膜梭菌、类杆菌等。

（4）真菌 白色念珠菌、曲霉菌、毛霉菌等。

（四）无菌动物与悉生生物

无菌动物是指在其体内外不存在任何正常菌群的动物。无菌动物最初始于1928年，它是在无菌条件下，将剖腹产的哺乳动物（鼠、猴、兔、猪、羊等）或特别孵育的禽类等实验动物放在无菌培养器中进行精心培养而成。用无菌动物实验可以排除正常菌群的干扰，从而使人们可以更深入、精确地研究动物的免疫、营养、代谢、衰老和疾病等科学问题。根据同样的原理，选用合适的方法所获得的供研究用的植物即为无菌植物。

悉生生物是指已人为地接种上某种或某些已知纯种微生物的无菌动物或植物，也即已知其上所含微生物群的大生物。最早提出悉生生物学观点的是微生物学奠基人巴斯德，他在1985年时就认为：如果在动物体内没有肠道细菌的话，则它们的生命是不可能维持下去的。由此可见，每个正常高等动、植物的个体，实际上都是它们与微生物在一起的一个共生复合体。

通过对悉生生物的研究，发现了无菌动物的免疫功能十分低下，有关的器官萎缩，对营养的要求更高，对 *Bacillus subtilis*（枯草芽孢杆菌）等一些非致病菌也易感染并致病等。

三、微生物分布与药学

（一）植物微生物与新药开发

20世纪70年代，从短叶红豆杉树皮分离出了具有抗癌活性的化合物——紫杉醇，自此内生菌的分离及其代谢产物的研究受到了普遍重视。

研究发现，内生真菌的代谢产物普遍具有一定的抗菌作用，且据统计估算，植物真菌总数超过了100万种，因此内生真菌的资源极其丰富，可作为新型药物的一个重要来源，如从 *Clquercina* 分离到的肽类抗真菌剂 cryptocandin，已经被开发为治疗真菌引起的皮肤和指（趾）甲病的制剂。除此之外，内生放线菌的研究也引起了研究者的浓厚兴趣。

黏细菌能产生各种有生物活性的新天然产物，已成为最近几十年中具有生物活性天然产物的生产者，因此越来越受到重视。如由黏细菌纤维堆囊菌产生的聚酮体类化合物埃波霉素,因其具有良好的抗微管解聚作用,已成为继紫杉醇后的抗肿瘤药物。目前黏细菌来源的化合物只占微生物来源化合物总数的 5%,因此它将成为越来越重要的天然小分子生产者。

植物病原性微生物在新药研发中也有应用,如稻瘟霉。研究发现,大量的抗真菌和抗肿瘤化合物有明显的致稻瘟霉菌丝弯曲的作用或抑制芽管生长的作用,说明这类化合物会导致稻瘟霉分生孢子或菌丝形态生长异常(卷曲、膨胀、菌丝分枝过多或念珠状等),或生长抑制与其抗真菌、抗肿瘤活性之间存在一定的相关性。因此,在新药研发中,可利用稻瘟霉这一模型来筛选抗真菌、抗肿瘤活性菌株。

(二) 微生态与微生态制剂

人体肠道内生活着数以万计的细菌,它们被统称为肠道菌群,它们和人体有着密不可分的互利共生关系,它们的组成影响着每个人的健康。研究发现,许多诸如糖尿病、肥胖症等疾病的发生与肠道菌群结构紊乱有关。饮食、药物、环境因素都能影响到个体肠道菌群的组成,因此不同的人具有不同的肠道菌群组成结构。目前,科学家们认为可以通过发现一些以肠道细菌为靶标的药物,来纠正紊乱的菌群结构,从而达到治疗各种疾病的目的。

肠道菌群数量庞大,能够参与机体内很多代谢过程,但是在如此众多的细菌中发挥重要作用的到底是哪一些,又具体影响哪些代谢通路,目前对此还没有深入了解,因为在一个活的人体内观察人体与菌群之间细微的相互作用是十分困难的。首先,肠道菌群不仅数量大、种类多,而且其中绝大部分尚不能进行人工培养;此外,定量检测反映人体代谢变化的尿液中大量的代谢产物也是一个技术难题。近年来,不断发展的从基因组到代谢组技术,为解决上述难题提供了新的技术和手段。

研究人员利用细菌 DNA 指纹图谱技术和基因组标记序列技术等基因组标记技术,全面深入地刻画了人类肠道菌群的组成和结构。在对同一家庭的不同成员进行研究分析后发现,尽管他们属于同一个家族,遗传背景彼此相关,生活环境也相似,但每一个个体仍然具有其特有的肠道菌群结构特征。研究也同时发现,中国人的肠道菌群结构在种的水平上相比以往报道的美国人的有明显差异,这就提示我们在比较不同种族人群各种疾病发生的风险时,除考虑遗传差异外,还必须考虑肠道菌群的差异。此外,研究人员还利用基于磁共振的代谢组技术分析了志愿者尿液中代谢产物的组成,从而用来反映人体的整体代谢状况。通过比较不同志愿者肠道菌群结构变化与他们的代谢性变化的关系,证明了这些肠道细菌对人体健康特别重要。例如,研究人员发现人体肠道内共有的一种属于厚壁菌门(Firmicutes)梭菌科(Clostridiaceae)的"友好"细菌——*Faecalibacterium prausnitzii* 与人类的八种代谢物质有统计相关性,这证明了这种细菌在宿主多种代谢过程中有着相当重要的作用。

通过这种将微生物基因组技术与代谢组技术相结合来分析人体的代谢谱,从而解析肠道菌群组成和功能的新的研究体系,使我们能够更准确地刻画出细菌与宿主代谢之间互作关系的蓝图,使我们在不久的将来能够利用这些代谢信息确定一个人肠道微生物的组成和功能。这项新的研究成果为将来能够充分认识不同的肠道细菌与机体代谢过程之间的关系,例如如何将食物转化为能量、如何维持细胞活力等问题迈进了一大步。此外,在疾病治疗上也可以利用肠道菌群结构的分子标记技术,诊断人类代谢是否正常或偏差的程度,从而以这些特定的肠道细菌为靶标,通过改变它们与宿主之间的相互作用来开发治疗疾病的新方法。

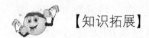

【知识拓展】

一、微生物气溶胶

液体或固定微粒均匀地分散在气体中形成的相对稳定的悬浮体系被称为气溶胶。微生物气溶胶就是由一群个体微小、结构简单的单细胞或接近单细胞的生物悬浮于空气中所构成的胶体体系，其颗粒大小在 $0.01\sim100\mu m$，大多为 $0.1\sim30\mu m$。在离心、烧接种环、剧烈震荡或混匀时极易形成微生物气溶胶。

微生物气溶胶具有无色无味、无孔不入、不易发现的特点，在自然呼吸中易被不知不觉吸入而造成感染。有些微生物气溶胶感染的症状不典型，病程复杂，如不及时治疗容易引起严重后果。

二、微生物气溶胶预防措施

在微生物实验室，只要操作感染性物质，都会不可避免地产生微生物气溶胶，因此控制微生物气溶胶的扩散就尤为重要。在实验室中，主要用来控制微生物气溶胶的措施有围场操作、屏障隔离、有效拦截、定向气流、空气消毒等。

(1)围场操作 此措施是把感染性物质局限在一个尽可能小的密闭空间(例如生物安全柜)内进行操作，使之与开放空气隔离，并使之不与人体有直接的接触，避免人体暴露在气溶胶中。

(2)屏障隔离 此措施即建立第二重围场，当产生的气溶胶突破围场后，可以依靠各种屏障以阻止气溶胶的进一步扩散。如生物安全实验室的围护结构及其通道或缓冲室都能防止气溶胶的进一步扩散，从而保护环境和公众的安全。

(3)有效拦截 此措施是指在将生物安全实验室内的空气排入大气前，必须先通过高效粒子空气过滤器(HEPA)过滤，使其中的感染性物质阻拦在滤材上。

(4)定向气流 此措施主要针对生物安全三级以上实验室，其内容主要包括：实验室周围空气应向实验室内流动，杜绝污染空气向外扩散的可能，保护环境和公众；在实验室内部，清洁区空气应向操作区流动，并保证没有逆流，从而减少工作人员暴露的机会；轻污染区空气应向重污染区流动。

(5)有效消毒灭菌 消毒技术的应用是保证实验室生物安全的重要措施之一，消毒的范围主要包括空气、地面、仪器、废物、废水等。

【习题与思考】

一、单项选择题

1. 被称为微生物"大本营"的是 （ ）
   A. 土壤 　　B. 湖泊 　　C. 空气 　　D. 海洋
2. 空气并不是微生物良好的栖息繁殖场所，因为 （ ）
   A. 缺乏营养 　B. 高 pH 　C. 夏季高温 　D. 无固定场所
3. 生长于下列海水水域中的微生物应认为是极端环境微生物 （ ）
   A. 近海海水微生物 　　　　B. 远洋浅层海水微生物

C. 远洋深处海水微生物　　　　　　　　D. 表面海水微生物

4. 海水中的微生物具有的特点是　　　　　　　　　　　　　　　（　　）

A. 嗜酸　　　　　　B. 嗜碱　　　　　　C. 嗜热　　　　　　D. 嗜盐

5. 引起菌群失调症的原因是　　　　　　　　　　　　　　　　　（　　）

A. 生态制剂的大量使用　　　　　　　　B. 正常菌群的耐药性明显改变

C. 正常菌群的增殖方式明显改变　　　　D. 正常菌群的组成和数量明显改变

6. 关于正常菌群的描述,正确的是　　　　　　　　　　　　　　（　　）

A. 一般情况下,正常菌群对人体有益无害

B. 口腔中的正常菌群主要是需氧菌

C. 即使是健康胎儿,也携带正常菌群

D. 在人的一生中,正常菌群的种类和数量保持稳定

7. 下列关于菌群失调的描述不正确的是　　　　　　　　　　　（　　）

A. 菌群失调进一步发展,引起一系列临床症状和体征就可称为菌群失调症

B. 菌群失调症又称为菌群交替或二重感染

C. 可使用生态制剂治疗菌群失调症

D. 内分泌紊乱

8. 土壤中三大类群微生物以数量多少排序为　　　　　　　　　（　　）

A. 细菌＞放线菌＞真菌　　　　　　　　B. 细菌＞真菌＞放线菌

C. 放线菌＞真菌＞细菌　　　　　　　　D. 真菌＞细菌＞放线菌

9. 不属于肠道杆菌正常菌群的是　　　　　　　　　　　　　　（　　）

A. 霍乱弧菌　　　　B. 类杆菌　　　　　C. 双歧杆菌　　　　D. 破伤风梭菌

10. 防止医院感染的蔓延主要针对下列什么环节采取措施　　　（　　）

A. 病原体　　　　　B. 宿主年龄　　　　C. 传播途径　　　　D. 医院环境

二、填空题

1. 空气中的微生物数量密度一般是城市_____于农村,无植被地表_____于有植被地表,陆地上空_____于海洋上空,室内_____于室外。

2. 极端环境有_____、_____、_____、_____、_____、_____等。

3. 条件致病菌的致病原因有_____、_____和_____。

4. 江河流经城市前水体中的微生物数量要明显_____于流经城市后水体中的数量,其原因是流经城市时会有_____、_____以及其他_____的大量进入,使微生物得以大量繁殖。

5. 定居于人_____和_____中的微生物群叫做正常菌群。

三、简答题

1. 为什么说土壤是微生物的"天然培养基"?

2. 什么是极端微生物?它们在理论和实践中有何重要性?

3. 什么是菌群失调与菌群失调症,其机制如何?

4. 正常菌群有哪些生理意义?

5. 举例说明微生物在新药开发中的意义。

(楼天灵)

任务 6-2 微生物分布测定技术

知识目标

● 掌握空气中微生物分布测定的原理；

● 掌握水中细菌总数和大肠菌群测定的原理；

● 熟悉皮肤和口腔中微生物分布测定的原理；

● 熟悉血球计数板使用原理；

● 了解测微尺使用原理。

技能目标

● 能够对空气中微生物的分布进行测定；

● 能够测定水中细菌总数和大肠菌群数量；

● 能够使用血球计数板测定微生物的数量；

● 会对人体表面及口腔微生物的分布进行测定；

● 会使用测微尺测定微生物的大小。

【背景知识】

微生物在自然界中分布极为广泛,且种类繁多、繁殖迅速。微生物主要存在于土壤、空气、水、物体表面、生物体体表及其与外界相通的腔道内,除此之外高山、深海、人迹罕至的冰川、温度极高的温泉和火山口中也都有微生物的存在。

研究微生物的分布规律有助于发掘丰富的菌种资源,推动生物进化、分类的研究和微生物的开发应用。在医药生产过程中,掌握微生物的分布技术,监控微生物在制药设备、原料、包装和厂房环境中的分布,对于防止药物被微生物污染有着十分重要的意义。

【任务内容】

一、空气中微生物分布测定技术

(一) 空气中微生物分布测定的原理

空气中缺乏可被微生物直接利用的营养物质和足够的水分,又受到阳光的直射,不利于微生物生长,微生物数量相对较少,且无固定种类微生物,只有对干燥和日光抵抗力较强的菌类和细菌的芽孢才能暂时存留。空气中的微生物主要来自土壤尘埃、人和动物的呼吸道及口腔排泄物,以真菌和细菌为主要种类,分布也有很大的地区差异,在医院等公共场所致病菌的数量较多。

测定空气中微生物的方法有很多,主要有滤过法、沉降法等,这里主要介绍沉降法。沉降法是利用带微生物的尘粒或液滴因重力作用自然落在培养基表面来进行测定的。当空气中的微生物借助重力作用落在适合于它们生长的固体培养基表面时,在适宜条件下培养,每一个单个的菌体或孢子就会形成一个肉眼可见的孤立的群体,即菌落。通过观察菌落的特征(大小、形态、颜色、边缘等)便可大致鉴别空气中存在的微生物种类和数量。实验证明,在空气中暴露10min后,每100cm² 培养基表面生长的菌落数相当于20L空气中所含有的微生物数。

(二) 实验器材及试剂

超净工作台、菌落计数器、37℃恒温培养箱、9cm培养平皿数个、营养琼脂培养基。

(三) 实验前准备

(1)按照营养琼脂培养基试剂说明书配备200ml培养基,分装至三角瓶内。

(2)将包扎好的培养皿和配制好的培养基于121.3℃灭菌20min。

(3)将已灭菌的营养琼脂培养基冷却至45℃后,在无菌条件下,分别往6个培养皿中各倾注15ml培养基,待凝固后备用。

(四) 实验步骤

(1)取样　取6块平板,并对平板编号:0、1、2、3、4、5;将这6块平板置于室内同一高度(约1m)的平台上,其中0号与3号置于室内中央,1、2、4、5号分别置于室内四个角落处;0号平板作为对照,不打开皿盖,其他平板打开皿盖,使培养基暴露于空气中;10min后盖上皿盖。

(2)培养　将处理好的6块平板翻转,置于37℃培养箱中,培养18~24h。

(3)观察并记录结果　0号平板必须不长菌,记录其余各平板的菌落数,求出全部采样点的平均菌落数,并按公式计算出每100cm² 培养基的菌落数及每立方米空气中的活菌数,单位为cfu/m³。计算公式如下:

$$100cm^2 \text{ 培养基的菌落数} = 100 \times \text{每个平板菌落数}/(\pi r^2)$$

式中:r 为培养皿半径,单位为cm。

$$\text{每立方米空气中活菌数} = 1000 \times 100cm^2 \text{ 培养基上平均菌落数}/20$$

(五) 注意事项

(1)倒平板应在超净工作台中进行,并严格无菌操作,所有器皿在使用前均应高压消毒灭菌处理,防止影响实验结果。

(2)倒平板时培养基的温度不能太高,防止培养皿盖上会出现较多冷凝水,造成污染。

(3)采样点选取要求:采样点应远离墙壁1m以上,避开空调、门窗等空气流通处。

(4)培养时将培养皿倒置。

(5)计算菌落数量时,菌落边缘互相重叠的应分开计算。

二、水中细菌总数和大肠菌群数的检测

(一) 水中细菌总数和大肠菌群测定的原理

细菌总数是指1ml水样在营养琼脂培养基上,经37℃、24h培养后所生长的菌落数。水中细菌总数往往与水体受有机物污染程度有关,因此是评价水质污染程度的重要指标之一。一般规定,1ml自来水中细菌总数不得超过100个。在本实验中,采用标准平皿法测定水样中细菌总数,即将待测水涂布于营养琼脂培养基表面,经培养后即可应用平板菌落计数法,近似反映水中活菌的数量。此方法灵敏度高,是测定水中好氧和兼性厌氧异养细菌密度的方法,也是目前国际上许多国家所采用的方法。但是由于细菌在水体中能以单独个体、成对、链状、成簇、成团的形式存在,且没有单独的一种培养基或某一环境条件能满足一个水样

中所有细菌的生理要求,因此由此法所得的菌落总数实际上要低于被测水样中真正存在的细菌数目。

大肠菌群是指一群在经过 37℃ 24h 的培养,能发酵乳糖并产酸产气的需氧或兼性厌氧的革兰阴性无芽孢杆菌。大肠菌群是粪便污染的指标菌,因此在水质检测中,如检出大肠菌群就说明水被粪便污染。国家饮用水标准规定,饮用水中大肠菌群数不超过 3cfu/L。

水中大肠菌群的检测常用的方法有多管发酵法和滤膜法。多管发酵法适用面广,是最通用的方法,但操作繁琐、耗时;滤膜法虽然简单、快速,但杂质较多的水样易堵塞滤膜,不能用此法。

多管发酵法原理是:利用大肠菌群发酵乳糖产酸、产气的生理特点,将水样根据含菌量做适当稀释,然后接种到乳糖蛋白胨发酵液中,经过 37℃ 培养 24h 后,若试管中发酵液由紫色变为黄色,且杜氏小管内有气体产生,说明有产酸、产气现象,判为大肠菌群阳性;若 24h后产酸,但无产气现象,可能是由于菌量少,则继续培养至 48h,判断结果为可疑;若既不产酸,又不产气,判为大肠菌群阴性。

滤膜法则是采用一种孔径约 $0.45\mu m$ 的多孔硝化纤维膜或醋酸纤维膜滤膜过滤器过滤水样,使其中的细菌被截留在滤膜上,然后再将滤膜放在适宜的培养基上进行培养,大肠菌群可以直接在滤膜上生长,从而直接计数。

(二)实验器材及试剂

水中细菌总数的测定:带塞三角瓶、培养皿、1ml、10ml 移液管、试管、涂布棒、酒精灯牛肉膏蛋白胨琼脂培养基、无菌生理盐水等。

大肠菌群数的检测:漏斗、醋酸纤维素滤膜(孔径约 $0.45\mu m$)、抽滤瓶、培养皿、镊子、伊红美蓝琼脂培养基(EMB)、乳糖蛋白胨半固体培养基、乳糖蛋白胨水培养基(内含倒置杜氏小管)、三倍浓缩乳糖蛋白胨培养基(内含倒置杜氏小管)。

(三)实验前准备

(1)培养基制备 ①牛肉膏蛋白胨琼脂培养基按常法配制,分装三角瓶;②伊红美蓝琼脂培养基:蛋白胨、磷酸盐和琼脂溶于水,调 pH 后分装三角瓶,乳糖另装一个三角瓶中;③乳糖蛋白胨半固体培养基:按常法配制,分装试管;④乳糖蛋白胨水培养基:按常法配制,分装试管,内置倒置杜氏小管;⑤三倍浓缩乳糖蛋白胨培养基:按常法配制,分装试管,内置倒置杜氏小管。

(2)器材、试剂灭菌 包扎好三角瓶、漏斗、抽滤瓶、镊子、培养皿,移液管(1ml、10ml);其中有一个三角瓶中加入蒸馏水。将试管分别塞上棉塞。将上述准备的物品 121.3℃ 灭菌20min 备用。

(3)滤膜灭菌 将滤膜放入烧杯中,加入蒸馏水,100℃水浴蒸煮灭菌 15min,用无菌水洗涤 2~3 次,重复此步骤 3 次。

(4)待牛肉膏蛋白胨琼脂培养基、伊红美蓝琼脂培养基和乳糖蛋白胨半固体培养基温度降至45℃时,分别倒平板,凝固后待用。

(四)实验步骤

1. 水中细菌总数的测定

(1)融化培养基

100℃水浴加热使培养基融化。

（2）采集水样

① 自来水：将自来水龙头用火焰灼烧 3min 灭菌，拧开水龙头，使水流 5min，用无菌容器接取水样，以待分析。

② 地面水源：河水、湖水、池水等的采集，应在距岸 5m，距水面 15cm 处的深层取样。将无菌的、带瓶塞的小口瓶瓶口向下浸入目标水位，翻转小口瓶，使瓶口向上，除去瓶塞，水即流入瓶中。盛满后将瓶塞盖好，从水中取出。

（3）水中细菌总数的测定

① 水样的稀释：用 10 倍梯度稀释法稀释水样：自来水，选原液、10^{-1} 两种稀释度；地面水源，选 10^{-1}、10^{-2}、10^{-3} 三种稀释度；如水样污染严重，可选 10^{-2}、10^{-3}、10^{-4} 这三种稀释度。

② 加样：吸取各稀释度 1ml 水样注入无菌培养皿中，每个稀释度各做 2～3 个重复，并标记。

③ 混板法接种：将已融化并冷却至 45℃ 左右的牛肉膏蛋白胨琼脂培养基倒入②中平皿，每皿约 15ml，立即平面旋摇使水样与培养基充分混匀。

④ 空白对照：另取一空的无菌培养皿，吸取 1ml 灭菌蒸馏水，并倒入约 15ml 牛肉膏蛋白胨琼脂培养基，作为空白对照。

⑤ 培养：倒置于 37℃ 培养箱中培养 24h。

⑥ 观察结果：观察微生物生长状况，并计数。

⑦ 计算：首先选择平均菌落数在 30～300 个之间的，当只有一个稀释度的平均菌落数符合此范围时，按该平均菌落数乘以稀释倍数作为该水样的细菌总数；

当有两个稀释度的平均菌落数在 30～300 个之间时，按两者菌落数总数之比值来决定：当比值小于 2 时，取两者的平均数；当大于 2 时，取其中较小的菌落总数；

当所有稀释度的平均菌落数都大于 300 时，按稀释度最高的平均菌落数乘以稀释倍数计算；

当所有稀释度的平均菌落数都小于 30 时，按稀释度最低的平均菌落数乘以稀释倍数计算；

当所有稀释度的平均菌落数不在 30～300 个之间时，则以最接近 30 或 300 的平均菌落数乘以稀释倍数计算。

⑧ 结果报告：报告水中细菌总数。

2. 大肠菌群数的检测

（1）多管发酵法

1）自来水

①初发酵：在 2 个装有 50ml 三倍浓缩乳糖蛋白胨水培养基的三角瓶中各加入 100ml 水样；在装有 5ml 三倍浓缩乳糖蛋白胨水培养基的试管中各加入 10ml 水样。分别混匀后放入 37℃ 培养箱内，培养 24h（24h 未产气者继续培养至 48h）。

②平板分离：将经 37℃，24h 培养后产酸、产气及 48h 培养后产酸、产气的发酵瓶（管）中的菌液，分别划线接种在伊红美蓝琼脂平板上，在 37℃ 培养箱内培养 18～24h，将符合下列特征的菌落进行革兰染色并镜检：

（a）深紫黑色、有金属光泽；

（b）紫黑色、不带或略到金属光泽；

（c）淡紫红色、中心颜色较深。

③复发酵：挑取染色镜检为革兰阴性无芽孢杆菌的菌落，重新接种于单倍浓度的乳糖蛋白胨水培养基试管中，每管接同类型菌落 1～3 个，放置 37℃ 培养 24h，若产酸、产气，则证实有大肠菌群存在。根据初发酵试验的阳性管（瓶）数查表 6-2-1，得出大肠菌群数。

2）池水、河水或湖水

①稀释水样：将所采集水样稀释成 10^{-1}、10^{-2}。

②初发酵：分别吸取原水样、10^{-1} 水样、10^{-2} 水样各 1ml，注入装有 10ml 单倍浓度的乳糖蛋白胨水培养基试管中。将 10ml 和 100ml 的原水样分别注入装有 5ml 和 50ml 的三倍浓缩乳糖蛋白胨水培养基试管和三角瓶中。

③平板分离和复发酵实验同上述"自来水"。

所加水样体积为 100、10、1、0.1ml 的发酵管结果查看表 6-2-2；水样体积为 10、1、0.1、0.01ml 的发酵管结果查看表 6-2-3，得出每升水样中的大肠菌群数。

表 6-2-1 大肠菌群检数表

10ml 水样量的阳性管数 ＼ 100ml 水样量的阳性管数	0 每升水样中大肠菌群数/(个/L)	1 每升水样中大肠菌群数/(个/L)	2 每升水样中大肠菌群数/(个/L)
0	<3	4	11
1	3	8	18
2	7	13	27
3	11	18	38
4	14	24	52
5	18	30	70
6	22	36	92
7	27	43	120
8	31	51	161
9	36	60	230
10	40	69	>230

表 6-2-2 大肠菌群检数表

接种水样量/ml				每升水样中大肠菌群数/(个/L)
100	10	1	0.1	
−	−	−	−	<9
−	−	−	+	9
−	−	+	−	9
−	+	−	−	9.5
−	−	+	+	18
−	+	−	+	19
−	+	+	−	22
+	−	−	−	23
−	+	+	+	28
+	−	−	+	92

续表

接种水样量/ml				每升水样中大肠菌群数/(个/L)
100	10	1	0.1	
+	−	+	−	94
+	−	+	+	180
+	+	−	−	230
+	+	−	+	960
+	+	+	−	2380
+	+	+	+	>2380

注:"+"表示大肠菌群阳性;"−"表示大肠菌群阴性

表 6-2-3 大肠菌群检数表

接种水样量/ml				每升水样中大肠菌群数/(个/L)
10	1	0.1	0.01	
−	−	−	−	<90
−	−	−	+	90
−	−	+	−	90
−	−	+	+	95
−	+	−	−	180
−	+	−	+	190
−	+	+	−	220
+	−	−	−	230
−	+	+	+	280
+	−	−	+	920
+	−	+	−	940
+	−	+	+	1800
+	+	−	−	2300
+	+	−	+	9600
+	+	+	−	23800
+	+	+	+	>23800

(2)滤膜法

(1)滤膜测定法 利用滤膜过滤器装置(图 6-2-1),将 100ml 水样通过滤膜,使水样中细菌截留在滤膜上;用镊子夹取该滤膜,将滤膜放置于 EMB 琼脂平板上。

(2)培养 将培养皿倒置于 37℃培养箱内培养 22～24h。

(3)结果观察 在 EMB 琼脂平板上,大肠菌群呈紫黑色或淡紫红色,仅中心颜色较深,鉴别可疑菌落。

(4)染色镜检 挑取上述可疑菌落,进行革兰染色,镜检观察。

(5)验证试验 将符合革兰阴性,无芽孢杆菌者接种于乳糖蛋白胨半固体培养基,37℃培养 6～8h,产酸(培养基由紫色变为黄色)、产气(半固体培养基内有气泡)者,证实为大肠菌群阳性。操作流程见图 6-2-2。

(6)计算 1L 水样中的大肠菌群数=滤膜上的大肠菌群菌落数×10。

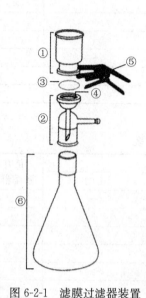

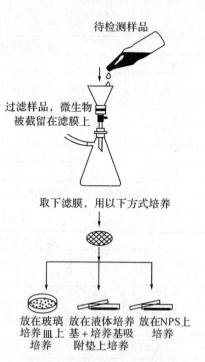

待检测样品

过滤样品，微生物
被截留在滤膜上

取下滤膜，用以下方式培养

放在玻璃　放在液体培养　放在NPS上
培养皿上　基+培养基吸　培养
培养　　　附垫上培养

图 6-2-1　滤膜过滤器装置　　　　　图 6-2-2　滤膜法流程示意图

①漏斗；②基座；③滤膜；④熔合在基座上的多孔
玻璃板；⑤夹子；⑥灭菌三角瓶

(五) 注意事项

(1)所有操作都需是无菌操作,所有器皿在使用前均应高压消毒灭菌处理,防止影响实验结果。

(2)每个稀释度用一支吸管。

(3)刻度吸管应从"0"刻度开始放溶液。

(4)吸管在量取溶液前,需先用被量取溶液润洗 2～3 次。

(5)菌落总数测定中,同一稀释度的两个平板,如果其中一个平板有较大片状菌苔生长,则不应采用,而以无片状菌苔生长的平板作为该稀释度平均菌落数;如果片状菌苔大小不到平板一半,而其余一半菌落分布均匀,则可将一半的菌落数乘以 2 来代表整个平板的菌落数。

三、测定皮肤、口腔中微生物分布技术

(一) 测定皮肤、口腔微生物分布的原理

正常人体的体表及其与外界相通的腔道,如口腔、鼻咽腔、眼结膜、肠道、泌尿生殖道等部位存在着不同种类和数量的微生物,正常情况下不致病,称为正常菌群,但在机体全身或局部免疫力下降或其他外部因素影响下也可以出现感染等而导致疾病。所以,人体体表及其与外界相通的腔道内能分离培养出致病菌,特别是咽喉部的咽拭子培养,对疾病的诊断和治疗有很大帮助。

检测人体皮肤表面的细菌:以手指表面皮肤为代表,用触摸法,于清洗及消毒前后进行取样培养,验证人体表面细菌的存在,并检测是否达到消毒的要求。

检测人体呼吸道的细菌：用棉签采集咽喉部标本或用咳碟法取样。

（二）实验器材及试剂

恒温培养箱、培养皿、棉签、酒精棉球、棉球、镊子、营养琼脂培养基、无菌脱纤维羊血、生理盐水。

（三）实验前准备

将包扎好的培养皿、棉签、棉球、镊子，以及制备好的培养基、生理盐水在 121.3℃高压灭菌 20min，备用。

（四）实验步骤

1. 准备平板

(1)融化培养基

(2)倒平板：将已融化的培养基冷却至 50℃左右，每个平板约 15ml，共 3 皿，待冷凝备用。将 3ml 的无菌脱纤维羊血加入到 30ml 的营养琼脂培养基中，倒平皿，每皿约 15ml，共两皿，冷凝备用。

2. 皮肤表面细菌的检查

(1)取营养琼脂平板 3 皿，分别做上如下记号：① 洗手前、② 洗手后、③ 酒精棉球消毒。

(2)洗手前用手指在①号培养基的表面画"＋"字。

(3)用肥皂洗手，并流水冲洗 3 次以上，用镊子取无菌棉球擦干手指，然后在②号培养基的表面画"＋"字。

(4)用酒精棉球消毒手指后，在③号培养基的表面画"＋"字。

(5)将上述平板倒置于 37℃培养箱培养 24h。

(6)观察结果：计数每块平板上的菌落数，并观察菌落特征（大小、颜色、形态、边缘等）。

3. 咽喉部微生物的检查

(1)涂抹法

① 取一皿血平板，用记号笔标上 4 号。

② 取无菌长棉签一根，蘸取少许无菌生理盐水，在咽部扁桃体部位轻滑一下取样，然后涂于 4 号平板顶端，接着往下做"之"字形划线(图 6-2-3)。

③ 将上述平板倒置于 37℃培养箱培养 24h。

④ 观察结果并记录。

(2)咳碟法

① 另取一皿血平板，用记号笔标上 5 号。

② 打开 5 号培养皿的盖子，将培养基置于口腔约 15cm 处，对准培养基表面用力咳嗽 3～4 次，盖上培养皿盖。

③ 将上述平板倒置于培养箱内，37℃培养 24h。

④ 观察结果并记录：计数每块平板上的菌落数，并观察菌落特征（大小、颜色、形态、边缘等）。

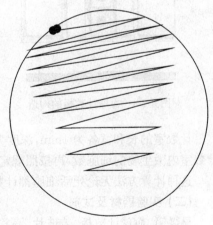

图 6-2-3 "之"字形划线法

（五）注意事项

(1)必须在无菌超净台内进行无菌操作，所有器皿在使用前均应高压消毒灭菌处理，防止影响实验结果。

(2)用指腹划"十",并且要轻,避免划破培养基,影响观察。

(3)每个接种的平皿都要做好标记。

四、微生物数目直接计数技术

(一)微生物数目直接计数原理

测定微生物的方法有很多种,常用的有显微直接计数法、平板计数法。本实验采用显微直接计数法,即利用血球计数板在显微镜下直接计数。各种单细胞菌体的纯培养悬浮液、菌体较大的酵母菌、霉菌孢子、放线菌、真菌原生质体等均可利用血球计数板来计数。计数时将菌悬液(或孢子悬液)放在血球计数板的计数室内,由于载玻片上的计数室盖上盖玻片后容积是一定的,为 $0.1mm^3$,因此可根据在显微镜下观察到的微生物数目换算为原菌悬液(或孢子悬液)中的微生物数目。

血球计数板是一块比普通载玻片厚,使用优质厚玻璃制成的特制玻片。玻片中有四条凹下的槽构成三个平台,中间的平台较宽,其中间又被一短横槽隔为两半,每个半边上面各刻有一个方格网,方格网上刻有 9 个大方格,其中只有中间的一个大方格为计数室(图 6-2-4)。计数室通常有两种规格,一种是大方格内分 16 中格,每一中格又分为 25 小格。另一种是一大方格内分为 25 中格,每一中格分为 16 小格。但是,不管哪种规格,它们都是由 $16 \times 25 = 400$ 个小方格组成的(图 6-2-5)。

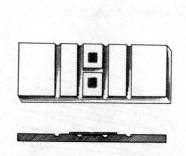

图 6-2-4　血球计数板的构造

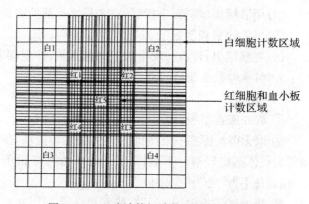

白细胞计数区域

红细胞和血小板计数区域

图 6-2-5　血球计数板计数网的分区和分格

计数室的长和宽各为 1mm,深度为 0.1mm,故体积为 $0.1mm^3$,只要在显微镜下计算出计数室内微生物的细胞数,再按照规定方法及计算公式运算后,即可得出实际数值。

这种计算方法无论死活细胞都计数在内,为了容易计数,计数前需对样品作适当稀释。

(二)实验器材及试剂

显微镜、血球计数板、盖玻片、滴管、擦镜纸、啤酒酵母菌悬液、0.1%亚甲蓝染液、生理盐水。

(三)实验步骤

1. 稀释

取啤酒酵母菌悬液一管(约 5ml),加生理盐水适当稀释,以每小格中菌数可数为宜(5～10 个)。

2. 染色

在啤酒酵母菌悬液中加入 0.1‰亚甲蓝染液 0.5ml,摇匀,使啤酒酵母菌着色。

3. 加样

取干净的血球计数器盖上盖玻片,用无菌滴管由盖玻片边缘滴一小滴(不宜过多),让菌液自行渗入,并充满计数器,注意不可有气泡产生。

4. 显微计数

静置 5min 后,将血细胞计数器置于显微镜载物台上,先用低倍镜找到计数室所在位置,然后换成高倍镜进行计数。一般以每小格内有 5~10 个菌体为宜。计数需重复两次,若两次数据相差太大,则需重新计数。

如果使用 16(中)×25(小)的计数板,要按对角线方位左上、右上、左下、右下四个中格(即 100 小方格)的细菌数计数。如果使用 25(中)×16(小)的计数板,除了取其 4 个角方位外,还需再数中央的一个中格(即 80 个小方格)的细菌数计数。操作过程中要不断调节细准焦螺旋,以便能看到计数室内不同深度的细胞或孢子。凡落在中格左方和上方双线上的细胞或孢子都计算在内,而落在右方和下方的细胞或孢子都不计算在内。

5. 计算

16(中)×25(小)计数板:

菌数/ml=100 小方格内菌数÷100×400×10⁴×稀释倍数

25(中)×16(小)计数板:

菌数/ml=80 小方格内菌数÷80×400×10⁴×稀释倍数

6. 清洗

计数完毕,将计数器用清水冲洗干净,洗完后,晾干或用电吹风吹干,镜检,观察是否残留菌体或其他沉淀物。若不干净,则必须重洗至干净为止。

(四) 注意事项

(1)计数时,应按一定顺序进行,对于压线的细胞,可按计数上与右、不计下与左的原则,以免重复计数。

(2)若发现菌液太稀或太浓,应重新稀释。

(3)细胞的折光率和水的折光率相近,观察时应适当关小光圈并减弱光照的亮度。

(4)应适当使用调节器调节焦距,将处于不同深度的细胞全部计算在内。

(5)每个样品重复 2~3 次,若两次差别较大,应重测。

(6)清洗计数板时,切记勿用硬物洗刷。

五、微生物大小测定技术

(一) 微生物大小测定原理

在一定的条件下,各类微生物细胞的大小是微生物基本形态特征之一,可作为分类鉴定的依据。微生物的细胞很小,因此只能借助显微镜,并采用测微尺来测量其大小。

测微尺由目镜测微尺(图 6-2-6)和镜台测微尺(图 6-2-7、图 6-2-8)组成一套,目镜测微尺是一块圆形玻片,中央 5mm 长分为 50 等分。使用时,将其放在目镜中的隔板上。镜台测微尺是中央部分刻有精确等分线的载玻片。每 1mm 等分为 100 小格,每小格等于 0.01mm,是用来专门校正目镜测微尺的。

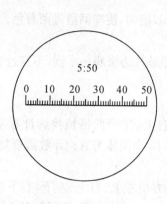

图 6-2-6　目镜测微尺

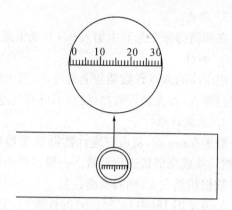

图 6-2-7　带镜台测微尺的载玻片

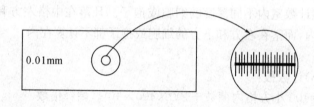

图 6-2-8　带镜台测微尺的载玻片

由于镜台测微尺是放在载物台上的,与标本同位置,因此与标本是同一放大倍数,从镜台测微尺上得到的读数就是细胞的真实大小。在一定放大倍数下,先用镜台测微尺校正目镜测微尺,求出目镜测微尺每格所代表的实际长度,然后移去镜台测微尺,换上待测标本,用目镜测微尺测出细胞的大小,根据目镜测微尺每格所代表的实际长度,就可求出细胞的实际大小。如:目镜测微尺的 10 小格正好等于镜台测微尺的 4 小格,已知镜台测微尺每格为 $10\mu m$,则 4 小格的长度为 $4\times10=40(\mu m)$,那么目镜测微尺上每格的实际长度为 $40\div10=4(\mu m)$。

（二）实验器材及试剂

显微镜、测微尺、接种环、载玻片、盖玻片、擦镜纸、吸水纸、香柏油、滴管、酵母菌标本、大肠埃希菌标本、金黄色葡萄球菌标本。

（三）实验步骤

1. 目镜测微尺的安装

取下目镜,将目镜测微尺放入目镜的中隔板上,使有刻度的一面朝下,如图 6-2-9 所示。

2. 镜台测微尺的安装

将镜台测微尺置于显微镜的载物台上,使有刻度的一面朝上。

3. 目镜测微尺的校正

（1）先用低倍镜观察,待看清镜台测微尺的刻度后,将

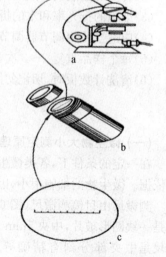

图 6-2-9　目镜测微尺的安装

镜台测微尺移至视野中央,调准焦距,转动目镜,使目镜测微尺的刻度与镜台测微尺的刻度相平行,并使两尺的左边第一条线相重合,再向右寻找另外一条重合的刻度线,记录两重叠刻度线间的目镜测微尺与镜台测微尺的格数,由下列公式计算出目镜测微尺每格所代表的长度。

目镜测微尺每格所代表的长度 $l(\mu m)$＝两重叠刻度线间镜台测微尺的格数×10

÷两重叠刻度线间目镜测微尺的格数

(2) 转换高倍镜校正。

(3) 在镜台测微尺盖玻片上滴加香柏油,然后转换油镜校正。校正情况如图 6-2-10 所示。

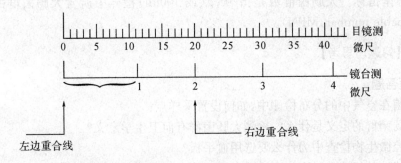

图 6-2-10 目镜测微尺和镜台测微尺校正情况

4. 细菌的大小测定

(1) 取下镜台测微尺,换上细菌标本片。

(2) 测量细菌的长度占目镜测微尺的格数(n),然后算出菌体的实际长度(μm)。

(3) 在同一标本上测量 10 个细胞,取平均值。

$$L＝n×l$$

(四) 注意事项

(1)标定后的目镜测微尺的长度,仅适用于标定时所用的显微镜的目镜和物镜的放大倍数。

(2)若要更换物镜或目镜,必须再进行校正标定。

(3)最好选用对数生长期的菌种进行细胞大小测定。

(4)目镜测微尺和镜台测微尺两个重合点的距离越长,则所测得的数字越准确。

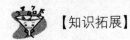 【知识拓展】

土壤、水、空气的细菌学检测

引起传染病流行的媒介或来源往往是被病原微生物污染的土壤、水和空气,因此进行土壤、水和空气的细菌学检查,并测定细菌对土壤、水、空气的污染程度和污染性质,对传染病的预防和控制,以及环境的卫生学监督和保护都具有重要的意义。由于污染土壤、水和空气的病原菌和其他病原微生物的种类多、数量少,某些病原微生物检查需要复杂的设备和条件,逐一检查难度较大且可能不易检出,因此常以细菌总数和大肠菌群数等的测定作为细菌学指标。

细菌总数是指在营养琼脂平板上,在一定条件下,培养一定时间后单位重量(g)、容积(ml)、表面积(cm^2)或体积(m^3)的被检样品所形成的细菌菌落的总数。它反映了一群在普通营养琼脂上生长的、嗜温的、需氧和兼性厌氧细菌的菌落总数,常被作为被检品受污染程度的标志,是土壤、水、空气及食品等卫生学评价的依据。

大肠菌群是指一群在 37℃下培养 24h 能分解乳糖产酸产气、需氧和兼性厌氧的革兰阴性无芽孢杆菌。大肠菌群主要包括埃希菌属、枸橼酸菌属、肠杆菌属、克雷伯菌属中的一部分和沙门菌属肠道亚种的细菌,主要来源于人及温血动物的粪便,常作为土壤、水和食品受粪便污染的指示菌,并以其含量来判定卫生质量,有时为了确切地反映粪便污染程度,也用粪大肠菌群作指标。大肠菌群数是指 100g(或 100ml)检样中所含大肠菌群的最可能数(most probable number,MPN)。

 【习题与思考】

一、简答题

1. 细菌在空气中的分布检测中,如何设置采样点?
2. 大肠菌群的定义是什么? 检测大肠菌群有何卫生学意义?
3. 口腔微生物检查中为什么要选用血平板?
4. 血球计数板计数时为什么计数室内不能有气泡? 试分析产生气泡的可能原因。

REFERENCES 参考文献

[1] 黄贝贝,陈电容. 微生物学与免疫学基础. 北京:化学工业出版社,2009

[2] 周海鸥,蒋锦琴. 药学微生物及技术. 杭州:浙江大学出版社,2011

[3] 周长林. 微生物学. 第二版. 北京:中国医药科技出版社,2009

[4] 周德庆. 微生物学教程. 第二版. 北京:高等教育出版社,2005

[5] 李榆梅. 药学微生物实用技术. 北京:中国医药科技出版社,2008

[6] 徐威. 微生物学实验. 北京:中国医药科技出版社,2008

[7] 黄贝贝,凌庆枝. 药用微生物学实验. 北京:中国医药科技出版社,2008

(楼天灵)

项目七　微生物生理与生化检测技术

知识目标

- 掌握微生物代谢的特点及微生物代谢产物的应用；
- 熟悉鲎试剂法原理，鲎试剂法操作要点；家兔升温法操作要点及结果判断原则；
- 了解微生物菌体酶，微生物的呼吸及微生物代谢过程，了解热原质的性质及消除方法。

能力目标

- 能进行微生物生化试验操作，对微生物进行初步鉴定；
- 能分析家兔升温法结果，并作结果判断；
- 会用鲎试剂法（凝胶限量法）测定药品中细菌内毒素，并作正确的判断分析；
- 规范检验操作，学会检验过程的监控。

素质目标

- 在工作中具备严谨求实、一丝不苟、自律、刻苦、向上的良好职业素质；
- 具备科学严谨的工作态度和实事求是的工作作风；
- 在检验工作中，具有总结、归纳、分析问题的能力，具备团结协作精神。

任务 7-1　微生物的代谢

知识目标

- 掌握微生物分解代谢及常用的生化反应原理；
- 熟悉微生物合成代谢产物及其应用；
- 了解微生物酶的种类及微生物呼吸过程。

技能目标

- 能说明微生物分解代谢原理并设计实验；
- 能区别各种微生物合成代谢产物并说明其用途；
- 能举例说明微生物的三种呼吸类型。

【背景知识】

　　微生物和其他生物一样,必须不断地进行新陈代谢才能生存。新陈代谢是细胞内发生的各种化学反应的总称,包括一系列极其复杂的生化反应,由分解代谢和合成代谢两个方面组成。分解代谢(catabolism)又称异化作用,指的是将复杂的化合物分解成简单化合物的过程,往往伴随着能量的释放;合成代谢(anabolism)又称同化作用,是指由简单化合物合成复杂大分子乃至细胞结构物质的过程,该过程需要吸收能量。

　　分解代谢为合成代谢提供能量和简单化合物,而合成代谢的生成物又可供给分解代谢分解,所以合成代谢与分解代谢是对立统一的两个方面,相辅相成,同时存在并相互耦联地进行。

【任务内容】

一、微生物的酶

　　酶是细胞合成的特殊蛋白质,具有专一的催化活性,是生物催化剂。微生物作为一个独立生活的单细胞生物,具有多种酶类。按照不同的分类方法可将微生物体内的酶分为各种类型。

(一) 按存在部位分类

　　微生物必备之酶,称为固有酶,按存在部位,可划分为胞外酶和胞内酶。

　　(1)胞外酶　是由微生物细胞膜产生,分泌到微生物细胞外积累于基质中的酶。胞外酶多为水解酶,主要与微生物吸收利用某些营养物质有关,如蛋白酶、淀粉酶、纤维素酶等,能水解细胞外的一些复杂大分子物质为简单的小分子化合物,使其易于透过细胞膜被微生物所吸收。某些致病菌产生的胞外酶,与微生物的毒力有关,如卵磷脂酶、透明质酸酶等。

　　(2)胞内酶　胞内酶在细胞内产生,不分泌到细胞外,催化细胞内进行的各种生化反应。如氧化还原酶类、裂解酶类、异构酶类和连接酶类等,是微生物呼吸和代谢不可缺少的酶类。

(二) 按产生方式分类

　　可将微生物的酶分为组成酶和诱导酶。

　　(1)组成酶　是微生物固有产生,由遗传性决定的,不管微生物生活的环境中有无该酶的作用基质,均不影响其产生,微生物的酶多为组成酶。

　　(2)诱导酶　又称适应酶,是微生物为适应环境而产生的酶,如大肠杆菌分解乳糖的β-半乳糖苷酶;耐青霉素的金黄色葡萄球菌产生的β-内酰胺酶,当环境中含有相应的基质,如乳糖或青霉素存在时,这些酶的含量就迅速增加;当底物或诱导物移走后,酶的产生停止,这类酶的合成一般受多基因调控。

(三) 按专属性分类

　　可将微生物的酶分为共有酶和特有酶。

　　(1)共有酶　细胞内的酶种类繁多,其中很多酶在不同类型的菌体内都具有,如参与微生物基础代谢的一些酶,这些酶在细胞内催化的生化反应过程相似,称之为共有酶。

　　(2)特有酶　少数酶只存在于某些特殊类型的微生物细胞内,所催化的生化反应往往是该类微生物所特有的,称为特有酶。因此,所产生的代谢过程和代谢产物也不完全一样,可利用特有酶对微生物的生物化学反应来鉴别微生物种类,对诊断疾病也有一定实际意义。

近年来,在遗传工程研究中,发现许多微生物如大肠杆菌菌体内含有防御作用的限制酶(restriction enzyme)和修饰酶(modification enzyme),称限制与修饰系统(R-M 系统)。该系统能区别自己与非已的 DNA,对外来非己的 DNA 通过限制性核酸内切酶的作用,使其降解;对自己的 DNA 由修饰甲基化酶使核苷酸甲基化,使之免受限制性内切酶作用。这个系统的酶现已被分离和纯化的有近百种,可作为分子生物学研究的工具酶使用。

二、微生物的呼吸

大多数微生物必须从物质的氧化过程中获得能量,而一个物质的氧化必然伴随着另一物质的还原。所谓呼吸就是产生能量的生物发生氧化还原的过程。基质的氧化,主要是以脱氢和失去电子方式实现的。一般将以无机物为受氢体的称为呼吸,以有机物为受氢体的称为发酵。根据在呼吸中最终的氢(或电子)受体不同,将微生物分为三种呼吸类型。

(一) 需氧呼吸

需氧呼吸是以氧分子作为最终电子(或氢)受体的氧化作用。需氧菌以及兼性厌氧菌在有氧情况下都进行需氧呼吸以获得能量。需氧呼吸时从代谢产物上脱下的氢和电子,通过呼吸链逐步传递,最终为分子氧所接受而生成水。同时在上述氧化过程中伴有氧化磷酸化作用。以葡萄糖为例,每摩尔葡萄糖彻底氧化,生成 CO_2 和 H_2O 并释放出 3632kJ 自由能,其中约 40% 贮存在 ATP 中,其余以热的形式散失。

(二) 无氧呼吸

无氧呼吸是指以无机含氧化合物,如 NO_3^-、SO_4^{2-} 或 CO_2 等,代替分子氧作为最终电子(或氢)受体的氧化作用。一些厌氧菌和兼性厌氧菌在无氧条件下可进行无氧呼吸获得能量。在无氧呼吸中,底物脱下的氢和电子,经过细胞色素等一系列中间传递体传递,并伴有氧化磷酸化作用,生成 ATP,但比有氧呼吸产生能量少。

(三) 发酵

发酵是指电子(或氢)的供体和受体都是有机物的氧化作用,有时最终电子(或氢)受体就是供体的分解产物。这种氧化作用不彻底,最终形成还原型产物,因此只能放出部分自由能,其中一部分自由能贮存在 ATP 中,其余以热的形式散失。

三、微生物的代谢过程

作为原核型单细胞微生物,微生物的代谢方式同其他生物甚至高等生物既有相似之处,也有其自身的特点。

(一) 分解代谢

微生物的类型不同,能利用的营养物质种类亦不同。对某些相对分子质量较大、结构复杂的营养物质如多糖、蛋白质及脂类等一般难以直接利用,通过相应的胞外酶将其降解为小分子物质后,再吸收利用;而一些结构简单的有机化合物如葡萄糖、氨基酸等则很容易被微生物分解利用。分解代谢主要为微生物合成代谢提供能量和用于合成生物大分子的前体简单化合物。

1. 糖的分解

营养物质中的多糖,先经微生物分泌的胞外酶水解,分解为单糖(一般为葡萄糖),进而转化为丙酮酸,多糖→单糖→丙酮酸,这一基本过程是一致的;而丙酮酸的利用各类微生物则不尽相同,需氧菌将丙酮酸经三羧酸循环彻底分解成 CO_2 和水,在此过程中产生各种代谢产物。厌氧菌则发酵丙酮酸,产生各种酸类(如甲酸、乙酸、丙酸、乳酸、琥珀酸等)、醛类(如乙醛)、醇类(如乙醇、乙酸甲基甲醇、丁醇等)、酮类(如丙酮)。在无氧条件下,不同厌氧菌对丙酮酸发酵途径不同,其代谢产物也不同。

2. 蛋白质分解

蛋白质首先经微生物胞外酶的作用分解为蛋白胨,再进一步分解成短肽,才能被吸收进入菌体,再经肽酶水解成游离的氨基酸。

能分解蛋白质的微生物不多,而蛋白酶又有较强的专一性,故可根据分解蛋白质的能力差异对一些微生物的特性进行鉴定。如明胶液化、牛乳胨化等都是微生物分解利用蛋白质的现象。能分解氨基酸的微生物比能分解蛋白质的微生物多,其分解能力也不相同。微生物既可直接利用吸收的氨基酸来合成蛋白质,也可将氨基酸进一步分解利用。氨基酸分解的方式有脱氨作用、脱羧作用、转氨作用。

(1)脱氨作用 是分解氨基酸的主要方式。微生物类型、氨基酸种类与环境条件不同,脱氨方式也不同。脱氨作用主要有氧化、还原、水解等方式,生成各种有机酸和氨。

(2)脱羧作用 许多微生物细胞内含有氨基酸脱羧酶,可以催化氨基酸脱羧产生有机胺和二氧化碳。

(3)转氨作用 转氨作用是氨基酸上的 α-氨基通过相应的转氨酶催化转移到 α-酮酸的酮基位置上,分别生成新的 α-酮酸和 α-氨基酸。该过程是可逆的。

3. 微生物对其他物质的分解

微生物除能分解糖和蛋白质外,对一些有机物和无机物也可分解利用。各种微生物产生的酶不同,其代谢的基质不同,代谢的产物也不一样,故可用来鉴别微生物。

(1)对其他有机物的分解 如变形杆菌具有尿素酶,可以水解尿素,产生氨。乙型副伤寒沙门菌和变形杆菌都有脱巯基作用,使含硫氨基酸(胱氨酸)分解成氨和硫化氢。

(2)对其他无机物的分解 产气杆菌分解柠檬酸盐生成碳酸盐,并分解培养基中的铵盐生成氨。微生物还原硝酸盐为亚硝酸盐、氮或氨气的作用,称为硝酸盐还原作用。如大肠杆菌可使硝酸盐还原为亚硝酸盐,沙雷菌属可使硝酸盐或亚硝酸盐还原为氮。

(二)合成代谢

微生物的合成代谢与其他生物细胞相似,是利用分解代谢产生的能量、中间产物以及从外界吸收的小分子营养物为原料,合成菌体的各种复杂组成成分的过程。与分解代谢相比,合成代谢是一个消耗能量的过程,合成代谢的三要素是 ATP、还原力和小分子前体物质。微生物进行的最重要的合成代谢是细胞内蛋白质、多糖、脂类、核酸等物质的合成。

四、微生物的代谢产物

伴随着代谢的进行,微生物产生大量的代谢产物,其中有些是微生物生长所必需的,有些产物虽然并非微生物必需,但可用于鉴别微生物,还有些与微生物致病性有关。

(一)分解代谢产物和相关的生化反应

微生物在分解代谢过程中,因其具备的酶各不相同,故其分解代谢产物随菌种不同而有差异,可以通过检测各种代谢产物借以鉴别微生物,尤其用以鉴别肠道杆菌。这种方法称为生化试验,通常也称为微生物的生化反应。

1. 糖发酵试验

微生物能分解发酵多种单糖,产生能量和酸、醛、醇、酮、气体(如 CO_2、H_2)等代谢产物。微生物对各种糖的分解能力及代谢产物不同,可借以鉴别微生物。一般在培养基中加入某种单糖和指示剂,以此鉴定微生物利用单糖的情况。如大肠杆菌能分解葡萄糖和乳糖产酸、产气,而伤寒杆菌只能分解葡萄糖产酸、不产气。

2. 甲基红试验

微生物能分解培养基中的葡萄糖产酸,使培养液的 pH 值降低,加入甲基红来验证产酸情况称为甲基红试验。产气杆菌使丙酮酸脱羧生成中性的乙酰甲基甲醇,故生成的酸类较少,培养液最终 pH 高于 5.4,加甲基红指示剂呈橘黄色,为甲基红试验阴性;大肠杆菌分解葡萄糖产生丙酮酸,进一步分解丙酮酸产酸,使培养液 pH<4.5,加甲基红指示剂呈红色,为甲基红试验阳性。

3. Vi-P 试验

产气杆菌在含有葡萄糖的培养基中,能分解葡萄糖产生丙酮酸,进一步脱羧形成中性的乙酰甲基甲醇,其在碱性溶液中氧化成二乙酰,二乙酰可与培养基中含胍基的化合物发生反应,生成红色化合物,称 Vi-P 试验阳性;大肠杆菌不能生成乙酰甲基甲醇,最终培养液的颜色不能变红,为 Vi-P 试验阴性。

4. 枸橼酸盐利用试验

产气杆菌可利用枸橼酸盐为碳源,在仅含枸橼酸盐作为唯一碳源的培养基中能生长,分解枸橼酸盐产生 CO_2,再转变为碳酸盐,使培养基中 pH 值由中性变为碱性,从而使含有溴麝香草酚蓝(BTB)指示剂的培养基由中性的绿色变为蓝色,为枸橼酸盐利用试验阳性;而大肠杆菌不能利用枸橼酸盐作为碳源,故在此培养基中不能生长,培养基中指示剂不变色,为阴性反应。

5. 吲哚试验

有些微生物如大肠杆菌、变形杆菌、霍乱弧菌含有色氨酸酶,能分解培养基中的色氨酸,生成吲哚。如在培养液中加入对二甲基氨基苯甲醛(吲哚试剂),则可以生成红色的玫瑰吲哚,为吲哚试验阳性;而产气杆菌、伤寒沙门菌则无色氨酸酶,不能形成吲哚,故吲哚试验阴性。

6. 硫化氢试验

变形杆菌、乙型副伤寒杆菌等能分解胱氨酸、半胱氨酸等含硫氨基酸产生硫化氢,在培养基中加入铅或铁化合物,硫化氢可与之反应形成黑色的硫化铅或硫化亚铁,为硫化氢试验阳性。

7. 尿素酶试验

变形杆菌具有尿素酶,能迅速分解尿素产生氨,使培养基碱性增加,加酚酞指示剂呈红色,此为尿素酶试验阳性;沙门菌无尿素酶,培养基颜色不改变,则为尿素酶试验阴性。

微生物的生化反应是鉴别微生物的重要方法之一,尤其对菌形、革兰染色反应和菌落形态相同或相似的微生物更为重要。其中吲哚试验(I)、甲基红试验(M)、Vi-P 试验(V)和枸橼酸盐利用试验(C)合称为 IMViC 试验,常用于肠道杆菌鉴定。典型的大肠杆菌 IMViC 试验结果是"++——",而产气杆菌是"——++"。

(二) 合成代谢产物

微生物在合成代谢过程中,除了合成蛋白质、核酸、糖类、脂类等菌体自身成分外,还合成一些比较复杂的特殊产物。这些产物有的与致病性有关,有的具有药用价值,有的可用于鉴别微生物。

1. 热原质(pyrogen)

热原质是一种耐热物质,大多数为革兰阴性菌细胞壁的脂多糖。将它注入人体或动物体内,可以引起发热反应,故称为热原质。药液、器皿等如被微生物污染,即可能产生热原质,输入机体后可引起严重发热反应甚至导致死亡。热原质耐高温,高压蒸汽灭菌不能将它破坏,需用180℃4h,250℃45min 或 650℃1min 的高温处理,或用强酸、强碱、强氧化剂煮沸30min 方可破坏。用特殊吸附剂处理或超滤膜过滤可除去液体中的热原质。蒸馏法去热原质效果较好,但有一定局限性。在制药工业尤其是制备大输液时,必须无菌操作,严防热原质污染水、原料和设备等,以避免由热原质引起的不良反应。

2. 毒素(toxin)

许多微生物特别是致病菌能合成对人体和动物有毒害作用的毒素,包括内毒素和外毒素。

(1)内毒素(endotoxin) 大多为革兰阴性菌细胞壁的结构物质如脂多糖中的类脂 A,该毒素不能向胞外分泌,只有在微生物死亡或崩解后才能释放出来,故称为内毒素。内毒素毒性较弱。

(2)外毒素(exotoxin) 主要是革兰阳性菌产生的蛋白质,产生后可以分泌到胞外,毒性强且具高度的选择性。如白喉毒素、破伤风毒素、炭疽毒素及肉毒毒素等。

3. 酶类

多种致病菌能合成侵袭性酶类,能增强微生物的侵袭力,造成机体的损伤,如链球菌产生的透明质酸酶、产气荚膜杆菌产生的卵磷脂酶等。侵袭性酶类以及上述毒素在微生物致病性中甚为重要。

4. 细菌素(bacteriocin)

细菌素是某些细菌产生一种有抗菌作用的蛋白质。它与抗生素有些相似,但其作用范围窄,仅对与产生菌亲缘关系较近的细菌有杀伤作用。由于敏感菌表面有相应的受体,可吸附细菌素,进而导致菌体死亡。

细菌素的产生主要是受细胞内的质粒控制,往往按产生菌来命名。如大肠杆菌产生的大肠菌素、铜绿假单胞菌产生的绿脓菌素,还有变形菌素、弧菌素等。细菌素一般不用于抗菌治疗,但由于其作用的特异性,可用于细菌的分型和流行病学调查。

5. 抗生素(antibiotics)

过去曾称抗菌素,是由某些微生物在代谢过程中产生的一种抑制或杀死其他微生物的物质,抗生素大多由放线菌和真菌产生,细菌产生的较少。

6. 维生素(vitamin)

多数微生物都能利用周围环境中的氮源或碳源合成自身生长所需的维生素,其中某些类型的微生物还能将合成的维生素分泌到菌体外。如人和动物大肠中的大肠杆菌在肠道中能合成 B 族维生素(B_6、B_{12})及维生素 K 等,可被人体吸收利用,对维持肠道的生理环境起着重要的作用。

7. 色素(pigment)

许多微生物在一定条件下能产生某些色素,使菌落或培养基带有一定的颜色。微生物产生的色素颜色是固定的,有助于微生物的分类、鉴定。包括:

(1)水溶性色素　可向菌落周围的培养基扩散,使培养基带上相应颜色,如铜绿假单胞菌产生的绿脓菌素可使培养基呈绿色。

(2)脂溶性色素　不溶于水,色素保持在菌细胞内,仅使菌落着色,而培养基颜色不变,如金黄色葡萄球菌产生的金黄色色素。

【知识拓展】

1. 微生物初级代谢产物与次级代谢产物的区别与联系

	初级代谢产物	次级代谢产物
作用	生长发育所必需	对自身无明显生理功能,或并非生长发育所必需
产生时期	生长全过程一直在产生	生长到一定阶段(稳定期)
分布	细胞内	细胞内或外
种的特异性	无(不同种类微生物细胞内基本相同)	有(不同种类微生物细胞内不相同)
化学结构	比较简单	十分复杂
举例	氨基酸、核苷酸、多糖、脂质、维生素等	抗生素、毒素、激素、色素等
相同点	都是在微生物细胞的调节下有步骤地产生的	

2. 微生物代谢的调节

		酶合成的调节	酶活性的调节
	调节对象	诱导酶的合成	已有酶(组成酶和诱导酶)的活性
	调节结果	酶的种类和数量增加	酶的活性发生变化
	特点(效果)	间接、缓慢	快速、精确,变化是可逆的
区别	调节机制	基因(表达)水平上的调节,控制酶的合成,通过酶量的变化来调节并控制代谢速率	代谢水平的调节(反馈抑制),代谢过程中产生的产物与酶可逆性地结合,使酶的结构产生变化,导致酶的活性发生变化
	调节意义	保证代谢的需要,又避免细胞内物质和能量的浪费,增强了微生物的适应能力。如大肠杆菌分解乳糖	避免代谢产物积累过多。如谷氨酸发酵过程中,当谷氨酸过量时就会反馈性抑制谷氨酸脱氢酶的活性
联系		同时存在,密切配合,高效、准确控制代谢的正常进行	

【习题与思考】

一、选择题

1. 微生物中蛋白质合成是(　　)的一个方面。

A. 分解代谢　　　　　　　B. 光合作用　　　　　C. 合成代谢

D. 化学渗透　　　　　　　E. C、D 项

2. 在无氧条件下,葡萄糖经发酵成为　　　　　　　　　　　　　　　　　　（　　）

A. 乳酸　　　　　　　　　B. 乳酸＋乙醇　　　　C. 乳酸＋乙酸

D. 乙醇＋CO_2　　　　　　E. 以上都对

3. 抗生素属于微生物代谢中的　　　　　　　　　　　　　　　　　　　　　（　　）

A. 主流代谢产物　　　　　　　　　　B. 中间代谢产物

C. 次生代谢产物　　　　　　　　　　D. 大分子降解产物

4. 典型的大肠埃希菌 IMViC 试验结果为　　　　　　　　　　　　　　　　（　　）

A. ＋＋－－　　　　　　　　　　　　B. ＋－－＋

C. －＋＋－　　　　　　　　　　　　D. －＋－＋

5. 对关于热原质特性的叙述中,错误的是　　　　　　　　　　　　　　　　（　　）

A. 多由革兰阴性菌产生　　　　　　　B. 化学组成为多糖

C. 可被高压灭菌破坏　　　　　　　　D. 微量注入机体可引起发热

二、简答题

1. 说明微生物的三种呼吸类型。

2. 药品中如存在热原质有何危害？如何消除热原质？

（叶丹玲）

任务 7-2　生化检测技术

 学习目标

知识目标

● 掌握 I、M、Vi、C检测技术的原理；

● 了解生化检测技术在药品检测、食品检测、环保等行业中的实际应用。

技能目标

● 学会 I、M、Vi、C四个试验的操作；

● 能分析微生物生化检测结果，给出正确的判断；

● 将微生物接种、培养、分离等基础技术正确应用于微生物生化检测中。

【背景知识】

　　不同的细菌在代谢过程中产生的酶不完全相同,对相同物质的分解能力也不一样,因此代谢产物也有差别。利用生化反应的现象差异是鉴别细菌的重要手段。实验的种类和方法很多,本任务检测原理见任务 7-1"微生物的代谢"。

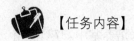 【任务内容】

一、糖发酵试验

1. 检测材料

（1）菌种　大肠杆菌、伤寒杆菌新鲜斜面培养物。

（2）培养基　葡萄糖发酵管、乳糖发酵管培养基（即在蛋白胨水中加入 0.5～1g 糖类、酸碱指示剂和一个倒置的杜氏小管）。试管内酸碱指示剂是溴甲酚紫，颜色变化范围是 pH5.2（黄色）～pH6.8（紫色）

（3）其他　接种环、酒精灯等

2. 检测方法

（1）以无菌的方法接种大肠杆菌于葡萄糖发酵管、乳糖发酵管中，伤寒杆菌同样操作，做好标记。

（2）同时取空白试管作为对照（不接菌），一起置于 37℃温箱中培养 18～24h，观察结果。

3. 结果判断

若细菌能分解糖而产酸则能使指示剂变色，用"＋"表示；若同时产气则杜氏小管中有气泡以"⊕"表示；若细菌不分解糖则不能产酸，指示剂不变色，小倒管内也无气泡，则以"－"表示。

二、吲哚试验

1. 检测材料

（1）菌种　大肠杆菌、产气杆菌新鲜斜面培养物。

（2）培养基　蛋白胨水培养基。

（3）试剂　吲哚试剂（柯氏试剂）。

（4）其他　接种环、酒精灯等。

2. 检测方法

（1）分别以无菌的方法接种大肠杆菌、产气杆菌于蛋白胨水培养基中，置37℃温箱中培养 48h。

（2）取出后每管滴加 10 滴柯氏试剂，摇匀后静置数分钟观察结果。

3. 结果判断

若培养基表面形成玫瑰红色，则该反应为阳性；若培养基表面仍为黄色则该反应为阴性。

三、甲基红试验

1. 检测材料

（1）菌种　大肠杆菌、产气杆菌新鲜斜面培养物。

（2）培养基　葡萄糖蛋白胨水培养基。

（3）试剂　甲基红试剂。

（4）其他　接种环、酒精灯等。

2. 检测方法

（1）分别以无菌的方法接种大肠杆菌、产气杆菌于葡萄糖蛋白胨水培养基中，37℃温箱中培养48h。

（2）取出后分别滴加甲基红试剂2～3滴，立即观察结果。

3. 结果判断

培养基变为红色者为阳性，否则为阴性。

四、V-P(Voges-Proskauer)试验

1. 检测材料

（1）菌种　大肠杆菌、产气杆菌新鲜斜面培养物。

（2）培养基　葡萄糖蛋白胨水培养基。

（3）试剂　40%氢氧化钾溶液，6% α-萘酚酒精溶液。

（4）其他　接种环、酒精灯等。

2. 检测方法

（1）分别以无菌的方法接种大肠杆菌、产气杆菌于葡萄糖蛋白胨水培养基中，37℃温箱中培养48h。

（2）取出后分别滴加40%氢氧化钾溶液10～20滴，摇匀后再滴加等量的6% α-萘酚酒精溶液，静置15min后观察结果。

3. 结果判断

培养基变为红色者为阳性，否则为阴性。若所有试管均无红色，稍微加热后，再观察结果。

五、枸橼酸盐(Citrate)利用试验

1. 检测材料

（1）菌种　大肠杆菌、产气杆菌新鲜斜面培养物。

（2）培养基　枸橼酸盐斜面培养基。

（3）其他　接种环、酒精灯等。

2. 检测方法

（1）分别以无菌的方法接种大肠杆菌、产气杆菌于葡萄糖蛋白胨水培养基中，37℃温箱中培养24h。

（2）取出观察结果。

3. 结果判断

有菌生长，培养基由绿色变为深蓝色者为阳性；否则为阴性。

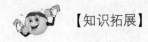【知识拓展】

一、淀粉水解试验

1. 检测材料

（1）菌种 金黄色葡萄球菌、枯草杆菌新鲜斜面培养物。

（2）培养基 淀粉琼脂平板培养基。

（3）试剂 碘试剂。

（4）其他 接种环、酒精灯等。

2. 检测方法

（1）把淀粉琼脂平板培养基分成两个区，并在底部做好标记。

（2）分别以无菌的方法在各区接种金黄色葡萄球菌、枯草杆菌，37℃温箱中倒置培养48h。

（3）取出，在平板上滴加碘液，观察结果。

3. 结果判断

无菌处培养基呈蓝黑色；有菌生长，菌生长线周围培养基无色者为阳性；有菌生长，菌生长线周围培养基为蓝黑色者为阴性。

二、明胶液化试验

1. 检测材料

（1）菌种 大肠杆菌、枯草杆菌新鲜斜面培养物。

（2）培养基 明胶培养基。

（3）其他 接种环、酒精灯等。

2. 检测方法

（1）分别以无菌操作技术穿刺接种大肠杆菌、枯草杆菌于明胶培养基中，37℃温箱中培养24～48h。

（2）取出后置于冰箱中或冰浴中30min，观察结果。

3. 结果判断

培养基呈液化状态者为阳性，无液化现象者为阴性。

【习题与思考】

1. 细菌的生化反应有什么实际意义？

2. 柯氏试剂的主要成分是什么？分别起什么作用？

3. 大肠杆菌与产气杆菌都是革兰阴性杆菌，形态及染色方法不易区别，可以利用哪些生化反应进行区分，为什么？

4. 在细菌培养中吲哚试验的化学原理是什么？

（叶丹玲）

任务 7-3 热原检查

知识目标

● 掌握家兔升温法操作方法及结果判断；

● 熟悉热原的来源、性质、消除方法；

● 了解家兔升温法中实验动物的正确挑选。

技能目标

● 学会家兔的正确捉拿及给药；

● 能够运用家兔升温法检定药品中热原；

● 对检定结果进行正确判断并分析。

【背景知识】

一、热原及热原反应

热原（pyrogen）广义上说是指微量即能引起恒温动物体温异常上升的物质，包括外因性热原（细菌性热原、化学热原）和内因性热原。狭义上热原即细菌内毒素。

在临床上，当受热原污染的注射剂从静脉注入人体时，患者常在 0.5～1h 内发冷，继而出现寒颤、发热、出汗、呕吐等不适症状，有时体温升高可至 40℃ 以上，严重者甚至休克死亡，这种现象称为热原反应（pyrogen reaction）。

二、热原的来源

热原普遍存在于天然水、自来水及其他不清洁的水中，有些药物及器皿也会污染有热原，特别是葡萄糖、乳酸钠、氯化钠、水解蛋白、枸橼酸钠、血液制品、右旋糖酐等生物制品、生化制品及适于细菌生长的药品。

1. 从溶媒中带入

如配制药物用水贮藏时间过久，被细菌污染后，细菌很快繁殖，短时间内可产生大量热原，虽然最后还有灭菌操作，但是已有热原存在，不易除去，因而产生热原反应。所以配制药物制剂时应用新鲜蒸馏水，最好随蒸随用，《中国药典》规定：注射用水应予制备后 12h 内使用。

2. 从原料中带入

原料被热原污染的原因很多，如包装不符合要求或贮存日久，以及许多药品本身适于微生物生长，所以在选用原料时应加注意。

3. 从用具或容器中带入

配制药物制剂的装置、用具、管道及容器，如没有洗净或灭菌，都容易污染热原。故应按规定严格处理，并用无热原的注射用水反复冲洗合格后再用。

4. 在制备过程中污染

药物制剂的整个制备过程要在规定的洁净工作室中进行,尽可能减少微生物污染的机会。

5. 由于包装不严密或灭菌不完全而产生热原

三、热原的性质

1. 热原的理化性质

(1) 耐热性　热原在 60℃加热 1h 不受影响,100℃也不会发生热解。但热原的耐热性有一定的限度,如 120℃加热 4h 能破坏 98%,在 180~200℃干热处理 2h 以上或 250℃加热 30min 可彻底破坏。但是,由于热原的来源不同,其耐热性也有差异,如从大肠杆菌产生的热原对低温(40~50℃)已不稳定,国内有用两次热压灭菌可破坏热原的报道。

(2) 滤过性　热原体积小,约在 1~5μm 之间,故能通过除菌滤器而进入滤液中。

(3) 水溶性及不挥发性　热原能溶于水。热原本身不挥发,但因具水溶性,可随水汽雾滴夹带入蒸馏水中,故制备注射用水的重蒸馏水器有隔沫装置。

(4) 其他　热原能被强酸、强碱所破坏,也能被氧化剂如 $KMnO_4$ 或 H_2O_2 或超声波所破坏,能被活性炭、石棉或吸附剂所吸附热原在溶液中带有一定的电荷,因而可被某些离子交换树脂吸附(用强碱性阴离子交换树脂除热原效果最好,强酸性阳离子交换树脂除去热原能力很弱。药液用离子交换树脂除热原时,必须注意对所含药物的影响)。

2. 热原的生化特性

热原是高分子物质,其相对分子质量在 10^5~10^7 之间,存在于细胞外膜与固体膜之间,当菌体细胞裂解时才能释放出来。

热原的化学构造是由蛋白质和磷脂多糖(LPS)组成的复合物,LPS 是热原的致热活性中心。LPS 为磷脂多糖,故具有耐热性。G^- 杆菌产生的热原致热性最强,G^+ 菌、霉菌、病毒等也能产生热原,但致热活性较弱,也不耐热。LPS 由三部分组成:①O-特性侧链;②核心多糖;③磷脂 A。后两者是热原的致热活性中心。磷脂 A 为亲脂性基团,能与血管壁细胞膜结合,改变血管通透性,使血压下降导致休克。

3. 热原的致热原理

热原的致热反应可被水杨酸类解热剂所对抗,也可证明热原是通过 LPS 和前列腺素引起的机体发热反应,因为解热剂能减少 LPS 的生成,并能抑制前列腺素合成酶的催化作用,阻止前列腺素的增加,使 LPS 不引起致热作用。

四、常用消除热原的方法

热原普遍存在于天然水、自来水及其他不清洁水中,并且有些药物及器皿也会污染有热原。因此,在制造注射剂时,如果原料不洁,操作不慎,则虽然灭菌严密,制成的注射剂静脉注入人体后,也常会产生热原反应。因此,去除药品中的热原,对保证药品质量安全起着重要作用。

通常去除热原的方法有吸附法、蒸馏法、热破坏法、滤过法、强酸强碱处理法。

1. 吸附法

此法是利用活性炭的吸附作用达到去除热原的目的。常用的吸附剂中,活性炭对热原的吸附作用最强,一般用量为总容量的 0.1%～0.5%,将溶液加热到 70℃左右保温一定时间效果更好。使用的活性炭应符合药典规定要求。

2. 蒸馏法

此法是利用热原具有不挥发性而达到去除目的。因此,凡适于蒸馏的药品均可用蒸馏法除去热原。

3. 热破坏法

此法是利用高温能破坏热原质达到去除目的。因此,凡适用于高温处理的如热原检查试验中接触药液的容器,可用 180℃干烤 3h,或 250℃干烤 1h。

4. 滤过法

此法是利用热原的滤过特性而达到去除热原的目的,如用石棉板为滤材的施氏滤器过滤,可除去液体中的热原。如装注射器的容器,用前以强酸浸泡。

5. 强酸强碱处理法

此法利用强酸强碱能破坏热原而达到去除的目的。

6. 其他方法

有文献记载可用低温乙醇法去除生物制品中的热原,也可用浓度为 3% 的洁消精(配制方法:按每 100ml 温水中加 3g 洁消精)浸泡器具去除器具上的热原。

五、热原的检测方法

为提高药品质量和用药安全,人们对热原进行了广泛的研究,直到 1923 年 Seibert 才提出了用家兔检测热原的方法。在 1942 年《美国药典》首先将家兔热原检查项收入药典成为法定方法,《中国药典》1953 年版开始收载该方法,随后的世界各国药典都以动物热原检查法作为药品质量监测的方法之一。目前,《中国药典》热原检查方法采用家兔升温法。家兔升温法的优点是,可在规定时间里观察到家兔的体温变化,相应反映了热原引起哺乳类动物复杂的体温反应过程。所以在半个多世纪以来,热原检查法为保障药品质量和用药安全发挥了重要作用。

但随着制药工业的发展和临床用药要求的提高,该方法的局限性越来越明显。这种热原检查法,只局限于某种药物进入体内(血循环)是否能引起体温变化或热原反应作为判断药品是否污染热原。家兔升温法的缺点主要是:

(1)标准化程度低,无法判断检查样品中存在的热原质到底是什么或是哪一种物质。

(2)由于试验动物家兔是处在被细菌污染的环境中,通过吸入或皮肤感染细菌内毒素而被免疫,导致动物的个体差异较大。

(3)试验动物受到药品的药理活性干扰,而影响体温变化(如放射性药品、抗生素、生物制品等),实验结果难以判断。

(4)设备及实验费用昂贵(如建设动物房、水电、动物饲料等耗费)。

 【任务内容】

热原检查

家兔升温法系将一定剂量的供试品,静脉注入家兔体内,在规定时间内,观察家兔体温升高的情况,以判定供试品中所含热原的限度是否符合规定。

具体工作环境、家兔的条件及操作方法,应严格按《中国药典》2010 年版热原检查项下规定执行。

(一)供试用家兔

供试用的家兔应健康合格,体重 1.7kg 以上,雌兔应无孕。预测体温前 7 日即应用同一饲料饲养,在此期间内,体重应不减轻,精神、食欲、排泄等不得有异常现象。未经使用过热原检查的家兔;或供试品判定为符合规定,但组内升温达 0.6℃ 的家兔;或 3 周内未曾使用的家兔,均应在检查供试品前 3～7 日内预测体温,进行挑选。挑选试验的条件与检查供试品时相同,仅不注射药液,每隔 30min 测量体温 1 次,共测 8 次,8 次体温均在 38.0～39.6℃的范围内,且最高与最低体温的差不超过 0.4℃ 的家兔,方可供热原检查用。用于热原检查后的家兔,如供试品判定为符合规定,至少应休息 2 日方可供第 2 次检查用。如供试品判定为不符合规定,则组内全部家兔不再使用。

(二)试验前的准备

在做热原检查前 1～2 日,供试用家兔应尽可能处于同一温度的环境中,实验室和饲养室的温度相差不得大于 3℃,且应控制在 17～25℃,在试验全部过程中,实验室温度变化不得大于 3℃,避免噪音干扰。家兔在试验前至少 1h 开始停止给食并置于适宜的装置中,直至试验完毕。测家兔体温应使用精密度为±0.1℃ 的肛温计,或其他同样精确的测温装置。肛温计插入肛门的深度和时间各兔应相同,深度一般约 6cm,时间不得少于 1.5min,每隔 30min 测量体温 1 次,一般测量 2 次,两次体温之差不得超过 0.2℃,以此两次体温的平均值作为该兔的正常体温。当日使用的家兔,正常体温应在 38.0～39.6℃ 的范围内,且各兔间正常体温之差不得超过 1℃。

与供试品接触的试验用器皿应无菌、无热原。去除热原通常采用干热灭菌法(250℃,30min 以上),也可用其他适宜的方法除去热原。

(三)检查法

取适用的家兔 3 只,测定其正常体温后 15min 以内,自耳静脉缓缓注入规定剂量并温热至约 38℃ 的供试品溶液(图 7-3-1),然后每隔 30min 测量其体温 1 次(图 7-3-2),共测 6 次,

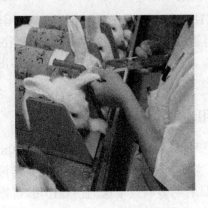 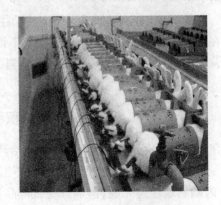

图 7-3-1 家兔耳静脉给药　　　　图 7-3-2 家兔测体温装置

以 6 次体温中最高的一次减去正常体温,即为该兔体温的升高温度(℃)。如 3 只家兔中有

1 只体温升高 0.6℃或高于 0.6℃,或 3 只家兔升温总和达 1.3℃或高于 1.3℃,则应另取 5 只家兔复试,检查方法同上。

(四)结果判断

在初试 3 只家兔中,体温升高均低于 0.6℃,并且 3 只家兔体温升高总和低于 1.3℃;或在复试的 5 只家兔中,体温升高 0.6℃或高于 0.6℃的兔数仅有 1 只,并且初试、复试合并 8 只家兔的体温升高总和为 3.5℃或低于 3.5℃,均判定供试品的热原检查符合规定。

在初试 3 只家兔中,体温升高 0.6℃或高于 0.6℃的家兔超过 1 只;或在复试的 5 只家兔中,体温升高 0.6℃或高于 0.6℃的家兔超过 1 只;或在初试、复试合并 8 只家兔的体温升高总和超过 3.5℃,均判定供试品的热原检查不符合规定。

当家兔升温为负值时,均以 0℃计。

 【知识拓展】

一、家兔的选择

用于热原检查的家兔必须健康并成年。国内外使用较为广泛的品系是 Albino 种,其中我国常用日本大耳兔(图 7-3-3),其特点是食量大,体重增长也快。

《中国药典》明确规定,用于热原检查后的家兔,如供试品判为符合规定,至少应休息 2 日方可供第 2 次检查用。如供试品判为不符合规定,则组内全部家兔不再使用。

二、降温问题

《中国药典》规定:当家兔升温为负值时,均以 0℃计。除个别药品如乳糖酸红霉素外,一般药品不常有

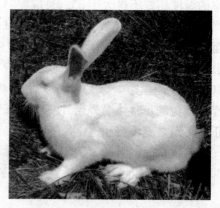

图 7-3-3　日本大耳兔

降温情况。在检验中,室温过低或大幅度波动往往是引起降温的首要因素。《中国药典》规定室温应在 17～25℃,一次实验中室温变化不得超过 3℃,严格控制室温后降温情况将会减少。家兔营养不良、体质较差,也容易引起降温。家兔正常体温波动较大,也常易出现降温现象。

三、注射体积和注射速度

除非在品种项下有特殊的规定,通常的给药剂量是 10ml/kg 体重,并应在 10min 内完成注射。一般情况下,注射的速度和体积并不影响发热反应的高度,大部分受试溶液可以在 1 或 2min 内顺利地注射完成,但部分受试产品具有明显而且迅速的药理作用,可影响或干扰发热反应,此时,需要缓慢地进行注射,如硫酸庆大霉素由于具有明显的心脏作用,注射速度快时会引起动物死亡。此外,高酸性、高碱性、非生理量的一些阳离子,如 Ca^{2+}、Mg^{2+}、K^+,或明显的高渗或低渗溶液的快速输入,均可引起严重的反应,甚至可以导致死亡。

四、影响实验的其他因素

受试药物的理化特性和药理作用是十分重要的因素。可以导致发热的药物明显不适合家兔热原试验,如解热镇痛药物、催眠药物、局麻药物、吩噻嗪衍生物等。磷酸盐缓冲液和其他特异的缓冲液,即使不含有细菌内毒素,静脉输入足量的离子也可引起家兔热原样反应。同样,甾体激素和抗生素在许多哺乳动物可引起发热。此外,有些药物可引起家兔毒性反应。

动物固定的程度也会影响家兔的体温,由于测温探头在实验的全过程中都要固定在家兔的肛门内,所以需要将家兔固定。固定可引起家兔体温降低,固定的程度越大,下降的程度越严重。

【习题与思考】

1. 为何选择家兔作为热原检查的实验动物,可否有其他动物替代?
2. 家兔升温法进行注射液热原检查,有哪些影响因素?

(叶丹玲)

任务 7-4　细菌内毒素检查

★学习目标

知识目标

● 掌握鲎试剂法（凝胶限量法）操作及结果判断方法;

● 熟悉鲎试剂法原理;

● 了解鲎试剂灵敏度测定方法。

技能目标

● 检索并查出供试品内毒素限度标准;

● 能够正确进行供试品溶液的稀释;

● 运用鲎试剂法进行注射液细菌内毒素检查，并注意平行对照试验;

● 对检定结果进行正确的判断，并会合理分析鲎试剂法影响因素。

【背景知识】

一、细菌内毒素

细菌内毒素(Endotoxin)是革兰阴性菌细胞壁上的一种脂多糖(Lipoply Saccharide, LPS)和微量蛋白(Protein)的复合物(图 7-4-1),它的特殊性不是细菌或细菌的代谢产物,而是细菌死亡或解体后才释放出来的一种具有内毒素生物活性的物质。其化学成分是广泛分布于革兰阴性菌(如大肠杆菌、布氏杆菌、伤寒杆菌、变形杆菌、沙门菌等)及其他微生物(如衣原体、立克次氏体、螺旋体等)的细胞壁层的脂多糖,主要由 O-特异性链、核心多糖、类脂 A 三部分组成。

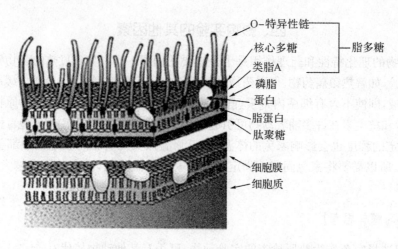

图 7-4-1 革兰阴性菌细胞壁结构图

1. O-特异性链

位于脂多糖分子最外层的多糖链,由 3～5 个单糖(一般不多于 25 个)连成为一个多糖链。其单糖包括戊糖、氨基戊糖、己糖、氨基己糖、脱氧己糖等,单糖的种类、位置和排列顺序和空间构型,因菌种不同而异。因此,它决定菌体热原的特异性。

2. 核心多糖

核心多糖的变异性较小,位于类脂 A 和 O-特异性链(内层)之间,在结构上分为内核心和外核心。外核心含有数种己糖,包括葡萄糖、半乳糖、乙酰氨基葡萄糖等。内核心含有庚糖及特殊的酮糖(3-脱氧-D-甘露糖-辛酮糖,KDO)。这部分结构对不同菌株的 LPS 基本相似,而且 KDO 是以不耐酸的酮糖链与类脂 A 的氨基葡萄糖连接,是构成内毒素脂多糖的核心部分。

3. 类脂 A

位于 LPS 分子结构的外层,是由氨基葡萄糖、磷酸和脂肪酸(10～18 个碳)组成,故称之为糖磷脂,也是细菌外膜的一种,形成单体聚合物,具有疏水性(强)和亲水性(弱)的双相性。但是,类脂 A 可从 O-特异性链及核心多糖分离出来,游离的类脂 A 可自身凝聚成大分子的复合体而难溶于水,并具有生物活性。所以,类脂 A(lipid A)是内毒素多种生物活性或毒性反应的主要基团。该基团没有种属特异性,所以各属细菌的类脂 A 结构相似,其毒性反应相似,如发热、血流动力学改变、弥漫性血管内凝血,并导致休克等。

由于类脂 A 有 4 条主链和 2 条支链的脂肪酸与内酰胺连接组成,所以提纯的内毒素 LPS 是极为不稳定的。这就要求内毒素应在低温条件下保存,在工作中内毒素稀释应尽可能地缩短时间,并要现配现用。

二、鲎试剂法原理

1956 年美国人 Bang 发现美洲鲎血液遇革兰阴性菌时会产生凝胶。其后 Levin 和 Bang 又搞清楚微量革兰阴性菌内毒素也可以引起凝胶反应,从而创立了鲎试剂法。由于鲎试剂法简单、快速、灵敏、准确,目前已广泛用于临床、制药工业、药品检验等方面。

在美国,鲎试验被称作细菌内毒素试验(Bacterial Endotoxin Test)收载于 1980 年第 20

版《美国药典》。随后英、德、意、日以及中国相继在药典中收载了这一检查法。此后鲎试验逐渐替代家兔热原试验,但由于部分药品的自身特殊性无法通过稀释法消除干扰,因此鲎试验还无法完全取代家兔热原试验。

《中国药典》(2010 年版)规定 372 个品种进行细菌内毒素检查法,并收录了 2 种细菌内毒素检查法,即包括凝胶法和光度测定法。

1. 细菌内毒素与鲎试剂反应原理:鲎(图 7-4-2)的血变形细胞中含有两种物质,即高相对分子质量凝固酶原与凝固蛋白原,前者经内毒素激活转化成具有活性的凝固

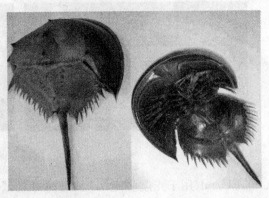

图 7-4-2 海洋节肢动物——鲎

酶,通过凝固酶的酶解作用将凝固蛋白原转变为凝固蛋白,凝固蛋白又通过交联酶的作用互相聚合而形成牢固的凝胶(图 7-4-3)。

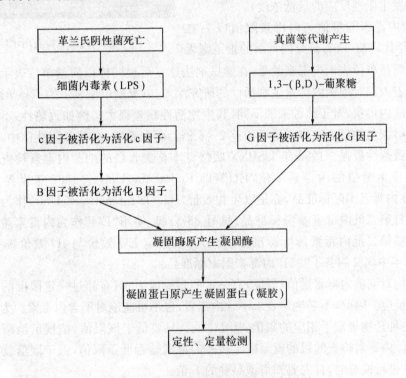

图 7-4-3 细菌内毒素与鲎试剂反应原理

2. 细菌内毒素的量用内毒素单位(EU)表示,1EU 与 1 个内毒素国际单位(IU)相当。

3. 细菌内毒素国家标准品(RSE)系自大肠埃希菌提取精制而成,用于标定、复核、仲裁鲎试剂灵敏度和标定细菌内毒素工作标准品的效价(图 7-4-4)。

4. 细菌内毒素工作标准品(CSE)系以细菌内毒素国家标准品为基准标定其效价,用于试验中的鲎试剂灵敏度复核、干扰试验及各种阳性对照(图 7-4-4)。

5. 细菌内毒素检查用水(BET 水)系指内毒素含量小于 0.015EU/ml(用于凝胶法)或

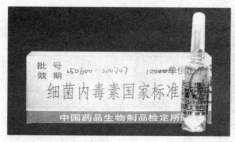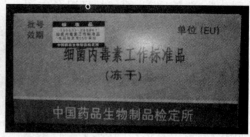

图 7-4-4　细菌内毒素工作标准品

0.005EU/ml(用于光度测定法)且对内毒素试验无干扰作用的灭菌注射用水(图 7-4-5)。

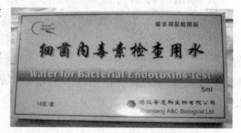

6. 鲎试剂标示灵敏度:在细菌内毒素检查法规定条件下使鲎试剂产生凝集的内毒素的最低浓度即为鲎试剂的标示灵敏度,用 EU/ml 表示(即能与鲎试剂发生阳性反应的最低浓度)。

7. 细菌内毒素的量值与内毒素限值(L):在20 世纪 80 年代以前,所有研究内毒素的报道毫无

图 7-4-5　细菌内毒素检查用水(BET 水)

例外地使用质量单位表示内毒素的量,在鲎试剂法建立后也同样以质量单位表示鲎试验的灵敏度。随着人们对细菌内毒素生物活性的研究深入,以重量单位表示的不科学性被揭示,即相同重量的内毒素,对于菌种来源不同,其生物活性相差很大。例如致热性,不同菌种来源的内毒素对家兔的最少致热剂量可相差 2~6 倍。研究表明,在革兰阴性菌中,大肠埃希菌内毒素的致热性最强。1982 年 USPXX 版修订本首次收载的细菌内毒素检查法正式引入以生物效价为量值的内毒素单位"EU"(即 Endotoxin Unit)。1987 年世界卫生组织(WHO)建立内毒素国际标准品,亦是以生物效价"IU"(即 Intenational Unit)作为内毒素的量值。中国自第二批内毒素参考标准品(批号 86-3)起,使用"EU"作为内毒素量值。1995年 WHO 制备第二批内毒素国际标准品 IS94/580,确定 EU 效价与 IU 效价统一,1IU=1EU。1998 年中国又制备了"981"内毒素国家标准品。

哺乳动物对细菌内毒素量值(限度)有一定的耐受能力,只有超过一定限度的内毒素才会引起热原反应。因此,不必绝对要求不含内毒素,也不可能绝对不含内毒素。为保证用药安全,给每一种药物规定了相应的限值,用 L 表示,只要低于该限值,按规定给药途径用药就是安全的。内毒素检查的目的就是确定药品内毒素是否低于限值,低于限值就是合格药品。因此,在进行检查时,首先要知道该品种的 L 值。

药品、生物制品的细菌内毒素限值(L)一般按以下公式确定:

$$L = K/M \tag{7-4-1}$$

式中,L 为供试品的细菌内毒素限值,以 EU/ml、EU/mg 或 EU/U(活性单位)表示。

K 为人每千克体重或每平方米每小时最大可接受的内毒素剂量。若按体重计算,K 以 EU/(kg·h)表示,注射剂 $K=5$EU/(kg·h),放射性药品注射剂 $K=2.5$EU/(kg·h),鞘内用注射剂 $K=0.2$EU/(kg·h)。若按体表面积计算,K 以 EU/(m²·h)表示,$K=194$EU/(m²·h)。

M 为人用每千克体重或每平方米每小时的最大供试品剂量,以 ml/(kg·h)、mg/(kg·h)或 U/(kg·h)表示,人均体重按 60kg 计算,注射时间若不足 1h,按 1h 计算。

按人用剂量计算限值时,如遇特殊情况,可根据生产和临床用药实际情况做必要调整,但需说明理由。

8. 最大有效稀释倍数(MVD):最大有效稀释倍数是指在试验中供试品溶液被允许稀释的最大倍数,在不超过此稀释倍数的浓度下进行内毒素限值的检测。用以下公式来确定 MVD:

$$MVD = C \cdot L/\lambda \tag{7-4-2}$$

式中,L 为供试品的细菌内毒素限值。

　　C 为供试品溶液的浓度,当 L 以 EU/ml 表示时,则 C 等于 1.0ml/ml,当 L 以 EU/mg 或 EU/U 表示时,C 的单位为 mg/ml 或 U/ml。如供试品为注射用无菌粉末或原料药,则 MVD 取 1,可计算供试品的最小有效稀释浓度 $C = \lambda/L$。

　　λ 为在凝胶法中鲎试剂的标示灵敏度(EU/ml),或是在光度测定法中所使用的标准曲线上最低的内毒素浓度。

【任务内容】

鲎试剂法系利用鲎试剂来检测或量化革兰阴性菌产生的细菌内毒素,以判断供试品中细菌内毒素的限量是否符合规定的一种方法。

细菌内毒素检查包括两种方法,即凝胶法和光度测定法,后者包括浊度法和显色基质法。供试品检测时,可使用其中任何一种方法进行试验。当测定结果有争议时,除另有规定外,以凝胶法结果为准。

一、凝胶法

凝胶法系通过鲎试剂与内毒素产生凝集反应的原理来检测或半定量测定内毒素的方法。检查程序如下:

① 检查仪器及用具等的准备;

② 确定药品的细菌内毒素限值 L;

③ 选择鲎试剂的灵敏度 λ;

④ 计算供试品的最大有效稀释倍数 MVD;

⑤ 鲎试剂的灵敏度复核;

⑥ 药品与鲎试剂相容性的初筛试验(无干扰初筛);

⑦ 供试品的干扰实验的验证(正式干扰实验);

⑧ 供试品日常的内毒素限量检查。

在实际工作中①→④顺序可有变化,⑤→⑧顺序不能有变化。

(一)检查仪器及用具等的准备

1. 试验所用的器皿需经处理,以去除可能存在的外源性内毒素。耐热器皿常用干热灭菌法(250℃,30min 以上)去除,也可采用其他确证不干扰细菌内毒素检查的适宜方法。若使用塑料器械,如微孔板和与微量加样器配套的吸头等,应选用标明无内毒素并且对试验无干扰的器械。

2. 仪器及用具

①细菌内毒素工作标准品(CSE);②鲎试剂;③细菌内毒素检查用水(BET 水);④旋涡混合器和 37±1℃试管恒温仪;⑤∅10mm×75mm 试管或复溶后的 0.1ml/支规格的鲎试剂原安瓿;⑥稀释容器(大口径试管、小三角瓶、小磨口瓶、抗生素瓶或安瓿);⑦移液器材(0.5ml、1ml、2ml、5ml 移液管);⑧试管架或试管浮板;⑨其他用具:包括酒精灯、消毒酒精棉球、剪刀、砂轮、封口膜、记号笔等。

(二)确定药品的细菌内毒素限值 L （见前述）

(三)选择鲎试剂的灵敏度 λ 根据检查要求选择

(四)计算供试品的最大有效稀释倍数 MVD （见前述）

(五)鲎试剂的灵敏度复核

《中国药典》(2010 年版)规定:在检查法规定的条件下,使鲎试剂产生凝集的内毒素的最低浓度即为鲎试剂的标示灵敏度,用 EU/ml 表示。当使用新批号的鲎试剂或试验条件发生了任何可能影响检验结果的改变时,应进行鲎试剂灵敏度复核试验。由此可见,进行复核的目的更重要的是对试剂、检测者的操作、环境条件、水平条件进行验证,以证实操作正常无误、准确可靠和结果可信。

根据鲎试剂灵敏度的标示值(λ),将细菌内毒素国家标准品或细菌内毒素工作标准品用细菌内毒素检查用水溶解,在旋涡混合器上混匀 15min,然后制成 2λ、λ、0.5λ 和 0.25λ 四个浓度的内毒素标准溶液,每稀释一步均应在旋涡混合器上混匀 30s。

取分装有 0.1ml 鲎试剂溶液的 10mm×75mm 试管或复溶后的 0.1ml/支规格的鲎试剂原安瓿 18 支,其中 16 管分别加入 0.1ml 不同浓度的内毒素标准溶液,每一个内毒素浓度平行做 4 管;另外 2 管加入 0.1ml 细菌内毒素检查用水作为阴性对照。将试管中溶液轻轻混匀后,封闭管口,垂直放入 37±1℃的恒温器中,保温 60±2min。将试管从恒温器中轻轻取出,缓缓倒转 180°,若管内形成凝胶,并且凝胶不变形、不从管壁滑脱者为阳性;未形成凝胶或形成的凝胶不坚实、变形并从管壁滑脱者为阴性。保温和拿取试管过程应避免受到振动造成假阴性结果。

当最大浓度 2λ 管均为阳性,最低浓度 0.25λ 管均为阴性,阴性对照管为阴性,试验方为有效。按下式计算反应终点浓度的几何平均值,即为鲎试剂灵敏度的测定值(λ_C)。

$$\lambda_C = \lg^{-1}(\sum X/4)$$

(7-4-3)

式中:X 为反应终点浓度的对数值(lg)。反应终点浓度是指系列递减的内毒素浓度中最低那一个呈阳性结果的浓度。当 λ_C 在 0.5λ~2λ(包括 0.5λ 和 2λ)时,方可用于细菌内毒素检查,并以标示灵敏度 λ 为该批鲎试剂的灵敏度。

例 1 对标示灵敏度 λ=0.5EU/ml 的鲎试剂进行复核试验。

①取鲎试剂(λ=0.5EU/ml) 18 支,先消毒处理、断开瓶颈部后,插入试管架(或试管浮板)的圆孔内,每支加入 0.1ml 鲎试剂复溶液(注意复溶液应顺着瓶壁渗入,避免产生过多泡沫)。复溶后轻轻摇匀,直至内容物全部溶解(表 7-4-1)。

表 7-4-1　灵敏度复核试验

		$E_{2\lambda}$ (1.0EU/ml)	E_{λ} (0.5EU/ml)	$E_{0.5\lambda}$ (0.25EU/ml)	$E_{0.25\lambda}$ (0.125EU/ml)	NC
	1号	●	●	●	●	●
	2号	●	●	●	●	●
鲎试剂 $\lambda=0.5$EU/ml	3号	●	●	●	●	
	4号	●	●	●	●	
		0.1ml BET 水 +0.1ml $E_{2\lambda}$	0.1ml BET 水 +0.1ml E_{λ}	0.1ml BET 水 +0.1ml $E_{0.25\lambda}$	0.1ml BET 水 +0.1ml $E_{0.5\lambda}$	0.2ml BET 水

NC 表示阴性对照；●表示插入试管架（或浮板上的鲎试剂安瓿或试管口），下文图示相同。

②NC 管各加入 0.2ml BET 水，其余试管各加入 0.1ml BET 水与相应浓度的内毒素。

③用封口膜封口，将管内容物轻轻摇匀。

④把试管架（或试管浮板）放入 37±1℃恒温水浴中保温 60±2min。保温结束，将试管（或试管浮板）取出观察结果，但 NC 管保留至 4h 才取出观察结果。

⑤将试管缓缓倒转 180°，若管内形成凝胶，并且凝胶不变形、不从管壁滑脱者为阳性（＋）；未形成凝胶或形成的凝胶不坚实、变形并从管壁滑脱者为阴性（一）。

⑥结果计算举例——反应结果如表 7-4-2。

表 7-4-2　灵敏度复核试验结果

管号	$E_{2\lambda}$ (1.0EU/ml)	E_{λ} (0.5EU/ml)	$E_{0.5\lambda}$ (0.25EU/ml)	$E_{0.25\lambda}$ (0.125EU/ml)	NC	反应终点	X
1	＋	＋	＋	一	一	0.25	−0.602
2	＋	＋	一	一	一	0.5	−0.301
3	＋	＋	一	一		0.5	−0.301
4	＋	＋	一			0.5	−0.301

计算 $\lambda_C = \lg^{-1}(\sum X/4) = \lg^{-1}\{[(-0.602)+(-0.301)+(-0.301)+(-0.301)]/4\}$
　　　$= \lg^{-1}(-0.376) = 0.42$EU/ml

即灵敏度复核值 $\lambda_C = 0.42$EU/ml。由于 $0.5\lambda < \lambda_C < 2\lambda$，本批鲎试剂的灵敏度标示值正确，应按标示值 $\lambda = 0.5$EU/ml 使用。

⑦若复核的结果不是内毒素最大浓度（2λ）4 管全阳性、最小浓度全阴性，本批鲎试剂不能使用，须查找原因。可能是灵敏度标示不准确，或是内毒素效价标示不准确，或是操作不当的原因导致，应重试。

（六）供试品干扰实验

1. 干扰实验的目的

干扰实验的目的是确定供试品在多大的稀释倍数或浓度下对内毒素和鲎试剂的反应不存在干扰作用，为能否使用细菌内毒素检查法提供依据，并且验证当供试品的配方和工艺有变化、鲎试剂来源改变或供试品阳性对照结果呈阴性时供试品是否存在干扰作用。

由于干扰实验检验的是在供试品存在的情况下内毒素与鲎试剂的反应是否正常，与所使用鲎试剂的灵敏度无关，因此在干扰实验预实验中原则上可使用任一灵敏度的鲎试剂。但建议使用较低灵敏度（如 0.5 或 0.25EU/ml）的鲎试剂，可尽量避免供试品所含的内毒素对干扰实验造成的阳性影响。

2. 干扰实验预实验

预实验的目的是初步确定供试品的最大不干扰浓度(当限值以 EU/mg 或 EU/U 活性单位表示)或最小不干扰稀释倍数(当限值以 EU/ml 表示),为正式干扰实验提供依据。

(1)将可检测到内毒素的供试品进行一系列倍数的稀释,但最大的稀释倍数不得超过 $MVD = CL/\lambda_{0.03}$(0.03EU/ml 为现今我国市售鲎试剂的最高灵敏度)。

(2)使用鲎试剂对每一稀释倍数进行检验。每一稀释倍数下做 2 支供试品管和 2 支供试品阳性对照(即用该浓度的供试品稀释液将内毒素标准品制成 2λ 浓度)。另取 2 支加入细菌内毒素检查用水作为阴性对照,2 支加入 2λ 浓度的内毒素标准溶液作为阳性对照。

供试品阳性对照制备举例:制备稀释倍数为 4 的供试品阳性对照液方法,取 0.3ml 浓度为 4λEU/ml 的内毒素标准液＋0.3ml 稀释倍数为 2 的供试品稀释液→制得 0.6ml 含 2λEU/ml 内毒素标准的稀释倍数为 4 的供试品稀释液。

保温 60±2min 后,观察并记录结果。

(3)当阴性对照为阴性,阳性对照为阳性时,实验为有效。当系列浓度中出现供试品溶液 2 管为阴性,供试品阳性对照 2 管为阳性时,认为供试品在该浓度下不干扰实验,此稀释倍数即为最小不干扰稀释倍数,即可选择该稀释倍数进行正式干扰实验。

当系列浓度中所有浓度的供试品管都不为阴性,或供试品阳性对照不为阳性时,说明供试品对内毒素与鲎试剂的反应存在干扰,则应对供试品进行更大倍数稀释(不得超过 $MVD = CL/\lambda_{0.03}$),或通过其他适宜的方法(如过滤、中和、透析或加热处理等)排除干扰。

当供试品的内毒素限值单位为 EU/mg 或 EU/U 活性单位时,应将最小不干扰稀释倍数换算成最大不干扰浓度(即该稀释倍数下溶液的浓度),以 mg/ml 或活性单位/ml 表示。

(4)举例

例 2 设某注射液限值为 2.5EU/ml,按 $MVD = CL/\lambda$ 计算出灵敏度为 0.03EU/ml 下的 MVD 的 80 倍,将供试品溶液稀释一系列检验,用灵敏度为 0.25EU/ml 的鲎试剂进行预实验,结果如表 7-4-3 所示。

表 7-4-3　鲎试剂干扰实验预实验结果

稀释倍数	原液	5	10	20	40	80
供试品溶液	－ －	－ －	－ －	－ －	－ －	－ －
供试品阳性对照	－ －	－ －	－ －	＋＋	＋＋	＋＋

如上结果可初步确定该样品的最小不干扰稀释倍数为 20 倍,可在此浓度下进行正式干扰实验。

3. 正式干扰实验

目的是检验在某一浓度下的供试品对于鲎试剂与内毒素的反应有无干扰作用。使用的供试品溶液应为未检验出内毒素且不超过所使用的鲎试剂的最大有效稀释倍数的溶液。

(1)制备内毒素标准对照溶液　取 1 支细菌内毒素标准品,用细菌内毒素检查用水稀释成 4 个浓度的标准溶液,即 2λ、λ、0.5λ、0.25λ。

(2)制备含内毒素的供试品溶液

❖➡将供试品稀释至预实验中确定的不干扰稀释倍数,再用此稀释液将细菌内毒素标准品稀释成 4 个浓度(即 2λ、λ、0.5λ、0.25λ)的含内毒素的供试品溶液。

以注射用头孢哌酮钠(1g/瓶)为例:取 10ml BET 水溶解注射用头孢哌酮钠即为 100mg/ml,将其稀释 20 倍(5mg/ml)后备用(注:冻干品或无菌粉末用检查用水溶解后体积有无变化,根据具体情况而定)。

取一支细菌内毒素标准品,加入 1ml BET 水溶解,然后取内毒素标准溶液 0.3ml 制备内毒素标准对照溶液;再取内毒素标准溶液 0.3ml 加上2.7ml的 5mg/ml 头孢哌酮钠溶液,即为含 10 倍内毒素稀释液的供试品溶液,取 0.3ml 含 10 倍内毒素稀释液的供试品加上2.7ml的 5mg/ml 头孢哌酮钠溶液,即为含 100 倍内毒素稀释液的供试品溶液。其余依此类推。

❖➡简化法制备含内毒素的供试品溶液:0.5ml 浓度为 1.0EU/ml 的内毒素标准溶液 +0.5ml 浓度为 10mg/ml 的供试品溶液,得到 1ml 含 0.5EU/ml 内毒素的浓度为 5mg/ml 的供试品溶液。

同理分别用 0.5ml 浓度为 0.5EU/ml、0.25EU/ml 和 0.125EU/ml 的内毒素标准溶液制备含 0.25EU/ml、0.125EU/ml 和 0.0625EU/ml 内毒素的浓度为 5mg/ml 的供试品系列溶液(其体积的大小视情况而定)。

❖➡鲎试剂的准备:取规格为 0.1ml/支的鲎试剂 36 支,轻弹管壁使粉末落入瓶底,用砂轮在瓶颈轻轻划痕,用75%酒精棉球擦拭后启开备用,防止玻璃屑落入瓶内。每支加入 0.1ml检查用水溶解,轻轻转动瓶壁,使内容物充分溶解,避免产生气泡。若待复核鲎试剂的规格不是 0.1ml/支,则按其标示量加入 BET 水复溶,将复溶后的鲎试剂溶液混合在一起,然后每 0.1ml 分装到 10×75mm 凝集管中,要求至少分装 36 管备用。

❖➡加样:取 18 支(管)准备好的鲎试剂放在试管架上,排成 5 列,4 列 4 支(管),1 列 2 支(管)。其中的 4 支 4 列每列每支分别加入 0.1ml 含 2.0λ、1.0λ、0.5λ、0.25λ 的内毒素标准溶液,另一列 2 支(管)加入 0.1ml BET 水作为阴性对照。

将另外 18 支(管)鲎试剂放在试管架上,排成 5 列,4 列 4 支(管),1 列 2 支(管)。其中的 4 支 4 列每列每支分别加入 0.1ml 含 2.0λ、1.0λ、0.5λ、0.25λ 的内毒素供试品溶液,另一列 2 支(管)加入 0.1ml 供试品溶液作为样品阴性对照。

加样结束后,用封口膜封口,轻轻振动混匀,避免产生气泡,连同试管架放入 37±1℃ 水浴或适宜恒温器中,保温 60±2min 后,观察并记录结果。

(3)实验结果计算 如两组最大浓度 2.0λ 均为阳性,最低浓度 0.25λ 均为阴性,阴性对照 4 管均为阴性,则可分别按式(7-4-4)和式(7-4-5)计算用 BET 水制成的内毒素标准溶液的反应终点浓度的几何平均值(E_s)和用供试品溶液或稀释液制成的内毒素溶液的反应终点浓度的几何平均值(E_t)。

$$E_s = \lg^{-1}(\sum X_s/4) \tag{7-4-4}$$

$$E_t = \lg^{-1}(\sum X_t/4) \tag{7-4-5}$$

式中,X_s、X_t 分别为用 BET 水和供试品溶液或稀释液制成的内毒素溶液的反应终点浓度的对数值(lg 值)。

(4)结果判断 当 E_s 在 $0.5\lambda \sim 2.0\lambda$(包括 0.5λ 和 2.0λ)时,且 E_t 在 $0.5E_s \sim 2.0E_s$(包括 $0.5E_s$ 和 $2.0E_s$)时,则认为供试品在该浓度下不干扰实验,可在该浓度下对此供试品进行细菌内毒素检查。

当 E_t 不在 $0.5E_s \sim 2.0E_s$（包括 $0.5E_s$ 和 $2.0E_s$）时，则认为供试品在该浓度下干扰实验。应使用适宜方法排除干扰，如对供试品进行更大倍数稀释，是排除干扰因素的简单有效方法，建立新品种细菌内毒素检查方法时，每个厂家至少取三个批号（不包括亚批）的供试品，用两个以上鲎试剂生产厂家的鲎试剂进行干扰实验。

例3 设供试品为某注射液，预实验中初步确定其最小不干扰稀释倍数为 20 倍，使用灵敏度为 0.125EU/ml 的鲎试剂检测供试品，该稀释倍数是否对内毒素检查存在干扰（表7-4-4）。

$$E_s = \lg^{-1}\left(\sum X_s/4\right)$$
$$= \lg^{-1}\left[(\lg 0.0625 + \lg 0.0625 + \lg 0.0625 + \lg 0.0625)/4\right]$$
$$= 0.0625(\text{EU/ml}) = 0.5\lambda$$

$$E_t = \lg^{-1}\left(\sum X_t/4\right)$$
$$= \lg^{-1}\left[(\lg 0.125 + \lg 0.125 + \lg 0.125 + \lg 0.125)/4\right]$$
$$= 0.125(\text{EU/ml}) = 2.0E_s$$

E_s 在 $0.5\lambda \sim 2.0\lambda$ 范围内，E_t 在 $0.5E_s \sim 2.0E_s$ 范围内，说明该供试品进行 20 倍稀释后确已排除干扰作用，在低于或等于此浓度的情况下即可使用细菌内毒素检查法。

表 7-4-4　正式干扰实验

内毒素浓度/(EU/ml)		0.25	0.125	0.0625	0.03	NC	反应终点浓度
内毒素 标准溶液	1	＋	＋	＋	－	－	0.0625
	2	＋	＋	＋	－	－	0.0625
	3	＋	＋	＋	－	/	0.0625
	4	＋	＋	＋	－	/	0.0625
含供试品 的内毒素 溶液	1	＋	＋	－	－	－	0.125
	2	＋	＋	－	－	－	0.125
	3	＋	＋	－	－	/	0.125
	4	＋	＋	－	－	/	0.125

(七)供试品日常的内毒素限量检查

在细菌内毒素检查中，每批供试品必须做 2 支供试品管和 2 支供试品阳性对照，同时每次实验必须做 2 支阳性对照和 2 支阴性对照。

1. 凝胶限量试验

(1)操作要点　计算 MVD，将供试品进行稀释，其稀释倍数不得超过 MVD。

取规格为 0.1ml/支的鲎试剂 8 支，轻弹瓶壁使粉末落入瓶底，用砂轮在瓶颈轻轻划痕，75%酒精棉球擦拭后启开备用，防止玻璃屑落入瓶内。按表7-4-5加样。

表 7-4-5　凝胶限量试验溶液的制备

编号	表示	内毒素浓度/配制内毒素的溶液	平行管数
A	T(供试品溶液)	0.1ml BET＋0.1ml 供试品溶液	2
B	PPC(供试品阳性对照)	0.1ml 2λ 内毒素溶液＋0.1ml 供试品溶液	2
C	PC(阳性对照)	0.1ml BET＋0.1ml 2λ 内毒素溶液	2
D	NC(阴性对照)	0.1ml BET＋0.1ml BET	2

将试管中溶液轻轻混匀后,用封口膜封闭管口,竖直放入 37 ± 1℃水浴或适宜恒温器中,保温 60 ± 2min。保温和取放试管过程应避免受到振动造成假阴性结果。

(2)结果判断 将试管从水浴中轻轻取出,缓缓倒转 $180°$时,管内凝胶不变形,不从管壁滑脱者为阳性,记录为(+);凝胶不能保持完整,并从管壁滑脱者为阴性,记录为(一)。供试品 2 管均为(一),应认为符合规定,不再进行热原检查法(家兔法)试验。如 2 管均为(+),应认为不符合规定。如 2 管中 1 管为(+),1 管为(一),则按上述方法另取 4 支供试品管复试,4 管中有 1 管为(+),即认为不符合规定。除正文另有规定外,不符合规定的供试品应再以热原检查法(家兔升温法)试验,并根据结果判定。

例 4 供试品为葡萄糖注射液,其内毒素限值为 0.5EU/ml,设所用鲎试剂的灵敏度为 0.125EU/ml。

$$MVD = C \cdot L / \lambda = 0.5 / 0.125 = 4$$

将样品进行 4 倍稀释,并做 4 倍稀释下的供试品阳性对照。检查结果见表 7-4-6 所示。

表 7-4-6 葡萄糖注射液内毒素检查结果

供试品	供试品阳性对照	阳性对照	阴性对照
一 一	+ +	+ +	一 一
结果是否有效	有效		
结果判断	该批葡萄糖注射液的内毒素含量小于 0.5EU/ml,符合规定		

2. 凝胶半定量试验

(1)操作要点 本方法系通过确定终点浓度来量化供试品中内毒素的含量。按表 7-4-7 制备溶液 A、B、C 和 D。

表 7-4-7 凝胶半定量试验溶液的制备

编号	内毒素浓度/配制内毒素的溶液	稀释用液	稀释倍数	所含内毒素的浓度	平行管数
A	无/供试品溶液	检查用水	1 2 4 8	一 一 一 一	2 2 2 2
B	2λ/供试品溶液		1	2λ	2
C	2λ/检查用水	检查用水	1 2 4 8	2λ 1λ 0.5λ 0.25λ	2 2 2 2
D	无/检查用水	一	一	一	2

注:A 为不超过 MVD 并且通过干扰试验的供试品溶液。从通过干扰试验的稀释倍数开始用检查用水稀释至 1 倍、2 倍、4 倍和 8 倍,最后的稀释倍数不得超过 MVD。

B 为 2λ 浓度标准内毒素的溶液 A(供试品阳性对照)。

C 为鲎试剂标示灵敏度的对照系列。

D 为阴性对照。

(2)结果判断 若阴性对照溶液 D 的平行管均为阴性,供试品阳性对照溶液 B 的平行管均为阳性,系列溶液 C 的反应终点浓度的几何平均值在 $0.5\lambda \sim 2\lambda$ 之间,试验有效。

系列溶液 A 中每一系列平行管的终点稀释倍数乘以 λ，为每个系列的反应终点浓度，所有平行管终点浓度的几何平均值即为供试品溶液的内毒素浓度[按公式 $anti\lg(\sum X/2)$]。如果检验时采用的是供试品的稀释液，则计算原始溶液内毒素浓度时要将结果乘上稀释倍数。

如试验中供试品溶液的所有平行管均为阴性，应记为内毒素浓度小于 λ（如果检验的是稀释过的供试品，则记为小于 λ 乘以该供试品进行半定量的初始稀释倍数）。如果供试品溶液的所有平行管均为阳性，应记为内毒素的浓度大于或等于最大的稀释倍数乘以 λ。

若内毒素浓度小于规定的限值，判供试品符合规定。若内毒素浓度大于或等于规定的限值，判供试品不符合规定。

二、光度测定法

光度测定法分为浊度法和显色基质法。

浊度法系利用检测鲎试剂与内毒素反应过程中浊度变化而测定内毒素含量的方法。根据检测原理，可以分为终点浊度法和动态浊度法。终点浊度法是依据反应混合物中的内毒素浓度和其在孵育终止时的浊度（吸光度和透光率）之间存在着量化关系来测定内毒素含量的方法。动态浊度法是检测反应混合物的浊度到达某一预先设定的吸光度所需要的反应时间，或是检测浊度增加速度的方法。

显色基质法系利用检测鲎试剂与内毒素反应过程中产生的凝固酶使特定底物释放出的呈色团的多少来测定内毒素含量的方法。根据检测原理，分为终点显色法和动态显色法。终点显色法是依据反应混合物中的内毒素浓度和其在孵育终止时释放出的呈色团的量之间存在着量化关系来测定内毒素含量的方法。动态显色法是检测反应混合物的色度到达某一预先设定的吸光度所需要的反应时间，或是检测色度增长速度的方法。

光度测定试验需在特定的仪器（图 7-4-6、图 7-4-7）中进行，温度一般为 $37\pm1℃$。供试品和鲎试剂的加样量、供试品和鲎试剂的比例以及保温时间等，参照所用仪器和试剂的有关说明。

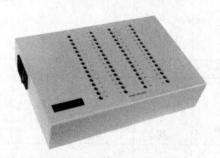
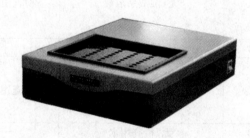

图 7-4-6　ATI 系列动态试管仪　　图 7-4-7　BET-72 型细菌内毒素检查法测定仪

为保证浊度和显色试验的有效性，应预先进行标准曲线的可靠性试验以及供试品溶液的干扰试验。

（一）标准曲线的可靠性试验

当使用新批号的鲎试剂或试验条件有任何可能影响检测结果的改变时，需进行标准曲线的可靠性试验。

用标准内毒素配成溶液,制成至少 3 个浓度的稀释液(相邻浓度间稀释倍数不得大于10),最低浓度不得低于所用鲎试剂的标示检测限。每一稀释步骤的混匀时间同凝胶法,每一浓度至少做 3 支平行管。同时要求做 2 支阴性对照。若阴性对照的反应时间大于标准曲线最低浓度的反应时间,将全部数据进行线性回归分析。

根据线性回归分析,标准曲线的相关系数(r)的绝对值应该大于或等于 0.980,试验方有效;否则需重新试验。

(二)供试品溶液的干扰试验

选择标准曲线中点或一个靠近中点的内毒素浓度(设为 λ_m),作为供试品干扰实验中添加的内毒素浓度。按表 7-4-8 制备溶液 A、B、C 和 D。

表 7-4-8　光度测定法干扰试验的制备

编号	内毒素浓度	配制内毒素的溶液	平行管数
A	无	供试品溶液	至少 2 个
B	标准曲线的中点(或附近点)的浓度(设为 λ_m)	供试品溶液	至少 2 个
C	至少 3 个浓度(最低一点设定为 λ)	检查用水	每一浓度至少 2 个
D	无	检查用水	至少 2 个

注:A 为稀释倍数不超过 MVD 的供试品溶液。

B 为加入标准曲线中点或靠近中点的一个已知浓度内毒素的,且与溶液 A 有相同稀释倍数的供试品溶液。

C 为"标准曲线的可靠性试验"项下描述的,用于制备标准曲线的标准内毒素溶液。

D 为阴性对照。

按所得线性回归方程分别计算供试品溶液和含标准内毒素的供试品溶液的内毒素含量 C_t 和 C_s,再按式(7-4-6)计算该试验条件下的回收率(R)。

$$R=(C_s-C_t)/\lambda_m\times100\% \tag{7-4-6}$$

若内毒素的回收率在 50%～200% 之间,则认为在此试验条件下供试品溶液不存在干扰作用。

当内毒素的回收率不在指定的范围内时,须按"凝胶法干扰试验"中的方法去除干扰因素,并重复干扰试验来验证处理的有效性。

当鲎试剂、供试品的来源、配方、生产工艺改变或实验环境中发生了任何有可能影响实验结果的变化时,需重新进行干扰实验。

(三)检查法

按"光度测定法的干扰试验"中的操作步骤进行检测。

使用系列溶液 C 制成的标准曲线来计算溶液 A 的每一平行管的内毒素浓度。

试验必须符合以下三个条件方为有效:

①系列溶液 C 的结果要符合"标准曲线的可靠性试验"中的要求。

②用溶液 B 中的内毒素浓度减去溶液 A 中的内毒素浓度后,计算出的内毒素的回收率要在 50%～200% 的范围内。

③溶液 D 的反应时间应大于标准曲线最低浓度的反应时间。

(四)结果判断

若供试品溶液所有平行管的平均内毒素浓度乘以稀释倍数后,小于规定的内毒素限值,判供试品符合规定;若大于或等于规定的内毒素限值,判供试品不符合规定。

（五）光度测定法实例

例5 清开灵注射液的动态浊度法检测研究实例见表7-4-9、表7-4-10所示。

表7-4-9 清开灵注射液标准曲线的可靠性

内毒素浓度 C/(EU/ml)	平均反应时间 t/s	变异系数 CV/%
2.0	371.4	2.488
0.25	739.2	1.249
0.03	1581.0	8.433
NC	＞3600	0.00

表7-4-10 清开灵注射液 1∶32 和 1∶64 倍稀释液的干扰试验结果

样品批号	稀释倍数	检查项目	平均反应时间/s	内毒素平均值/(EU/ml)	回收率/%	CV/%
020930	32	NPC	1209	2.5726		3.509
	32	PPC	767.7	10.7621	102.4	5.804
	64	NPC	2229	0.7642		6.662
	64	PPC	790.5	19.4203	116.6	1.342
MB3008	32	NPC	2206.5	0.2114		5.288
	32	PPC	754.8	6.9491	84.2	2.801
	64	NPC	0.000	0.000		
	64	PPC	777.3	12.6018	78.8	1.364
MB3210	32	NPC	2011.5	0.2834		1.582
	32	PPC	732.3	7.6548	92.1	1.448
	64	NPC	1617.6	0.0601		7.689
	64	PPC	785.4	12.3084	76.6	5.491
NC			＞3600			

回归方程：$\lg t=0.891212-0.344495\lg C$，$|r|=-0.997336$，最低标准内毒素浓度为 0.0298EU/ml，反应时间在 371.4～1581.0s 之间，阴性对照反应时间大于 3600s，在检测时间外（反应时间应大于标准曲线最低浓度的反应时间），故标准曲线成立。

批号 020930 回归方程为 $\lg t=0.954417-0.319067\lg C$，$|r|=-0.995158$；批号 MB3008、MB3210 回归方程为 $\lg t=0.896189-0.306447\lg C$，$|r|=-0.998750$。

三批清开灵注射液稀释 32 倍、64 倍的干扰试验结果显示其 PPC 回收率均在 76.6%～116.6% 之间，表明供试品溶液不存在干扰作用，可用该倍数进行日常检查。

 【知识拓展】

鲎试剂法受到许多因素的影响，在应用鲎试剂法进行细菌内毒素检查时，应注意以下问题。

一、鲎试剂本身

1. 鲎试剂灵敏度

为了保证检查细菌内毒素结果的准确性，用于试验的鲎试剂应首先核对灵敏度。因为在实际工作中，发现鲎试剂虽然符合药典规定的标准，但是由于生产厂家不同，部分鲎试剂的实测灵敏度与标示值有差异而导致检测同一检品时，用相同标示值的鲎试剂出现不同结果。因而先核对灵敏度可避免因鲎试剂本身造成的判断失误。

2. 供试品稀释

在取样品时，一定要熟悉《中国药典》的内容，不能直接取大输液原液进行检查，这是排除干扰因素简单有效的方法。如果直接用供试品原液试验，就会使供试品的内毒素提高到0.5EU/ml或0.5EU/ml以下，这样，根据目前大输液的生产和贮藏条件，有些就会达不到，鲎试剂法检出的阳性率会提高，家兔升温法复核的机遇也将增多，势必会浪费人力、物力。

二、操作条件

（1）操作熟练程度　操作时严格按无菌操作法进行，安瓿开启前应先用砂石划痕（不管是色点还是包环易折安瓿），用手半拉半掰将颈部折断，防止碎玻屑掉入安瓿内及有一个比较整齐的颈口。在鲎试剂的溶解、样品的稀释及加入时，取样均应准确量取。操作时，双手避免在安瓿或试管的上方来回移动，加样后迅速封闭管口，并立即放入恒温水浴箱中，且整个操作过程中时间应紧凑，防止微生物的污染，否则易致假阳性的出现。

（2）混合液的 pH 值　供试液与鲎试剂混合液的 pH 值对鲎试验的影响较大，根据国内外资料的报道，试验的最适 pH 值为 6.25～7.25 才能形成最佳凝胶。而药典规定各种葡萄糖注射液的 pH 值为 3.2～5.5，pH 值过大或过小均可抑制鲎试剂与细菌内毒素的反应。

（3）保温温度　将细菌内毒素工作标准品用细菌内毒素检查用水稀释成 1EU/ml，进行鲎试验，然后分别放置于 25、28、31、34、37、40、43、46、49℃水浴保温。实验中观察到凝胶形成的速度随着温度的升高而加快，但到达 49℃保温 90min 也未出现凝胶。

从实验可以看出，温度对鲎试剂的灵敏度影响很大，保温温度在 25～40℃之间，随着温度的升高，鲎试剂的灵敏度亦增大，在 40～46℃之间，温度对鲎试剂的灵敏度无明显影响，达到 49℃或更高温度时，则会破坏鲎试剂。故应严格按照药典的要求，温度控制在 37±1℃之间，才可获得理想的结果。

（4）保温时间　将细菌内毒素工作标准品用细菌内毒素检查用水稀释成 1EU/ml，进行鲎试验，37℃水浴保温，分别在 10、20、30、40、50、70min 观察，发现凝胶形成的坚实状态随着时间的延长而坚固。

从上述实验可以看出，延长保温时间，可以提高鲎试剂的灵敏度，增加假阳性。故应遵守我国药典规定的保温 60±2min。

（5）在鲎试验过程中应防止试管受到振动　鲎试剂与细菌内毒素形成的凝胶受到振动后易变形而误判为阴性。因此，在鲎试验过程中，不宜进行容易引起试管振动的实验操作，试验用的试管架的眼孔直径应与安瓿或试管直径相接近，避免安瓿或试管左右晃动。水浴箱要放置在固定不易受到振动的地方，保温过程中不可随时取出观察。

三、其他

（1）配制的原料　在鲎试验检测中，配制的原料如含有较多的有机杂质，就会出现假阴性的结果。另外，在葡萄糖原料中如存在着 β-D-聚葡糖，它与鲎试剂发生凝集反应，但注入兔体内不能使其升温，可能造成假阳性结果。

（2）所用器皿均应彻底洗净和灭菌安全　实验用器皿均应充分洗涤并冲洗干净，特别是接触酸碱或用洗衣粉、洗液等洗涤后，更应冲洗干净，以免残留物破坏极微量的内毒素。灭菌应按药典中的有关方法处理,防止引入外源性内毒素。如有条件的话可用合格的细菌内毒素快检盒。

(3)阳性对照　我国药典规定鲎试验必须做阳性对照,其目的就是证实实验条件下鲎试剂的活性,所以在实验过程中,阳性对照如为阴性,此次试验无效,应重做。

 【习题与思考】

1. 凝胶限量试验结果,如①PPC 为阴性,PC 为阳性,NC 为阴性;②PPC 为阳性,PC 为阳性,NC 为阴性;③PPC 为阳性,PC 为阳性,NC 为阳性,试分别分析可能是什么原因引起?

2. 内毒素检查鲎试剂法中为何要进行干扰试验,干扰试验中应注意哪些问题?

REFERENCES　参考文献

[1] 国家药典编委会. 中华人民共和国药典[M]. 北京:中国医药科技出版社,2010

[2] 李榆梅. 药品生物检定技术[M]. 北京:化学工业出版社,2010.10

[3] 黄贝贝,凌庆枝. 药学微生物学实验[M]. 北京:中国医药科技出版社,2008.6

[4] 黄贝贝,陈电容. 微生物学与免疫学基础[M]. 北京:化学工业出版社,2009.3

(叶丹玲)

项目八　药物抗微生物作用的测定

知识目标

- 掌握抗生素的概念、抗生素效价测定（管碟法）的原理；
- 熟悉药物体外抗菌试验类型及特点；
- 了解浊度法测定抗生素效价；抗生素作用机制及耐药菌产生原因。

能力目标

- 学会二剂量法操作，控制试验中影响因素；
- 分析滤纸片法、浊度法结果，正确判断并计算；
- 具备开发新型抗生素药品的思路。

素质目标

- 抗生素抗菌作用测定中具备严谨、客观、实事求是的工作态度。

任务 8-1　抗生素

⭐ 学习目标

知识目标

- 掌握抗生素的概念及医用抗生素的基本要求；
- 熟悉常见抗生素类型，抗生素效价和单位；
- 了解抗生素抗菌机制及细菌抗菌性产生机制。

技能目标

- 能说明常见抗生素的特点；
- 能说明差异毒力、MIC、抗菌谱、抗生素效价、抗药性等概念；
- 能提出预防细菌抗药性产生的对策。

【背景知识】

由于微生物本身的特点和代谢产物的多样性,利用微生物生产医药制品正受到广泛重视。当今人类面临各类疾病威胁,不仅许多给人类造成巨大灾难的疾病在卷土重来,如肺结核、霍乱等,而且很多不明原因、尚无有效控制办法的疾病正不断出现,如艾滋病、疯牛病、埃博拉病毒病、非典型肺炎(即严重急性呼吸系统综合征)等。然而这些疾病的传染控制与治疗,将在很大程度上需要应用已有的和正在发展的微生物学理论与技术,并依赖于新的微生物医药资源的开发与利用。

微生物在制药工业中应用广泛,医药工业生产的药物很多是利用微生物生产的,如抗生素、维生素、氨基酸、酶及酶抑制剂以及微生态制剂等等都是利用微生物发酵制成的。目前基因工程技术迅速发展,利用"工程菌"作为制药工业的发酵产生菌可生产出更多低成本、高质量的药物,使得微生物在制药工业中的应用前景更加广阔。

【任务内容】

一、抗生素的概念和分类

(一)抗生素的概念

抗生素(antibiotics)是指青霉素、链霉素等一些化学物质的总称,是人类控制、治疗感染性疾病,保障身体健康及用来防治动植物病虫害的重要化学药物。抗生素的原始含义是指那些由微生物产生的、能抑制其他微生物生长的物质。随着医药事业的迅速发展以及抗生素研究工作的深入开展,抗生素的应用范围已远远超出了抗菌范围。目前已发现不少抗生素除具有抗菌作用外,还有其他多种生理活性,如新霉素、两性霉素 B 等具有降低胆固醇的作用。所以,就不能把抗生素仅仅看作是抗菌药物。一般认为,抗生素是生物(包括微生物、植物和动物)在其生命活动过程中所产生的(或由其他方法获得的),能在低浓度下有选择性地抑制或影响他种生物功能的有机物质。习惯上常狭义地称那些由微生物产生的、极微量即具有选择性地抑制其他微生物或肿瘤细胞的天然有机化合物为抗生素。

(二)抗生素的分类

随着新抗生素的不断出现,有必要对抗生素进行分类,以便于研究。常见分类方法简要介绍如下:

1. 根据抗生素的生物来源分类

(1)细菌产生的抗生素 如多黏菌素(polymyxin)和短杆菌肽(tyrothricin)等。

(2)放线菌产生的抗生素 如链霉素(streptomycin)、四环素(tetracycline)、卡那霉素(kanamycin)等。

(3)真菌产生的抗生素 如青霉素(penicillin)和头孢菌素(cephalosporin)等。

(4)植物和动物产生的抗生素 如地衣和藻类植物产生的地衣酸(vulpinicacid)、从被子植物蒜中制得的蒜素(allicin)以及从动物脏器中制得的鱼素(ekmolin)等。

此外,某些结构简单的抗生素可完全人工合成,如氯霉素、环丝氨酸等。

2. 根据抗生素的化学结构分类

(1)β-内酰胺类抗生素 如青霉素、头孢菌素等。

(2)氨基糖苷类抗生素　如链霉素、卡那霉素等。

(3)大环内酯类抗生素　如红霉素(erythromycin)、麦迪霉素(medimycin)等。

(4)四环素类抗生素　如金霉素(aurmmycin)、土霉素(terramycin)等。

(5)多肽类抗生素　如多黏菌素、杆菌肽(bacitracin)等。

3. 根据抗生素的作用机制分类

(1)抑制细胞壁合成的抗生素　如青霉素、环丝氨酸等。

(2)影响细胞膜功能的抗生素　如多黏菌素、多烯类抗生素等。

(3)抑制核酸合成的抗生素　如博莱霉素、丝裂霉素C及柔红霉素等。

(4)抑制蛋白质合成的抗生素　如链霉素、四环素、氯霉素等。

(5)抑制生物能作用的抗生素　如抑制电子转移的抗霉素、抑制氧化磷酸化作用的短杆菌肽等。

4. 根据抗生素的作用对象分类

(1)抗革兰阳性细菌的抗生素　如青霉素、红霉素等。

(2)抗革兰阴性细菌的抗生素　如链霉素、多黏菌素等。

(3)抗真菌的抗生素　如灰黄霉素、制霉菌素等。

(4)抗病毒的抗生素　如四环素类抗生素对立克次体和较大病毒有一定作用。

(5)抗癌的抗生素　如丝裂霉素、阿霉素等。

迄今为止,在抗病毒、抗癌和抗原虫等方面,还没有很理想的抗生素。

二、医用抗生素的基本要求

自第一个医疗用抗生素诞生后的50多年来,全世界从自然界发现和分离到的天然抗生素,以及半合成抗生素总的品种已有十几万种,但是,其中实际生产和应用的只有100多种,连同半合成抗生素及其盐类也只有300多种,为什么真正能在临床上广泛应用的抗生素是如此之少呢? 这主要是由于医疗用抗生素需有一定的要求。

1. 差异毒力大

所谓差异毒力(differential toxicity),即抗生素对微生物或肿瘤细胞等靶体的抑制或杀灭作用,与对机体损害程度的差异比较。抗生素的差异毒力愈强,则愈有利于临床应用。抗生素具有的差异毒力大小是由它们的作用机制决定的。当抗生素干扰了微生物的某一代谢环节,而此环节又恰为宿主所不具有,此时必然就显示出较大的差异毒力。如青霉素能抑制细菌细胞壁的合成,而人及哺乳动物细胞不具有细胞壁,因而青霉素的差异毒力非常大。

2. 生物活性强

生物活性强体现在极微量的抗生素就对微生物具有抑制或杀灭作用。抗菌作用的强弱常用最低抑菌浓度(minimal inhibitory concentration,MIC)来表示。MIC即指能抑制微生物生长所需的药物的最低浓度,一般以 $\mu g/ml$ 为单位。药物的MIC值越小,则抗菌作用越强。

3. 有不同的抗菌谱

由于不同抗生素的作用机制不一样,因而每种抗生素都具有一定的抗菌或抗癌活性和范围。所谓抗菌谱(antimicrobial spectrum),即指抗生素所能抑制或杀灭微生物的范围和所需剂量。范围广者称为广谱抗生素,范围窄者称为窄谱抗生素。如青霉素主要抑制革兰阳性菌,多黏菌素只能抑制革兰阴性菌。

4. 不易使病原菌产生抗药性

近年来某些病原菌抗药现象日趋严重,由它们引起的疾病常成为临床治疗的难题。因此,一个优良的抗生素应不易使病原菌产生抗药性。

此外,良好的抗生素还应具有毒副作用小、不易引起超敏反应、吸收快、血浓度高、不易被血清蛋白结合而失活等特性。

三、抗生素的效价和单位

抗生素是一种生理活性物质,可以利用抗生素对生物所起的作用强弱来判定抗生素的含量。含量通常用效价或单位表示。有时两者合一统称为效价单位。在同一条件下比较抗生素的被检品和标准品的抗菌活性,从而得出被检品的效价。也就是说,效价(potency)是被检品的抗菌活性与标准品的抗菌活性之比值,常用百分数表示。

$$效价 = \frac{被检品的抗菌活性}{标准品的抗菌活性} \times 100\%$$

标准品是指与商品同质的、纯度较高的抗生素,每毫克含有一定量的单位,可用作效价测定的标准。每种抗生素都有它自己的标准品。经国际协议,每毫克含一定单位的标准品称为国际标准品,其单位即为国际单位(international unit,IU)。抗生素的国际标准品是在联合国世界卫生组织(WHO)的生物检定专家委员会的主持下,委托指定的机构(主要是英国国立生物标准检定所,National Institute for Biological Standardsand Control)组织标定、保管和分发。由于国际标准品供应有限,各国通常由国家监制一批同样的标准品,与国际标准品比较,标定其效价单位后,分发各地使用,作为国家标准品。我国的国家标准品由国家药品生物制品检定所标定和分发。

单位(unit,U)是衡量抗生素有效成分的具体尺度。各种抗生素单位的含义各不相同,大致有以下几种:

1. 重量单位

以抗生素的生物活性部分的重量作为单位。一般 $1\mu g$ 定义为 1U,则 1mg 为 1000U。用这种表示方法,对于不同盐类的同一抗生素而言,只要它们的单位相同,即使盐类重量不同,其实际有效含量是一致的。如链霉素硫酸盐、土霉素盐酸盐、红霉素乳糖酸盐、新生霉素钠(钾)盐等抗生素,均以重量单位表示。

2. 类似重量单位

是以特定的抗生素盐类纯品的重量为单位,包括非活性部分的重量。例如纯金霉素盐酸盐及四环盐酸盐,$1\mu g=1U$,即为类似重量单位。

3. 重量折算单位

与原始的生物活性单位相当的纯抗生素实际重量为 1U 加以折算。以青霉素为例,最初定一个青霉素单位系指在 50ml 肉汤培养基内完全抑制金黄色葡萄球菌生长的最小青霉素量为 1U。青霉素纯化后,这个量相当于青霉素 G 钠盐 $0.5988\mu g$,因而国际上一致规定 $0.5988\mu g$ 为 1U,则 1mg=1670U。

4. 特定单位

以特定的一批抗生素样品的某一重量作为一定单位,经有关的国家机构认可而定,如特定的的一批杆菌肽 1mg＝55U,制霉菌素 1mg＝3000U 等。

5. 标示量

指抗生素制剂标签上所标示的抗生素含量。标示量原则上以重量表示(指重量单位),但少数成分不清的抗生素(如制霉菌素),或照顾用药习惯(如青霉素),仍沿用单位表示。

四、抗生素的作用机制

抗生素主要作用于微生物正常生理代谢的某些环节,从而抑制微生物的生长或杀灭微生物。由于不同的抗生素对微生物具有不同的作用位点,因而对代谢途径各异的微生物具有不同的抗菌谱。它们的作用主要影响微生物的细胞壁合成、细胞膜的功能、蛋白质的合成、核酸的合成以及细胞的能量代谢、电子传递等。

(一) 抑制细胞壁的合成

革兰阳性菌的细胞壁与革兰阴性菌的细胞壁相比较,有致密的网状肽聚糖层。多种抗革兰阳性菌的抗生素,它们的作用机制主要与抑制肽聚糖的合成有关,而肽聚糖合成的阻断,就使得细胞壁无法完全形成。以下简述肽聚糖的合成与一些有代表性的抗生素的作用位点,并以大肠埃希菌为例,说明肽聚糖的生物合成的三个阶段(图 8-1-1)。

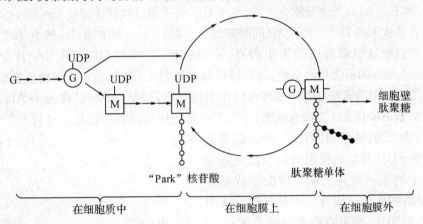

图 8-1-1　肽聚糖合成的三个阶段及其主要中间代谢物

1. 胞浆内细胞壁前体的合成

肽聚糖是由 N-乙酰胞壁酸(MurNAc)、N-乙酰葡萄糖胺(GlcNAc)及短肽侧链组成。它的前体物质是 UDP-MurNAc-五肽和 UDP-GlcNAc。UDP-MurNAc 由糖酵解的中间产物 6-磷酸果糖生成,UDP-GlcNAc 与磷酸烯醇式丙酮酸缩合,双键还原形成 UDP-MurNAc,而 L-Ala、D-Glu 和 DAP 相继加到 UDP-MurNAc 上,生成中间物胞壁酰三肽。二肽 D-Ala-D-Ala(由两个 L-Ala 分子异构化和缩合而来)又加到胞壁酰三肽上,形成 UDP-MurNAc-五肽。所有这些反应均发生在细胞质中。

2. 肽聚糖单体的合成及膜类脂载体循环

UDP-MurNAc-五肽首先与膜上十一聚异戊二烯磷酸类脂载体(Lipid-P)反应,脱去 UMP,生成类脂-PP-MurNAc-五肽,然后通过 β-1,4 糖苷键,UDP-GlcNAc 连接到 MurNAc-五肽-PP-类脂上,形成二糖五肽中间体 MurNAc-β-1,4-MurNAc-五肽-PP-类脂,从而完成了单体的合成。这些反应发生在细胞膜上。借类脂载体的作用,二糖五肽通过胞膜转运至胞壁受体。在转糖基反应中,释放出的十一聚异戊二烯焦磷酸经脱磷酸化作用又恢复成十一聚异戊二烯磷酸的形式。这是一种释能反应,可能用作通过胞膜的能量。脱磷酸后的类脂磷酸化合物继续进行类脂循环,供再一次的用作载体。

3. 肽聚糖链的聚合和交联

肽聚糖合成的最后几步是由几种酶催化完成的,这几种酶都以其相应的催化功能而命名。如转糖基酶催化 M(MurNAc)上的 C-1 与 G(GlcNAc)上的 C-4 之间形成 β-1,4 糖苷键;转肽酶催化短肽侧链的 4 位上的 D-Ala 与邻近的短肽侧链上的 DAP 的 ε-氨基形成肽键,并释放五肽供体上的末端 D-Ala;D-羧肽酶催化五肽末端 D-Ala 水解;内肽酶催化水解已合成的肽聚糖链上的肽键。

通过转糖基反应和转肽反应,二糖五肽被转移到壁受体上。微生物在生长及分裂期间必然要合成新的肽聚糖,这时内肽酶在细胞壁内表面变得活跃起来,部分地水解已存在的链,产生出自由末端,通过转糖基和转肽反应,接受新生的肽聚糖链。

多糖链之间通过转肽酶催化形成新的肽键而交联。该反应发生在细胞质膜外表面。一般 G^- 细菌和许多 G^+ 杆菌肽聚糖的合成,都是按照大肠埃希菌模式进行的,但是,在金黄色葡萄球菌中发生了一些重要变化,即五肽中第三位氨基酸是 Lys,而不是 DAP,第二位氨基酸是 Gln,而不是 Glu;二糖五肽合成后,五个 Gly 分子通过肽键连接在 Lys 的 ε-NH$_2$ 上;转肽反应在五肽次末端 D-Ala 的羟基(同时释放出末端 D-Ala)和末端 Gly 的氨基之间发生。

抑制细胞壁肽聚糖合成的抗生素有:①磷霉素,它抑制 UDP-GlcNAc 转变成 UDP-GlcNAc-enolpyruvate;②环丝氨酸,其作用机制是抑制 UDP-MurNAc 抑制五肽的形成,环丝氨酸的结构类似丙氨酸(图 8-1-2),可以作为拮抗物,抑制 L-Ala 转化为 D-Ala 的消旋酶的活性以及 D-Ala-D-Ala 二肽合成酶;③万古霉素的作用机制主要是通过与末端为 D-Ala-D-Ala 的多肽形成复合物,阻断二糖五肽与胞壁受体结合;④杆菌肽的作用机制主要是能与类脂载体上的十一聚异二烯焦磷酸形成复合物,阻止脱磷酸化反应成为十一聚异戊二烯磷酸,影响类脂循环,即影响肽聚糖的合成;⑤β-内酰胺类抗生素如青霉素和头孢菌素,它们的作用机制主要是抑制了肽聚糖合成交联中所需

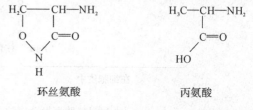

图 8-1-2　环丝氨酸与丙氨酸的结构比较

的转肽酶反应,使肽聚糖的三维结构不能形成,造成细菌细胞壁缺陷,导致细菌不能抵抗低渗环境。

目前已证实有一类存在于革兰阳性菌及阴性菌的细胞膜中的能特异地共价结合青霉素的蛋白质,即青霉素结合蛋白(penicillin binding proteins,PBPs)。PBPs 被认为是 β-内酰胺类抗生素的原始作用靶位,它可能与细菌胞壁合成的有关酶类相关,如肽聚糖交联有关的转肽酶。

(二) 影响细胞膜的功能

细菌的细胞膜在细菌胞壁与胞质之间,细胞膜的功能受到损害时,细菌可发生死亡。作用于细菌胞膜的抗生素对细菌有较强的杀菌作用。如多黏菌素,属多肽类抗生素,分子内含亲水性(多肽)基团与亲脂性脂肪酸链。亲水性基团可以与细菌细胞膜磷脂上的磷酸基形成复合物,而亲脂链可以插入细胞膜的脂肪酸链之间,因而解聚细胞膜的结构,使细胞膜的通

透性增加,导致细菌细胞内的主要成分如氨基酸、核酸和钾离子等渗漏,细菌因而死亡。两性霉素 B 是一种抗真菌的抗生素,对新生隐球菌、白色假丝酵母菌等具有良好的抗菌作用,其作用机制主要是能和敏感菌细胞膜上的甾醇部分结合而改变了膜的通透性,使细胞内钾离子和其他成分渗出膜外,从而抑制了真菌的生长。

(三) 干扰蛋白质合成

干扰蛋白质合成过程的抗生素很多,主要有氨基糖苷类、四环素类、大环内酯类,以及其他一些抗生素。这些抗生素作用于蛋白质合成的起始、延长、终止各阶段的不同环节。如链霉素,对蛋白质合成的起始、延长、终止各阶段均有影响,但其主要作用是能不可逆地与细菌核糖体 30S 亚基结合,抑制蛋白质合成的起始及密码子识别阶段。过去认为链霉素是直接结合在 16S rRNA 上的特异碱基上,而蛋白质 S12 只是增加了它们之间的亲和力。四环类抗生素抑制蛋白质合成的作用主要是由于这些抗生素与核糖核蛋白体 30S 亚基的 16S rRNA 上靠近与氨基酰-tRNA 连接的区域形成复合物,使氨基酰-tRNA 不能与结合部位结合,阻断蛋白质合成的肽链延长。这类抗生素对细菌有选择性毒性,因为原核细胞中的主动转运体系能使药物特异地透过细胞,真核生物细胞却能主动外排这类抗生素。大环内酯类抗生素,如红霉素,其主要作用机制是与核糖核蛋白体 50S 亚基结合,选择性地抑制原核细胞蛋白质的合成。对于红霉素具体的结合部位,目前仍有争论,因为实验发现红霉素可以与不同的核糖体蛋白质结合。目前的看法是红霉素与 23S rRNA 的特异区域直接结合,产生结构破坏效应,使肽酰 50S 亚基结合,抑制蛋白质合成的肽链延长。但是林可霉素仅与革兰阳性细菌的核糖体形成复合物,而不与革兰阴性细菌的核糖体结合,它与核糖体的结合位点有一部分与红霉素的结合部位重合,因而与红霉素有部分交叉抗药性。

(四) 抑制核酸的合成

不同的抗生素通过不同的机制来干扰或抑制微生物细胞的核酸(DNA 或 RNA)的合成。如博莱霉素,其主要作用机制是引起 DNA 单链断裂,亦可使 DNA 一条链上的脱氧核糖和磷酸连接部分断裂,形成缺口,还可抑制 DNA 连接酶和 DNA 聚合酶,干扰 DNA 的复制。利福霉素和利福平的作用机制是直接作用于 RNA 聚合酶而抑制 RNA 的合成,主要是特异性地抑制 RNA 合成的起始步骤,并对原核生物细胞 RNA 合成有选择性抑制作用,低浓度即可抑制细胞 RNA 聚合酶,而对 DNA 聚合酶几乎无作用。利福霉素类抗生素还抑制 RNS 指导的 DNA 聚合酶(逆转录酶)和 RNA 复制酶。喹诺酮类抗菌药(如氟哌酸、氧氟沙星等)抑制 DNA 回旋酶(gyrase)活性,从而抑制 DNA 复制和 RNA 转录。此外,蒽环类抗生素,如阿霉素(adriamycin),其生物学效应较复杂,可致 DNA 断裂、染色体交换率增高、染色体畸变、抑制 DNA 复制等。

(五) 干扰细胞的能量代谢和电子传递体系

目前,作用于能量代谢以及电子传递体系的抗生素,由于大多数毒性较强,所以限制了在临床上的广泛应用。如抗霉素(antimycin)A,是呼吸链电子传递体系的抑制剂,使细胞色素 b 变成还原状态,细胞色素 c_1 变成氧化状态,从而抑制细胞色素 b 和细胞色素 c_1 之间的电子传递。

七、细菌的抗药性

随着抗生素的不断发现和临床上的广泛应用,细菌以及其他微生物的抗药性问题日趋严重。一些常见的临床致病菌如金黄色葡萄球菌、铜绿假单胞菌、变形杆菌、大肠埃希菌、痢疾志贺菌等的抗药情况尤为突出，它们所引起的各种感染已成为临床治疗上的一大难题。

(一) 抗药性的概念

抗药性(drug resistance)是指在微生物或肿瘤细胞多次与药物接触发生敏感性降低的现象，是微生物对药物所具有的相对抗性。对同一种微生物和肿瘤细胞而言，抗药性与敏感性是相对的，抗药性增强，则敏感性降低。抗药性的程度一般以该药物对某种微生物的最低抑菌浓度(MIC)来衡量。能够耐受两种以上药物的微生物称为多剂抗药菌，微生物对结构相似的同类药物均有耐受的现象称为交叉抗药性。

(二) 抗药性产生机制

1. 细菌抗药性产生的遗传机制

微生物对药物的抗药性可由染色体或质粒，或两者兼有介导。大多数抗药性是由质粒来编码的，少数由染色体编码。产生抗药性的原因可能是染色体或质粒上带有与抗药性有关的基因。如目前世界上医院内感染的主要致病原之一的甲氧西林抗药性金黄色葡萄球菌(methicillin-resisant staphylococcus aureus，MRSA)，其染色体上就带有一种与抗药性相关的 mecA 基因。另外，有些具多重抗药性的菌株，可能含有两个以上的抗药质粒，或其抗药质粒上可能含有多个抗药基因。

2. 细菌抗药性产生的生化机制

抗药性产生的生物化学机制是指抗药菌遗传学上的改变在生物化学上的表现。主要有以下三个方面：

(1)产生使抗生素结构改变的酶(即钝化酶) 一些抗药菌由于诱导或基因突变而产生能使抗菌药物活性降低或完全失活的酶类(包括组成酶和诱导酶)。最典型的代表是 β-内酰胺类抗生素，由于抗药菌产生 β-内酰胺酶(包括青霉素酶、头孢菌素酶等)，而使抗生素水解灭活。

(2)作用靶位的改变 许多抗药性是通过抗生素作用靶位的改变发挥作用的。由于基因突变，一些细菌形成抗生素不能与之结合的作用靶位，或者即使能与之结合形成复合体，但靶位仍能保持其功能，微生物即出现抗药性。如对链霉素抗药的突变株，就是由于抗药菌染色体上的 str 基因发生突变，使得核糖体 30S 亚基上的 S12 蛋白的构型发生改变，从而影响链霉素与 16S rRNA 上的特异碱基的结合，因此不能抑制蛋白质合成而产生抗药性。

(3)细胞通透性的改变 由于细胞膜的通透性发生改变致使药物进入细胞内减少，就使得微生物细胞表现出抗药性。如抗四环素细菌的抗药性就属于这种膜通透性的改变。

微生物与抗生素的抗药性的产生存在着不同的生物化学机制，其中有的与抗生素的作用机制相关联，而有的与抗生素的作用机制无关。对某一种抗生素，可能存在通过不同机制抗药的菌株。当两种抗生素作用于相同的位点时，常常出现交叉抗药性。

(三) 细菌抗药性产生的防止对策

1. 合理使用抗生素

首先在临床方面对抗生素的使用加以严格的管理。可用可不用抗生素时尽可能不用，并注意防止交叉抗药性。同时主张联合用药，因每一种药物在细胞代谢过程中发生作用的部位不同，合理联用两种药物可起到协同和取长补短的效果。另外，应进行用药知识的教育和宣传，均可降低抗药性的产生。

2. 寻找新药

努力寻找具有新的化学结构的新抗生素和改造现有的抗生素（包括对现有的抗生素产生菌和抗生素的改造），以及新的酶抑制剂。目前半合成抗生素的使用已成为克服抗药性的主要途径。

3. 加强抗药机制的研究

研究抗药机制有助于了解细菌抗药性的本质，以便有针对性地解决抗药菌对人类的危害，有效地控制细菌感染。

【知识拓展】

测定抗生素效价的微生物学方法一般分为管碟法、浊度法和稀释法。

1. 管碟法

本法系利用抗生素在琼脂培养基内的扩散作用，比较标准品与供试品两者对接种的实验菌产生抑菌圈的大小，以测定供试品效价的一种方法。

在固体培养基尚未凝固前接种试验菌，待冷凝后，将检品用不同的设计方法加在接种有试验菌的培养基上，经一定时间和温度的培养后，由于抗生素向培养基中扩散，凡抑菌浓度所能到达之处，细菌不能生长而呈现出透明的抑菌范围。此范围一般呈圆形，称作抑菌圈。根据抑菌圈的大小可判断细菌和真菌对药物的敏感程度，即进行药敏试验。也可将供试品的抑菌圈与标准品进行比较，计算出供试品的效价。本法为我国药典抗生素微生物检定的第一法。

2. 浊度法

本法系利用抗生素在液体培养基中对实验菌生长的抑制作用，通过测定培养后细菌浊度值的大小，比较标准品与供试品对实验菌生长抑制的程度，以测定供试品效价的一种方法。用透光度测量浊度，浑浊程度越高，光吸收越好，通过的光线也就越小，采用分光光度计来测定吸光度，用二剂量或三剂量法可计算出供试品的效价。

这种方法准确、快速、不受扩散影响且自主化程度高，各国药典相继收载。《中国药典》2005 年版开始收载此法，为抗生素微生物检定的第二法。

3. 稀释法

现在已不用来测定抗生素的效价，而是用它测定抗生素的最低抑菌浓度和最低杀菌浓度。

【习题与思考】

1. 说明下列抗生素的特点：

	来源	化学结构	作用对象	作用机制
青霉素				
四环素				
卡那霉素				
链霉素				
杆菌肽				
灰黄霉素				

2. 医用抗生素需具备哪些条件？

（叶丹玲）

任务 8-2　药物的抗菌试验

 学习目标

知识目标
- 掌握常用抗菌药物的体外抗菌试验方法，掌握琼脂扩散法的原理；
- 熟悉联合抗菌试验方法；
- 了解药物体内抗菌试验。

技能目标
- 学会滤纸片法做药敏试验；
- 能分析连续稀释法试验影响因素；
- 能说明体外抑菌试验常用的几种试验方法的特点。

 【背景知识】

　　药物的抗菌试验,目的在于检查药物的抗菌效能,分体外抗菌试验和体内抗菌试验两种。一般先进行体外抗菌试验,若发现有抗菌作用,再进行体内抗菌试验。抗菌试验方法已广泛应用于新药研究和指导临床用药。如抗菌药物的筛选、提取过程的生物追踪、抗菌谱、耐药谱的测定、药敏试验、药物血浓度测定等各个方面。抗菌试验包括抑菌试验和杀菌试验。抑菌即抑制微生物的生长繁殖,但不能杀死微生物,在药物除去后微生物又能生长;杀菌即能杀死微生物,当药物除去后,微生物也不能再生长繁殖。两者并非绝对,只是在一定条件下相对而言。

【任务内容】

一、药物的体外抗菌试验

　　体外抗菌试验(antimicrpbial test in vitro)大多在玻璃器皿中进行,优点是简便、需时短、用药少、不需要动物和特殊设备,主要用于筛选抗菌药物或测定细菌对药物的敏感性,所以也称药敏试验。

(一) 体外抑菌试验

体外抑菌试验是最常用的抗菌试验,常用方法有连续稀释法和琼脂扩散法两种。

1. 连续稀释法

连续稀释法有液体培养基连续稀释法和琼脂扩散法两种。

(1)液体培养基连续稀释法　在一系列试管中,用液体培养基稀释药物,使各管内含药培养基呈系列递减的浓度,如 20→10→5→2.5→1.25→0.625(μg/ml)……然后在每一管中加一定量的试验菌,经培养24～48h后用肉眼观察试管浑浊情况,记录能抑制试验菌生长的最低浓度(MIC),也可用分光光度计观察终点。判断抑菌还是杀菌,可进一步将未见细菌生长的各试管内的培养液移种到新鲜的琼脂培养基上,通常各吸取0.1ml,在规定的温度下培养18~24h,如重新长出细菌则该浓度只具有抑菌作用,如无菌生长(平板上的菌落数小于5个),则认为该浓度具有杀菌作用。记录最低杀菌浓度(MBC)。药物的抑菌作用或杀菌作用是在一定条件下相对而言的,这与试验时培养基的组成、温度、pH及所用的菌种、菌量等因素有关,所以必须严格控制试验菌、培养基等试验条件(图8-2-1)。

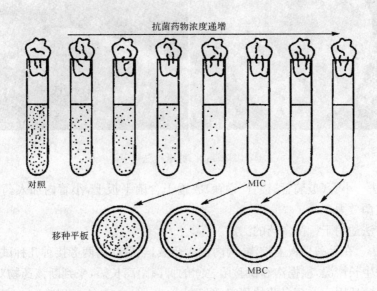

图 8-2-1　液体培养基连续稀释法

(2)固体培养基连续稀释法

①平板法:将不同浓度的药物混入琼脂培养基,制成一批药物浓度呈系列递减的平板,然后用微量加样器或多点接种器(multipoint inoculator)接种试验菌,同时设无药空白平板对照,培养后观察结果。本法可同时测定大批试验菌株的MIC,且不受药物颜色及浑浊度的影响,适用于中药制剂或评定新药的药效学(药物的体外抗菌活性测定)试验。

②斜面法:将不同浓度的药物混入固体培养基中制成斜面,然后在斜面接种一定量试验菌,培养后观察斜面是否有菌生长,判断MIC值。本法常用于需长时期培养的试验菌(如结核杆菌)或避免孢子飞扬污染环境的霉菌。

2. 琼脂扩散法(agar diffusion test)

琼脂扩散法是利用药物可以在琼脂培养基中扩散的特点,在药物有效浓度的范围内形成抑菌圈或抑菌距离,以抑菌圈直径或抑菌距离的大小来评价药物抗菌作用的强弱。根据不同的加药方式,琼脂扩散法又分以下几种:

(1)滤纸片法　取滤纸片(直径0.6cm,120℃,灭菌2h)蘸取一定浓度的抗菌药物放置于含菌平板表面,培养后观察结果,若试验菌生长被抑制,则纸片周围出现透明的抑菌圈。本法用于在同一平板上多种药物对同一试验菌的抗菌试验。联合国世界卫生组织(1981年)曾推荐用Kirby-Bauer法(K-B法)作为标准化的药敏试验,K-B法基本原理仍是滤纸片法,需用统一的培养基、菌液浓度、纸片质量、纸片含药量以及其他试验条件。结果判断以卡尺精确测量,根据抑菌圈的直径大小判断该菌对该药是抗药、中等敏感还是敏感(图8-2-2)。

(2)打孔法　与滤纸片法相似,只是以在平板上打孔并注入药液来代替滤纸片。

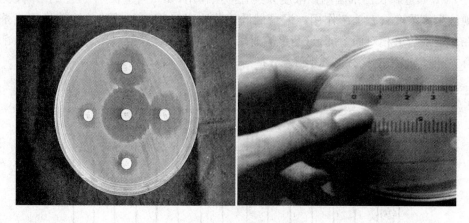

图 8-2-2　滤纸片法

（3）管碟法　小管（玻璃管、铝管、钢管）放置于含菌平板上，小管内加入药液，根据抑菌圈直径判断抗菌效力。

以上各方法适用于一菌多药的测定。

（4）挖沟法　在无菌平板上挖沟，沟内加入药液，然后在沟两旁接种几种试验菌，经培养后观察细菌的生长情况，根据沟和试验菌之间的抑菌距离长短，来判断该药物对这些细菌的抗菌能力。该法适用于一药多菌的测定（图 8-2-3）。

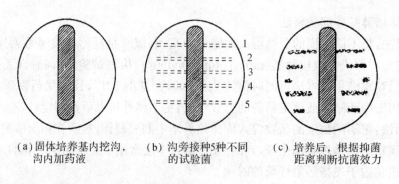

（a）固体培养基内挖沟，　　（b）沟旁接种5种不同　　（c）培养后，根据抑菌
　　沟内加药液　　　　　　　　的试验菌　　　　　　　距离判断抗菌效力

图 8-2-3　挖沟法

琼脂扩散法简单、快速，可同时进行多样品或多菌株的研究。但本法重复性差、干扰因素较多，如药物的扩散性、细菌接种的密度等都对结果有很大的影响，因此一般只用于抗菌药物的初筛。滤纸片由于其纸片的药物含量少，所以对于那些抗菌作用不是很强的药物，其抗菌谱初筛时，应用打孔法或挖沟法。

（二）体外杀菌试验

体外杀菌试验用以评价药物对微生物的致死活性。

1. 最低杀菌浓度（或最低致死浓度）的测定

最低杀菌浓度（minimal bactericidal concentration，MBC）是指该药物能杀死细菌的最低浓度。对微生物广义而言，也可称之为最低致死浓度（minimal lethal concentration，MLC）。一般是将待检药物先以合适的液体培养基在试管内进行连续稀释，每管内再加入一定量的试验菌液,培养后可得该药物的 MIC,取 MIC 终点以上未长菌的各管培养液,分别移种于另一无菌平板上(图 8-2-1),培养后凡平板上无菌生长的药物最低浓度即为该药物的 MBC(或 MLC)。

2. 活菌计数法

活菌计数法(viable counting method)是在一定浓度的定量药物内加入定量的试验菌,作用一定时间后,取样进行活菌计数,从存活的微生物数计算出药物对微生物的致死率。活菌计数的方法一般是将定量的药物与试验菌作用后的混合液稀释后混入琼脂培养基,制成平板,培养后计数平板上形成的菌落数,由于一个菌落是由一个细菌繁殖而来的,所以可用菌落数或菌落形成单位(colony forming unit,cfu)乘以稀释倍数,计算出混合液中存活的细菌数。

3. 苯酚系数测定法

苯酚系数(phenol coefficient)又称酚系数,是以苯酚为标准,将待测的化学消毒剂与酚的杀菌效力相比较,所得杀菌效力的比值即为酚系数。苯酚系数是了解消毒剂杀菌效力的一种方法。苯酚系数 $=\dfrac{消毒剂的杀菌稀释度}{苯酚的杀菌稀释度}$,苯酚系数≥2 为合格。

具体的测定方法举例说明如下,先将苯酚准确稀释成 1：90,1：100,1：110……,被测化学消毒剂稀释成 1：300,1：325,1：350……,分别取上述稀释液各 5ml 加入试管中,再加入经 24h 培养后的菌悬液各 0.5ml,混匀后放入 20℃的水浴中,在第 5、10、15 分钟时分别从各管中以接种环取混合液移种到另一支 5ml 的肉汤培养基中,37℃培养 24h,记录生长情况(表 8-2-1)。其中"＋"为细菌生长,"－"为无细菌生长。

表 8-2-1 苯酚系数测定结果

	稀释度	作用时间/min		
		5	10	15
苯酚	1：90	＋	－	－
	1：100	＋	＋	＋
被测消毒剂	1：300	－	－	－
	1：325	＋	－	－
	1：350	＋	－	－
	1：375	＋	＋	－
	1：400	＋	＋	＋

以 5min 不能杀菌,10min 能杀菌的最大稀释度为标准来计算苯酚系数。从表中得苯酚为 1：90,待检消毒剂为 1：350,则被测消毒剂的酚系数为 350/90＝3.89,表明在相同条件下被检消毒剂的杀菌效力是苯酚的 3.89 倍。酚系数愈大,被测消毒剂的杀菌效力越高。

但是苯酚系数测定法的应用有一定的局限性,主要有以下几点:①有机物存在时消毒剂失去活性;②消毒剂可能对组织有毒性;③温度变化而影响测定结果;④只适用于同类消毒剂的杀菌效力测定,对非酚类、季铵盐及不稳定的次氯酸盐等均不能给予正确评价。

(三) 联合抗菌试验

在药学工作中,常需要检查两种以上抗菌药物在联合应用时的相互作用以及抗菌药物与不同 pH 或不同离子溶液的相互影响。例如,在制药工业中,为了得到抗菌增效的配方,常进行两种或两种以上的抗菌药物复方制剂的筛选。联合用药更重要的是在临床应用,如用于尚未确定是由何种细菌引起的急、重症感染的经验治疗及多种细菌引起的混合感染等。

抗菌药物联合应用的效果可以分为四种,如加强药物抗菌作用的为协同(synergism);减弱药物抗菌作用的为拮抗(antagnism);作用为两者之和的为累加(addition);相互无影响的为无关(indifference)。联合抗菌试验的方法很多,以下介绍几种常用的方法。

1. 纸条试验(paper strip test)

即在已接种试验菌的平板表面垂直放置两条浸有药液的滤纸条,培养后根据抑菌区的加强、减弱或无影响来判断它们在联合应用时的效应(图8-2-4)。纸条也可用圆形的滤纸片代替。

2. 梯度平板纸条试验(paper strip-gradient plate test)

将融化的琼脂培养基倒入平皿,平皿斜放凝固后制成斜面培养基。将平皿放平,加入含抗菌

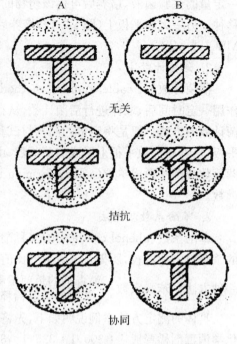

无关

拮抗

协同

图8-2-4 联合作用的纸条试验
A 列:一纸条含抗菌药物
B 列:两纸条含抗菌药物

药物的琼脂培养基,这样制成的双层琼脂平板中就含有梯度浓度的抗菌药物。要求其最小抑菌浓度的位置约处于平板的一半。然后将试验菌均匀涂布在平板平面,取滤纸条浸透另一待检药液,按梯度平板中药物浓度递减的方向置于平板表面,培养后观察形成的抑菌区的图形以判断两种药物之间的相互作用(图8-2-5)

3. 棋盘格法(check board test)

由于在试验时含两种不同浓度药物的试管或平板排列呈棋盘状而得名,具体操作同前述系列稀释法,也可分为液体稀释法和固体稀释法。首先分别测定联合药物(如 A 药和 B 药)各自对被检菌的 MIC,以确定药物联合测定的药物稀释度,一般选择 6~8 个稀释度,每种药物最高浓度为其 MIC 的 2 倍,然后分别依次两倍等比稀释到其 MIC 的 1/8~1/32。根据图 8-2-6 分别进行联合。

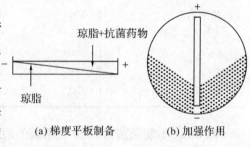

琼脂+抗菌药物

琼脂

(a) 梯度平板制备 (b) 加强作用

图8-2-5 纸条梯度平板试验

A 药沿横轴稀释,"+"为菌生长对照,"-"为空白对照,若药液稀释到 1/16MIC,那么共有 49 支试验管。加入被检菌,培养,确定 A 药和 B 药联用时的 MIC,即 MIC_A 及 MIC_B,可根据 FIC 指数(FIC index)来评价两抗菌药物联合作用时间所产生的效果,FIC 即部分抑菌浓度(fractional inhibitory concentration),指某一药在联合前后所测得的 MIC 比值。

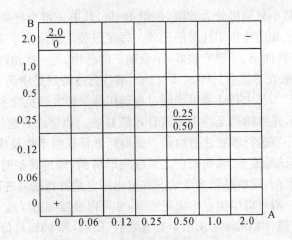

图 8-2-6　液体棋盘稀释法的药物浓度编排
A、B 两药浓度以 MIC 的倍数表示

$$FIC(A) = \frac{A 药与 B 药联合试验时 A 药的 MIC}{A 药单独试验时的 MIC}$$

$$FIC(B) = \frac{B 药与 A 药联合试验时 B 药的 MIC}{B 药单独试验时的 MIC}$$

所谓 FIC 指数（FIC index），指二药各自的 FIC 之和，即 FIC 指数＝FIC(A)＋FIC(B)

如 FIC 指数＜1，两药有协同作用，即两药联合较单独试验时的抑菌作用为强。FIC 指数的值愈小，则联合抗菌作用愈强。表 8-2-2 所列数据可供分析联合效应时参考。

表 8-2-2　FIC 指数与联合抗菌效应

FIC 指数	联合抗菌效应
＜0.75	协同
1	累加
1～2	无关
＞2	拮抗

二、药物的体内抗菌试验

药物的体内抗菌试验又称为动物实验治疗试验或保护力试验。当抗菌药物进入机体后，其效力的发挥要受体内各种因素的影响。如机体内的蛋白质或磷脂、核酸与药物结合，使药物的活性降低；坏死组织内的酸性环境也能影响药物的活性。体内各组织中药物的吸收、分布不同，使药物的浓度难以恒定。因此在评定药物抗菌效力时除做体外抗菌试验外还需要做体内抗菌试验。

由于体内微生物代谢活动较低，对药物的敏感性降低，有时还可以形成细胞壁缺陷型细菌，对某些药物不敏感。另外，机体本身对细菌有较强的抵抗力，所以一般细菌感染动物后不易使动物致病，使体内抗菌实验模型的建立十分困难，特别是那些致病途径特殊的模型的建立更为困难。动物实验感染模型一般分为全身感染模型和局部感染模型。

（一）全身感染模型

1. 腹腔感染模型

腹腔感染模型是国内外常用的一种动物感染模型，本法简便、重复性好。常用动物为小鼠。

（1）感染菌量的选择　将制备好的不同浓度新鲜菌液腹腔注射 3～5 只小鼠，每只 0.5ml，观察小鼠死亡情况，一般选用感染后能引起小鼠 100% 死亡的菌悬液浓度即最小致死量（MLD_{100}）作为实验治疗时小鼠的感染量，如果需要也可选 2 个或 2 个以上的 MLD_{100}。

（2）实验治疗　将小鼠随机分为数组,每组10只,其中一组为感染不给药物的对照组,同一批试验时,应设已知药物作阳性对照比较。每鼠腹腔注射菌液0.5ml,给药时间和次数根据药物在体内的特性而定,一般吸收好、半衰期长的药物,可一次给药,半衰期短者可给药2~3次,给药时间一般在感染后的即刻、6、12h。某些药物特别是中药,由于抗菌作用弱,难以在体内达到有效浓度,且中药还常可能通过调动机体非特异性免疫系统而起效,故中药一般在感染前预先给药,连续给药至感染后数日才能显效。动物给药途径应与临床应用途径一致,但腹腔感染者不宜进行腹腔注射给药。感染后逐日观察动物反应情况,连续观察7d,记录动物死亡数。若试验需要,动物死亡之后应立即解剖,预定观察时间已到,存活的动物也应将其处死,进行解剖,观察脏器病变情况并取出一定量脏器进行细菌计数。

（3）结果判断　一般可以以生存率或死亡率,亦可以脏器细菌学检查作为治疗指标。与对照组比较作统计处理,用Bliss法求出半数有效数（ED_{50}）和95％可信限,中药可用存活或死亡的百分率差别的显著性测验以评价药物治疗是否有效。

2. 静脉感染模型

静脉感染模型的应用较腹腔感染少,可作为新药深入研究时评价的指标之一。

（1）染菌量的选择　静脉感染模型常用小鼠,有时因实验需要也可用家兔。感染一般以死亡为指标。将新鲜培养的菌液稀释成适当浓度,于每鼠尾静脉注射0.2ml,细菌直接进入血液分布到全身器官,最后集中在肾脏内大量繁殖,形成大小不等的脓肿,引起肾组织广泛坏死,造成动物短期内死亡,所以静脉感染菌量不宜过大,否则动物很快死亡,一般控制在感染24h以后开始死亡。与腹腔感染一样,需确定引起动物100％死亡的细菌感染浓度（MLD_{100}）作为实验治疗时的细菌感染量。

（2）实验治疗　设几个药物剂量组,另设一组已知对照组及一组感染不给药对照组。给药途径与临床一致,但静脉注射感染者不宜用静脉注射给药,可用其他注射途径如皮下注射给药。给药时间及天数根据药物研究要求决定,逐日观察死亡情况,若需要可进行解剖,取出肾组织做活菌计数或肾组织病理检查。

（3）结果判定　以动物死亡率,也可以肾组织活菌计数或肾组织病理组织检查作为治疗指标,与对照组比较作统计处理。用Bliss法求出半数有效量（ED_{50}）和95％可信限,中药可用存活或死亡的百分率差别的显著性测验以评价药物治疗是否有效。

（二）局部感染模型

不同疗效、不同剂型及用药途径的新药的不断发现,全身感染模型不能满足研究的需要,需要建立与临床感染近似的局部感染实验模型给新药疗效以客观的评价。局部感染模型有皮肤创伤感染模型、呼吸系统感染模型、泌尿系统感染模型等。

【知识拓展】

影响抗菌试验的因素

1. 试验菌

常选用细菌、霉菌和酵母菌,必要时也选用其他类群的微生物。一般应包括标准菌株和临床分离菌株。标准菌株来自专门机构,我国是由卫生部药品生物制品检定所菌种保藏中心供应。临床分离菌株需经形态、生化及血清学等方面鉴定。试验用菌株应注意菌株纯度,不得有杂菌污染。不宜用传代多次的菌种，最好从保藏的菌种中重新活化。试验菌必须生长旺盛，应控制适当的培养时间。试验菌接种量的多少应选用适当方法进行计数。

2. 培养基

应按各试验菌的营养需要进行配制，严格控制各种原料、成分的质量及培养基的配制过程。要注意当有些药物具有抗代谢作用时，培养基内应不能存在该代谢物，否则抑菌作用将被消除。培养基内含有血清等蛋白质时，可能使某些抗菌药物失去作用，应避免含此类营养物。

3. 供试药物

药物的浓度和总量直接影响抗菌试验的结果，需要精确配制。固体药物应配制成溶液使用；有些不溶于水的药物需用少量有机溶剂或碱先行溶解，再稀释至合适浓度，如氯霉素及红霉素需先用少量乙醇溶解后，再用稀释剂稀释到所需浓度；液体样品浓度若太稀，需先浓缩；药液的 pH 值应尽可能接近中性，能保持药物的稳定性而又不致影响试验菌生长；要注意中药制剂内往往含有鞣质，且具有特殊色泽，可能影响结果的判断；含菌样品需先除菌再试验，尽量采用薄膜过滤法除菌；在进行杀菌效力测定时，取样移种前应终止抑菌效应，可采用稀释法或加中和剂法。

4. 对照试验

为准确判断结果，试验中必须有各种对照试验与抗菌试验同时进行。①试验菌对照：在无药情况下，应能在培养基内正常生长。②已知药物对照：已知抗菌药对标准的敏感菌株应出现预期的抗菌效应，对已知的抗药菌不出现抗菌效应。③溶剂及稀释剂对照：抗菌药物配制时所用的溶剂及稀释剂应无抗菌作用。

【习题与思考】

1. 有一水溶性抗生素片剂，试设计实验测定其 MIC。
2. 分析药物体外抗菌试验的影响因素。

（叶丹玲）

任务 8-3　抗生素效价的微生物检定——管碟法（二剂量法）

学习目标

知识目标

● 掌握管碟法概念及原理；

● 熟悉二剂量法的操作步骤及注意事项；

● 了解标准曲线法及三剂量法。

技能目标

● 学会双碟的制备；

● 能够用二剂量法进行抗生素效价测定；

● 对二剂量法结果进行正确的统计分析。

一、管碟法的概念及类型

抗生素溶液在摊布高度敏感性的特定试验菌的琼脂培养基内扩散,形成含一定浓度抗生素的球形区,抑制了试验菌的繁殖,形成透明的抑菌圈。在一定的浓度范围内,抗生素的对数浓度(剂量)与抑菌圈的面积或直径呈线性关系,根据量反应平行线原理,通过比较在同样条件下已知效价的标准品溶液与未知效价的供试品溶液产生的抑菌圈的大小,计算出供试品的效价。

根据设计原理不同,管碟法分一剂量法(标准曲线法)、二剂量法(2.2法)和三剂量法(3.3法)三种常用方法,其中二剂量法使用最多。

二、抑菌圈的形成原理

将不锈钢小管放置在摊布特定试验菌的琼脂培养基上,将抗生素溶液注入小管中,抗生素分子随溶液向培养基内呈放射状扩散。同时将培养基置于试验菌生长的适宜条件下,试验菌开始生长。在琼脂培养基中离小管越远的地方抗生素的浓度越低。当抗生素分子扩散到一定时间,在小管周围形成了一个能有效抑制试验菌生长的范围,也就是形成了抑菌圈,抑菌圈的边缘处所含的抗生素浓度恰好是抗生素对试验菌的最低抑制浓度。抗生素的浓度不同,形成的抑菌圈的大小也不同。

三、管碟法的动力学公式

抗生素溶液在培养基内呈球面扩散,利用分子扩散定律推导出如下动力学公式:

$$r^2=4DT[\ln(M/H)-\ln C'-\ln(4\pi DT)] \tag{8-3-1}$$

式中,D 为扩散系数(mm^2/h);T 为抗生素扩散时间(h);M 为管中抗生素的总量(U);r 为管中心到抑菌圈边缘的距离(mm);H 为培养基厚度(mm);C' 为最低抑菌浓度(U/mm^3)。

将公式经简化、换行,并由自然对数换成常用对数,得:

$$\lg M=\frac{1}{9.21DT}r^2+\lg C'\cdot 4\pi DTH \tag{8-3-2}$$

该式相当于直线方程

$$y=bx+a$$

式中:$y=\lg M$;$x=r^2$;$a=\lg C'\cdot 4\pi DTH$;$b=\dfrac{1}{9.21DT}$。

从而绘制出抗生素在琼脂培养基内扩散与剂量反应直线。

由上式可知,抗生素总量的对数 $\lg M$ 与所形成抑菌圈半径的平方(r^2)呈直线关系。

【任务内容】

一、检测前准备

(一)灭菌缓冲液

用分析纯试剂配制磷酸盐缓冲液。将缓冲液分装于玻璃容器中,冷处保存。配制后缓冲液应澄清。

(1)磷酸盐缓冲液(pH5.6) 取磷酸氢二钾 9.07g,加水使成 1000ml,用 1mol/L 氢氧化钠溶液调节 pH 值至 5.6,滤过,在 115℃灭菌 30min,备用。

（2）磷酸盐缓冲液（pH6.0）　取磷酸氢二钾 2g 与磷酸二氢钾 8g,加水使成 1000ml,摇匀滤过。经 121℃蒸汽灭菌 30min,备用。

（3）磷酸盐缓冲液（pH7.0）　取磷酸氢二钾 9.39g 与磷酸二氢钾 3.5g,加水使成 1000ml,摇匀滤过。经 121℃蒸汽灭菌 30min,备用。

（4）磷酸盐缓冲液（pH7.8）　取磷酸氢二钾 5.59g 与磷酸二氢钾 0.41g,加水使成 1000ml,摇匀滤过。经 121℃蒸汽灭菌 30min,备用。

（5）磷酸盐缓冲液（pH10.5）　取磷酸氢二钾 35g,加 10mol/L 氢氧化钠溶液 2ml,加水使成 1000ml,摇匀滤过。经 121℃蒸汽灭菌 30min,备用。

（二）培养基

《中国药典》2010 年版中抗生素微生物检定法收载了 9 种不同配方的培养基。

培养基原料的质量对抑菌圈边缘清晰度及试验结果的精确度影响较大,因此应对原料做预试验以进行挑选。制成的培养基应透明,不能有沉淀,不能有其他抑菌物的存留及污染。如果有沉淀可在 115℃加热 20min 融化,趁热用纸浆减压或用适宜方法过滤,调节 pH 值,分装灭菌备用。培养基应在冷处保存。用前培养基融化要完全,不能有硬块。

目前市场上有相同成分的干燥培养基供应,临用前,按照使用前说明书配制。注意 pH 值必须符合规定,否则要进行校正。分装后,115℃蒸汽灭菌 30min,备用。

（三）检定用菌种

检定用标准菌种,由中国药品生物制品检定所提供,为冷冻干燥品（安瓿）,用前需经复苏。

《中国药典》2010 年版（二部）附录ⅪA 规定检定菌种有枯草芽孢杆菌［*Bacillus subtilis* CMCC（B）63501］、短小芽孢杆菌［*Bacillus pumilus* CMCC（B）63202］、金黄色葡萄球菌［*Staphylococcus aureus* CMCC（B）26003］、藤黄微球菌［*Micrococcus luteus* CMCC（B）28001］、大肠埃希菌［*Escherichia coli* CMCC（B）44103］、啤酒酵母菌［*Saccharomyces cerevisiae* ATCC 9763］、肺炎克雷伯菌［*Klebosiella Pneumoniae* CMCC（B）46117］及支气管炎博德特菌［*Bordetella Bronchiseptica* CMCC（B）58403］。

1. 菌种复苏

把冻干菌种管、灭菌 1ml 毛细滴管、双碟、镊子、葡萄糖肉汤培养基、营养琼脂培养基斜面数支放在超净工作台上。按无菌操作要求进行操作。先用碘酒擦拭冻干菌种管外壁,稍干,再用 75％酒精棉擦拭,放在双碟中待干。点燃酒精灯,将灭菌管封口一端在酒精灯上烧红,用灭菌毛细滴管吸取普通肉汤培养基滴在上面,使炸裂。取灭菌镊子,在火焰旁打开炸裂的管口,放入灭菌双碟内,另取一支灭菌毛细滴管在火焰旁吸取普通肉汤培养基少许加入管底部,使冻干菌种块溶解后吸出,分别接种在普通肉汤培养基及营养琼脂培养基斜面上,置 35～37℃培养 22～24h。将毛细滴管和菌种管放入消毒液内。取出观察菌苔形态,有无杂菌,并做革兰染色镜检,呈典型菌形,转接 3 代后即可使用。如菌种不典型,需进行平板分离单菌落,再进行检查。

2. 菌种保存与传代

将上述菌种斜面作为工作用菌种斜面,置冰箱中保存。

传代所用的培养基应新鲜制备,如培养基斜面已无冷凝水,则不宜使用。标签上应注明菌名及接种日期。

从冰箱中取出菌种斜面,放置室温下 30min,待温度平衡后再移入超净工作台。点燃酒精灯,左手握住菌种斜面,将管口靠近火焰,右手拿接种环后端,将接种环烧红 30s,随后将全部接种环金属部分在火焰上烧灼,往返通过 3 次。用右手无名指、小指及掌部夹住棉塞,左手将管口在火焰上旋转烧灼,右手再轻轻拨开棉签,将接种环伸入管内,先在近壁的斜面上靠一下,稍冷却再移至菌苔上,刮取少许菌苔,随即取出接种环,并将菌种管移至火焰旁。堵上棉塞,左手将菌种管放下,取营养琼脂斜面 1 支,照上述操作方法打开棉塞,将接种环伸入管内至琼脂斜面的底部,由底向上,将接种环轻贴斜面的表面曲折移动,使细菌划在斜面的表面上。取出接种环,在火焰旁将培养基管棉塞堵上,然后将接种过细菌的接种环在火焰上烧灼灭菌,将已接种的细菌管至 35～37℃培养 22～24h。取出挑选生长好、无杂菌、呈典型菌落的斜面替换原来菌种斜面作为工作用菌种斜面,并保存在冰箱中。一般 1 个月传代一次。

3. 菌悬液的制备

依据检验所需菌悬液的量,准备若干支菌种斜面,接种琼脂培养基斜面,按规定条件培养后,洗下菌苔,制成菌悬液供检验用。抑菌圈的边缘是否清晰受试验菌的菌龄影响,因此要保持菌种的新鲜。易变菌株在制备菌悬液前要进行单菌落的分离,选择典型菌落以保持菌悬液中菌群的一致性,使得抑菌圈边缘清晰、整齐。

《中国药典》2010 年版附录中收载了 8 种菌悬液的制备方法。

(1) 枯草芽孢杆菌(*Bacillus pumilus*)悬液　取枯草芽孢杆菌[CMCC(B)63501]的营养琼脂斜面培养物,加灭菌水 1～2ml 冲下菌苔,制成悬液,用吸管将此悬液接种于营养琼脂培养基上,均匀摊布,在 35～37℃培养 7 天。取菌苔少许涂片,用革兰染色镜检,应有芽孢 85%以上。用灭菌水将芽孢洗下,制成芽孢悬液,合并至灭菌大试管内,65℃水浴内加热 30min,将菌体杀死,待冷后放冰箱贮藏为浓菌液。

(2) 短小芽孢杆菌(*Bacillus pumilus*)悬液　取短小芽孢杆菌[CMCC(B)63202]的营养琼脂斜面培养物,照上述方法制备芽孢悬液。

(3) 金黄色葡萄球菌(*Staphylococcus luteus*)悬液　取金黄色葡萄球菌[CMCC(B)26003]的营养琼脂斜面培养物,用接种环取少许菌苔接种于营养琼脂斜面上,在 35～37℃培养 20～22h。临用前用灭菌水或 0.9%灭菌氯化钠溶液将菌苔洗下,制成悬液,置冰箱内保存备用。菌液可使用 3 天。

(4) 藤黄微球菌(*Micrococcus luteus*)悬液　取藤黄微球菌[CMCC(B)28001]的营养琼脂斜面培养物,用 1ml 培养基Ⅲ将菌苔洗下,用吸管移至盛有营养琼脂培养基的培养瓶中,将菌液布满培养基表面,放于培养箱中 26～27℃培养 24h。用吸管吸取 5ml 培养基Ⅲ将培养基中的菌苔洗下,合并菌液至灭菌大管中,冰箱内保存备用。菌液可使用 1～2 月。

(5) 大肠埃希菌(*Escherichia coli*)悬液　取大肠埃希菌[CMCC(B)44103]的营养琼脂斜面培养物,按金黄色葡萄球菌悬液制备方法制备。此悬液仅供当日使用。

(6) 啤酒酵母菌(*Saccharomyces cerevisiae*)悬液　取啤酒酵母菌[ATCC 9763]的Ⅴ号培养基琼脂斜面培养物,用接种环取少许菌苔接种于Ⅳ号培养基琼脂斜面上。在 32～35℃培养 24h,用灭菌水将菌苔洗下,放至含有灭菌玻璃珠的试管中,振摇均匀备用。此悬液最好当日使用。

（7）肺炎克雷伯菌（*Klebosiella Pneumoniae*）悬液　取肺炎克雷伯菌［CMCC（B）46117］的营养琼脂斜面培养物，照金黄色葡萄球菌悬液制备方法制备。

（8）支气管炎博德特菌（*Bordetella Bronchiseptica*）悬液　取支气管炎博德特菌［CMCC（B）58403］的营养琼脂斜面培养物，接种于营养琼脂斜面上，在32～35℃培养25h。临用前，用灭菌水将菌苔洗下，备用。

（四）器材与设备

（1）双碟　为玻璃或塑料平皿，内径90mm，高16～17mm，碟底水平、厚薄均匀无气泡。碟底要做水平度检查，可将双碟放在水平台面上，下垫一张白纸，碟内加水2～3ml，再滴加蓝墨水，蓝色深浅应一致。

用过的双碟要于121℃灭菌1h后冷却，刮去培养基，用水冲洗后，用洗衣粉浸泡，再用水及蒸馏水冲洗干净、沥干，置150～160℃干热灭菌2h或高压121℃蒸汽灭菌30min，备用。

（2）陶瓦盖　内径约103mm，外径108mm，表面平坦，吸水性强，并应定期清洗干燥。可用洗衣粉洗刷并清洗干净后，150～160℃烘烤2h，放于干燥处。

（3）钢管　内径6.0±0.1mm，外径7.8±0.1mm，高10.0±0.1mm，每套钢管质量差异不超过±0.05g，管内及两端面光洁平坦，管壁厚薄一致。

用后的钢管先于1∶1000新洁尔灭溶液中浸泡2h以上，再用小毛刷或粗纱布蘸去污粉擦拭内外壁，用水冲洗，淋干，用蒸馏水冲洗2次，加蒸馏水煮沸30min，放入瓷蒸发皿内经150～160℃干热灭菌2h，取出冷却备用。

（4）钢管放置器　定期用75％酒精棉擦拭，并用75％酒精棉火焰烧小孔2min。置钢管的玻璃管要定期干烤灭菌。

（5）玻璃容器　包括滴定管（25ml）、移液管（1ml、2ml、5ml、10ml、25ml）、刻度吸管、容量瓶（25ml、50ml、100ml、250ml、500ml、1000ml）、烧杯（25ml）等。要按"玻璃器皿检定规格"进行标定，要符合一级品标准。用前要用清洁液浸泡、水冲洗、蒸馏水冲洗3遍，淋干。滴定管倒立、备用。移液管移取菌悬液后应于121℃高压蒸汽灭菌30min，再按常规清洗干净、淋干备用。

（6）毛细滴管　由内径为6mm玻璃管拉成，管口光滑，使用前用清洁液浸泡、水冲洗、蒸馏水冲洗3遍，置120℃干燥3h，套上橡皮帽，备用。

（7）灭菌刻度吸管　用后立即放入1∶1000新洁尔灭溶液中消毒，再按玻璃容器常规洗涤后，在吸口处塞入脱脂棉（松动、透气），置120℃以上干燥灭菌2h或121℃高压蒸汽灭菌30min，烘干备用。灭菌刻度吸管用于吸取菌液及培养液。

（8）称量瓶　用后水洗、淋干，放清洁液中浸泡2h以上，水洗、蒸馏水冲洗3遍，120℃干热3h，待冷却至60～70℃时取出，置干燥器中备用。

（9）恒温培养箱　隔水式为宜，隔板用带孔的玻璃板，以便热空气流通。玻璃板应经常检查调整水平。

（10）万分之一天平。

（11）干燥箱（0～300℃）。

（12）恒温水浴箱。

（13）普通光学显微镜。

(14)抑菌圈测量仪或游标卡尺　测量仪必须按抑菌圈测量仪检验规格检验合格;游标卡尺精度 0.05mm,长度 125mm。

(15)超净工作台。

(16)冰箱。

(17)水平仪。

(18)酒精灯、接种环等。

二、供试品及标准品溶液的制备

(一)基本要求

将供试品放于干燥器内至少 30min 后,精密称取供试品适量,用各药品项下规定的溶剂溶解,根据估计效价单位加入稀释液,制成浓度一般为 1000U/ml 的浓溶液,再按照表 2-2-1 的规定,用缓冲液稀释至与标准品相当的滴碟所用最终高、低两浓度,作为供试品溶液。

称取标准品和供试品时,要使用同一天平和砝码;称量样品的溶液一般不大于 10g;取样后要立即将称量瓶和被称物盖好,以免吸水;不得将标准品或供试品倒回原容器内;标准品和供试品所用的溶剂量及溶解时间应尽量一致;稀释标准品和供试品时应使用容量瓶,一般分 3 次进行稀释,每步稀释取样量一般不少于 2ml;所用的刻度吸管先要用被量取的溶液流洗 2~3 次,吸取溶液后,用滤纸将外壁多余液体擦去,从 0 刻度开始放溶液。每次加液近容量瓶刻度时,要放置片刻,待瓶壁的液体完全流下,再准确补加至刻度;所用的容量瓶和刻度吸管必须经过标定。稀释标准品和供试品所用的缓冲液应同批、同瓶或同批合并的数瓶缓冲液。

标准品和供试品高、低浓度的剂量比一般为 2:1。高剂量所致抑菌圈直径应为 20~24mm,个别抗生素可为 18~24mm。高剂量与低剂量所致抑菌圈之差最好不小于 2mm。当有些抗生素差数较小时,可用 4:1 的高、低剂量比率。所选用的浓度必须在药典规定的试验设计浓度范围内。

(二)供试品测定操作要点

1. 原料药品

原料药品指大包装或半成品干燥粉末或结晶性粉末,不含辅料。一般测定原料药品的纯度(U/mg)。根据抗生素品种及厂方提供的效价估计单位,称取样品,估计效价尽量接近真实效价,再做测定。

一般按干燥品或无水物计算原料药品的效价。先测含水的供试品的效价,再根据供试品的水分或干燥失重的结果折算成干燥品或无水物的效价。

$$干燥品效价=湿品效价/[1-供试品干燥失重质量分数(\%)] \qquad (8-3-3)$$

2. 制剂

(1)注射用冻干粉末　需测定整瓶效价。取装量差异测量后的内容物,称取适量(50mg 以上),放入容量瓶中,按估计效价进行溶解、稀释,测出每 1mg 的单位数,再根据装量差异项下每瓶平均质量计算出整瓶的效价。

(2)水针剂　标示量为每毫升所含效价的单位数。启开安瓿或小瓶塞后,吸取一定量的供试品,将吸管外壁用滤纸擦净,沿着容量瓶口内壁缓缓放入已盛有一定溶剂的容量瓶内,以免抗生素结晶析出,振摇,继续加溶液至刻度,摇匀,再稀释至规定的浓度。

（3）片剂　分为素片、糖衣片和肠衣片。

①素片：称取 20 片的总质量，求出平均片重，在干燥柜内迅速研细混匀后，精密称出相当于平均 1 片的质量，放至容量瓶中，根据每片的标示量，用规定的溶剂溶解，稀释至容量瓶中。因片剂中含赋形剂较多，如稀释时赋形剂浮于溶液表面，量取体积时应读取赋形剂层下的溶液；如沉淀较多，应待其下沉后量取其悬浮液。有些片剂辅料吸附抗生素，应洗辅料一次，且将洗辅料的溶剂加入容量瓶中。为节约供试品，可与片剂的质量差异检查结合进行。

②糖衣片、肠衣片：取规定的供试品数片，在玻璃乳钵中研细，根据标示量和规定的溶剂边研磨边溶解，移入放有小漏斗的容量瓶中，稀释至刻度，摇匀，静置，使赋形剂下沉而抗生素溶解在溶液中，精密吸取容量瓶中的悬浮液适量，作进一步稀释。

（4）胶囊剂　取质量差异试验后的内容物，混匀，精密称出相当于平均 1 个胶囊的质量，研细，按规定的溶剂溶解并移至容量瓶中，稀释至刻度，摇匀，如供试品中含较多的辅料，照糖衣片项下的方法进行。

（5）颗粒剂或干糖浆　取质量差异试验后的内容物，混匀，精密称出相当于平均 1 袋的质量，根据每袋的标示量，用规定的溶剂溶解，稀释至容量瓶中，再照片剂操作方法进行。

（6）软膏剂或眼膏剂　将软膏剂或眼膏剂软管的封口切开，擦净管的外壁，置于干燥器内约 1h，膏剂软管的质量前后称量之差即为分液漏斗内膏剂供试品的质量，用不含过氧化物的乙醚或石油醚溶解膏剂，并且欲提取的抗生素应不溶或微溶于该有机溶剂，以避免抗生素的损失。按规定量加提取溶剂至分液漏斗中，振摇，使基质溶解后，用规定的缓冲液使抗生素被提取到水相溶液中，加缓冲液至刻度，摇匀，再稀释至规定的浓度。

三、双碟的制备

在半无菌间或超净工作台上操作。放双碟的台面应用水平仪调水平。

1. 底层

根据所检品种方法要求及所检的量，取所需培养基适量，用微波炉融化，室温下检查培养基应均匀、无凝块。将经高压灭菌的双碟平铺排在水平台上，用灭菌大口吸管（20ml）吸取已融化且温度为 50～53℃的培养基 20ml（留部分培养基在恒温水浴中作菌层用）注入干燥双碟内，使在碟底内均匀摊布，放置水平台上使凝固（约 30min），待凝固后更换干燥的陶瓦盖，置于 35～37℃培养箱中保温。保温的目的是使底层培养基干燥，易于摊布菌层，且利于菌层水平。

2. 菌层

另取留在恒温水浴中的培养基适量放冷至 48～50℃（检验中如用到有芽孢的菌，可将培养基冷至 60℃左右），用灭菌吸管吸取规定的菌悬液加入此培养基中，轻轻充分旋摇（应避免出现气泡），使成均匀的菌层培养基。菌悬液的用量应在检验前预试验，二剂量法以标准溶液的高浓度所致的抑菌圈直径在 20～24mm 为合适。用 10ml 灭菌大口吸管，分别吸取 5ml 菌层培养基注入每一已凝固的底层培养基上，并迅速旋摇，务必使其均匀摊布。将双碟置水平台上，盖好陶瓦盖，放置 20～30min，待凝固，备用。

制备双碟时注意不要产生大量冷凝水，倒碟的培养基温度不要过高，不要用玻璃盖盖严；试验菌及培养基会影响抑菌圈的清晰度，因此应选用新鲜的试验菌和培养基。

四、放置钢管

菌层凝固后,立即通过钢管放置器在每一双碟中以等距离均匀安置不锈钢小管 4 个,用陶瓦盖覆盖备用。从加好菌层到放置钢管的时间不应超过 20～30min。要注意使钢管平稳落在培养基上,各个钢管下落的高度应一致,钢管放妥后,应使双碟静置 10min,使钢管在培养基内稍下沉稳后,再开始滴加抗生素溶液。

五、滴碟、培养

取上述已制备好的双碟(每批供试品不少于 4 个,一般取 4～10 个),用毛细滴管分别取高浓度及低浓度的标准品溶液,滴加在每一双碟上对角的 2 个小钢管中,至钢管口平满。用同法在其余 2 个小钢管中分别滴加相应的高、低两种浓度的供试品溶液。高、低浓度的剂距为 2∶1 或 4∶1。

操作时应注意排除毛细管中的空气,标准品与供试品各种浓度各用一个毛细滴管,且每批供试品溶液应予以更换。在滴加之前要用滴加液流洗毛细滴管 2～3 次。滴加钢管时应尽量使每个钢管的液位一致,溶液不能滴到钢管外,并尽量缩短滴碟时间。双碟中 4 个小钢管的滴加顺序为 SH→TH→SL→TL,其中,SH 为标准品低浓度,SL 为标准品低浓度,TH 为供试品高浓度,TL 为供试品低浓度。

滴加完毕,用陶瓦盖覆盖双碟,将双碟水平地移至双碟托盘内,双碟叠放不可超过 3 个,水平移入培养箱中间位置,35～37℃培养至所需时间(按表 2-2-1 依试验菌的要求选用)。培养过程中应尽量避免开启培养箱,以减少对培养温度的影响。

六、测量抑菌圈

将培养好的双碟取出,打开陶瓦盖,将钢管倒入消毒液中,换上玻璃盖,按批号排好。测量前检查:双碟应透明度好,无破损和不透明现象;抑菌圈应圆满,无破圈或圈不完整现象,否则应弃去该双碟。

用游标卡尺或抑菌圈测量仪测量各个抑菌圈的面积(或直径)。按照药典规定的生物检定统计法进行可靠性检验及效价计算。如用游标卡尺测量,可将抑菌圈数据输入电脑,用专用的二剂量法软件进行统计学处理。用抑菌圈测量仪测量各个抑菌圈时,自动测量、计算及统计分析可一次完成,并可打印出计算结果。

七、记录

检验记录应包括抗生素的品种、剂型、规格、标示量、生产厂商、批号、检验目的、检验依据、检验日期、温度、湿度,标准品与供试品的称量、稀释步骤以及抑菌圈测量结果。核对人当用游标卡尺测量抑菌圈时,应将测试数据以框图方式按双碟顺序记录清楚;当用抑菌圈测量仪测量时,要将测试、计算、统计分析的电脑打印纸贴附于记录本上。

八、二剂量法的结果计算

本法计算所得效价,如低于估计效价的 90% 或高于估计效价的 110%,则检验结果仅作为初试,应调整供试品的估计效价,予以重试。

计算公式为：

$$P = \lg^{-1}\left(\frac{T_2 + T_1 - S_2 - S_1}{T_2 + S_2 - T_1 - S_1} \times I\right) \tag{8-3-4}$$

式中，P 为供试品效价相当于标示量或估计效价的百分数；S_2 为标准品高浓度溶液所致抑菌圈直径（面积）的总和；S_1 为标准品低浓度溶液所致抑菌圈直径（面积）的总和；T_2 为供试品高浓度溶液所致抑菌圈直径（面积）的总和；T_1 为供试品低浓度溶液所致抑菌圈直径（面积）的总和；I 为高、低剂量之比的对数值，高、低剂量之比为 2∶1 时，$I = 0.301$；高、低剂量之比为 4∶1 时，$I = 0.602$。

$$P_T = P \times A_T \tag{8-3-5}$$

式中，P_T 为供试品的效价（U/mg）；A_T 为供试品的估计效价（U/mg）。

九、二剂量法的误差分析

由于该试验的设计依据量反应平行线原理，即在试验所用的剂量范围内，对数剂量和反应呈直线关系，供试品和标准品的直线应平行，因此必须依据药典生物检定统计法进行可靠性检验及可信限率的计算，来判断试验结果是否可靠、有效或是否需要复试。

1. 可靠性检验

可靠性检验是运用统计学理论，通过方差分析做 F 测试，判断试验假设是否有效、试验是否可靠，即验证供试品和标准品的对数剂量反应关系是否显著偏离平行、偏离直线。当不显著偏离平行偏离直线（在一定的概率水平下），即可靠性检验符合规定时，才能按有关公式计算供试品的效价和可信限。可靠性检验不符合规定时不能计算效价，应重新设计试验。

二剂量法试验结果的可靠性检验的项目如下：

（1）试品间期望差别不显著（即期望 $P > 0.05$）。该项是检测标准品与供试品结果是否有显著差别。如差别显著，则表明对供试品效价估计不正确，将影响试验结果的准确性，应重新估计效价进行试验。

（2）回归期望差别非常显著（即期望 $P < 0.01$）。该项是检测剂量与反应是否呈直线，越显著说明越接近直线。

（3）偏离平行期望差别不显著（即期望 $P > 0.05$）。该项是检测标准品与供试品直线是否平行。不显著说明两直线平行。

（4）剂间期望差别显著（即期望 $P < 0.05$）。该项是检测不同剂量所致的反应是否有明显的差别。若差别显著，可提高检测的灵敏度；如不显著，应重新调整剂量试验。

（5）碟间期望差别不显著（即期望 $P > 0.05$）。该项是检测试验的双碟之间误差的大小，误差小可使试验的总误差减小。

2. 可信限率（$FL\%$）

可信限率是估计试验的误差范围，标志试验结果的精密度。

$$FL\% = \frac{P_T\ \text{的高限} - P_T\ \text{的低限}}{2 \times P_T} \times 100\% \tag{8-3-6}$$

除药典各论有规定外，本法的可信限率不得大于 5%。如果检定结果不符合规定，可调整供试品的估计效价或调节剂量，重复试验以减小可信限率。

表 8-3-1　抗生素微生物检定试验设计

抗生素的类别	试验菌	培养基		灭菌缓冲液 pH 值	抗生素浓度范围/(U/ml)	培养条件	
		编号	pH 值			温度/℃	时间/h
链霉素	枯草芽孢杆菌[CMCC(B)63501]	I	7.8～8.0	7.8	0.6～1.6	35～37	14～16
卡那霉素	枯草芽孢杆菌[CMCC(B)63501]	I	7.8～8.0	7.8	0.9～4.5	35～37	14～16
阿米卡星	枯草芽孢杆菌[CMCC(B)63501]	I	7.8～8.0	7.8	0.9～4.5	35～37	14～16
巴龙霉素	枯草芽孢杆菌[CMCC(B)63501]	I	7.8～8.0	7.8	0.9～4.5	35～37	14～16
核糖霉素	枯草芽孢杆菌[CMCC(B)63501]	I	7.8～8.0	7.8	2.0～12.0	35～37	14～16
卷曲霉素	枯草芽孢杆菌[CMCC(B)3501]	I	7.8～8.0	7.8	10.0～40.0	35～37	14～16
磺苄西林	枯草芽孢杆菌[CMCC(B)63501]	I	6.5～6.6	6.0	5.0～10.0	35～37	14～16
去甲万古霉素	枯草芽孢杆菌[CMCC(B)63501]	VII	6.0	6.0	9.0～43.7	35～37	14～16
庆大霉素	短小芽孢杆菌[CMCC(B)63202]	I	7.8～8.0	7.8	2.0～12.0	35～37	14～16
红霉素	短小芽孢杆菌[CMCC(B)63202]	I	7.8～8.0	7.8③	5.0～20.0	35～37	14～16
新霉素	金黄色葡萄球菌[CMCC(B)26003]	II	7.8～8.0	7.8③	4.0～25.0	35～37	14～16
四环素	藤黄微球菌[CMCC(B)28001]	II	6.5～6.6	6.0	10.0～40.0	35～37	14～16
土霉素	藤黄微球菌[CMCC(B)28001]	II	6.5～6.6	6.0	10.0～40.0	35～37	16～18
金霉素	藤黄微球菌[CMCC(B)28001]	II	6.5～6.6	6.0	4.0～25.0	35～37	16～18
氯霉素	藤黄微球菌[CMCC(B)28001]	II	6.5～6.6	6.0	30.0～80.03	35～37	16～18
杆菌肽	藤黄微球菌[CMCC(B)28001]	II	6.5～6.6	6.0	2.0～12.0	35～37	16～18
黏菌素	大肠埃希菌[CMCC(B)44103]	VI	7.2～7.4	6.0	614～2344	35～37	16～18
两性霉素 B①	啤酒酵母菌[ATCC9763]	IV	6.0～6.2	10.5	0.5～2.0	35～37	24～36
奈替米星	短小芽孢杆菌[CMCC(B)63202]	I	7.8～8.0	7.8	5～20	35～37	14～16
西索米星	短小芽孢杆菌[CMCC(B)63202]	I	7.8～8.0	7.8	5～20	35～37	14～16

续表

抗生素的类别	试验菌	培养基		灭菌缓冲液pH值	抗生素浓度范围/(U/ml)	培养条件	
		编号	pH 值			温度/℃	时间/h
阿奇霉素	短小芽孢杆菌［CMCC(B)63202］	Ⅰ	7.8～8.0	7.8	0.5～2.0	35～37	16～18
磷霉素	藤黄微球菌［CMCC(B)28001］	Ⅱ	7.8～8.0	7.8	5～20	35～37	18～24
乙酰螺旋霉素②	枯草芽孢杆菌［CMCC(B)63501］	Ⅱ	8.0～8.2	7.8	5～40③	35～37	14～16
妥布霉素	枯草芽孢杆菌［CMCC(B)63501］	Ⅰ	7.8～8.0	7.8	1～4	35～37	14～16
罗红霉素	枯草芽孢杆菌［CMCC(B)63501］	Ⅱ	7.8～8.0	7.8	5～10	35～37	16～18
克拉霉素	短小芽孢杆菌［CMCC(B)63202］	Ⅰ	7.8～8.0	7.8	2.0～8.0	35～37	16～18
大观霉素	肺炎克雷伯菌［CMCC(B)46117］	Ⅱ	7.8～8.0	7.0	50～200	35～37	16～18
吉他霉素	枯草芽孢杆菌［CMCC(B)63501］	Ⅱ④	8.0～8.2	7.8	20～40	35～37	16～18
麦白霉素	枯草芽孢杆菌［CMCC(B)63501］	营养琼脂培养基	8.0～8.2	7.8	5～40	35～37	16～18
小诺霉素	枯草芽孢杆菌［CMCC(B)63501］	Ⅱ	7.8～8.0	7.8	0.5～2.0	35～37	14～16
多粘菌素 B	大肠埃希菌［CMCC(B)44103］	营养琼脂培养基	6.5～6.6	6.0	1000～4000	35～37	16～18
交沙霉素	枯草芽孢杆菌［CMCC(B)63501］	Ⅱ	7.8～8.0	7.8	7.5～30	35～37	14～16
丙酸交沙霉素	枯草芽孢杆菌［CMCC(B)63501］	Ⅱ	7.8～8.0	7.8	20～80	35～37	14～16
替考拉宁	枯草芽孢杆菌［CMCC(B)63501］	Ⅱ	6.5～6.6	6.0	20～40	35～37	14～16
万古霉素	枯草芽孢杆菌［CMCC(B)63501］	Ⅶ	6.0	6.0	2.5～12.5	35～37	14～16

① 两性霉素 B 双碟的制备，用菌层 15ml 代替两层。

② 乙酰螺旋霉素。抗Ⅱ检定培养基制备时，调节 pH 值使灭菌后为 8.0～8.2。

③ 含 3%氯化钠。

④ 加 3%葡萄糖。

【实例分析】

采用二剂量法对硫酸链霉素效价进行测定、计算并进行误差分析。

一、标准品溶液的制备

标准品效价为 731U/mg。精密称取 46.8mg，加水 34.2ml 稀释制成 1000U/ml 溶液，吸取 1ml 加入 50ml 容量瓶中,加 pH7.8 磷酸盐缓冲液稀释至刻度,制成 20U/ml 溶液,再分别吸取 3.5ml 加入 50ml 容量瓶及 100ml 容量瓶中,制成 1.4U/ml 与 0.7U/ml 溶液,作为滴碟用标准品溶液。1000U/ml 溶液可存放于冰箱中使用 1 个月。每次使用前应放至室温,再进行下一步稀释操作。

二、供试品溶液的制备

供试品估计效价为 740U/ml。精密称取样品 36.2mg,加水 26.8ml 稀释制成 1000 U/ml溶液,吸取 1ml 加入 50ml 容量瓶中,加 pH7.8 磷酸盐缓冲液稀释至刻度,制成 20 U/ml溶液,再分别吸取 3.5ml 加入 50ml 容量瓶及 100ml 容量瓶中,制成 1.4U/ml 与 0.7U/ml溶液,作为滴碟用供试品溶液。

三、培养基

Ⅰ号培养基配制,灭菌,保温,备用。

四、菌种

检验菌为枯草芽孢杆菌{*Bacillus subtilis*[CMCC(B)63501]}。

五、双碟的制备

将培养基用微波炉融化,保温使温度降为 60℃左右,取 8 套双碟,每套加 20ml,作为底层,另外留出 100ml 培养基,于 55～60℃保温。30min 后底层凝固,往留出的 100ml 培养基中加菌悬液 0.7ml,摇匀,于每套双碟中分别加 5ml,并迅速摇匀,作为菌层。30min 后菌层凝固,用钢管放置器,每套双碟中加入 4 个小钢管。

六、滴碟培养

取上述标准品两浓度溶液和供试品两浓度溶液,滴入钢管内。将滴好的双碟移入托盘中,放入 37℃恒温室中培养 18h。取出双碟,将钢管倒入消毒液中,盖上玻璃盖,用抑菌圈测量仪测量结果。

七、结果处理

将硫酸链霉效价测定结果填入报告表(参考表 8-3-2)。

表 8-3-2　硫酸链霉效价测定结果报告

剂量	d_{S_1}	d_{S_2}	d_{T_1}	d_{T_2}	y_m
1	16.70	19.00	16.60	19.00	71.30
2	17.00	19.10	17.00	19.20	72.30
3	16.80	19.00	16.80	19.00	71.60
4	16.70	19.10	16.70	19.00	71.50
5	17.00	19.20	17.00	19.20	72.40
6	16.70	18.80	16.70	18.90	71.10
7	17.00	19.20	16.80	19.20	72.20

续表

剂量	d_{S_1}	d_{S_2}	d_{T_1}	d_{T_2}	y_m
8	16.70	19.00	16.70	19.00	71.40
y_k	134.60	152.40	134.30	152.50	573.80
$F1=0.3134$	$P=0.05$	$F=4.3320$	$P>0.05$		
$F2=10155.2239$	$P=0.01$	$F=8.0460$	$P<0.01$		
$F3=1.2537$	$P=0.05$	$F=4.3320$	$P>0.05$		
$F6=3385.5970$	$P=0.01$	$F=4.8970$			
$F7=15.7164$	$P=0.01$	$F=3.7235$			
$m=8$	$k=4$	$A_T=740.0000$	$r=2.0000$		
$D=1.0000$	$I=0.3010$	$t=2.0800$	$s^2=0.0040$		
$f=21$	$M=-0.0017$	$g=0.0004$	$S_M=0.0030$		
$R=0.9962$	$R_h=1.0105$	$R_1=0.9820$	$P_T=737.1559$		
$P_h=747.7793$	$P_l=726.6810$	$P_T-f_1=1.4311\%$			

上述结果报告中,R 为供试品效价相当于标示量或估计效价的百分数;P_h 为 P_T 的高限,P_l 为 P_T 的低限;P_T-f_1 为 P_T 的可信限率;$F1$、$F2$、$F3$、$F6$、$F7$ 分别为试品间、回归、偏离平行、剂量间和碟间的 F 值,从结果可知,回归非常显著,偏离平行不显著,可靠性检验通过,可信限率为 1.43%,实测效价为 737U/mg。

 【知识拓展】

一、试验环境

抗生素效价测定用实验室应注意防止抗生素及微生物的污染。

实验室由两部分组成:用于样品处理的试验间和用于制备抑菌圈的半无菌间。半无菌间要求有:紫外灯、控温设备、水平试验台、隔水式培养箱(36±1℃)、恒温水浴箱。实验室温度应控制在 20℃以下。

二、仪器用具

玻璃容器应清洗,灭菌;用于容量分析的(容量瓶、吸管)玻璃容器标化校正后方可使用。

双碟的要求应符合药典规定(内径约 90mm,高 16～17mm 硬质玻璃或塑料培养平皿,碟底厚薄均匀,水平透明,无色斑、气泡);双碟需清洗、灭菌后方可使用。

抑菌圈测量仪技术指标应符合抑菌圈测量仪检定规程(尤其是抑菌圈测定的准确度及精密度)的要求,并进行定期检验,合格者方可用于抗生素抑菌圈的测量,出具检验报告。

三、培养基

目前一般采用商品脱水培养基。临用时按照使用说明进行配制,但应注意核对培养基的 pH 值,必要时需调节 pH 值,使其符合规定。

四、缓冲液

缓冲液 pH 值应符合试验要求,且以新鲜为好。标准品溶液和供试品溶液应使用同一缓冲液(溶剂)稀释,以避免因 pH 或浓度不同而影响测定结果。

五、试验菌的保存、菌液的制备及试验菌的形态特征

作为抗生素效价测定用的试验菌,一般具备以下特点:①显示临床特点,对抗生素主要成分敏感,对杂质、降压物质及毒性物质无作用或作用很低;②灵敏、稳定、抑菌圈边缘清晰、测定误差小;③易于培养、保存,无致病性;④与国际通用药典所用的试验菌种一致,便于单位统一。

六、试验菌的菌龄对抑菌圈有一定影响,故检定时应保持菌种或菌液的新鲜

一般菌种一月传种一次,冰箱冷藏保存。对易变质的菌株,如藤黄微球菌等,在制备菌悬液前进行单菌分离;其他菌株可半年分离一次。

七、标准品的使用、保存

抗生素标准品是用于效价测定的实物标准物质。抗生素国家标准品除国内独有的品种外,效价单位均与国际标准品或国际通用药典所使用的标准品活性单位一致。使用时应注意:

(1)应按照标准品使用说明书使用标准品;

(2)抗生素标准品的效价为湿品效价,使用前不需干燥处理;

(3)标准品(除特殊品种外)应保存在 5℃ 冰箱,开启使用过的标准品,应密封于干燥处保存,以防吸水;

(4)一定浓度的标准品溶液(1000U/ml)在 5℃ 条件下放置,可使用的时间因品种不同而异。

【习题与思考】

【习题与思考】

一、选择题

1. 常规的抗生素效价测定法是 （ ）

A. 一剂量法　　　　　　　　　　B. 二剂量法

C. 三剂量法　　　　　　　　　　D. 标准曲线法

2. 下列说法不正确的是 （ ）

A. 标准品系指用于生物检定、抗生素或生化药品中含量或效价测定的标准物质

B. 凡是国际上已制备的国际标准品的品种,在制备国家标准品时,均与国际标准品比较而定出效价

C. 每当中检所下发新批标准品后,原有批号的标准品则自动作废

D. 标准品必须能久贮不变质

3. 下列关于管碟法特点的叙述不正确的是 （ ）

A. 影响因素多　　　　　　　　　B. 操作繁琐

C. 专属性差　　　　　　　　　　D. 灵敏度高

4. 下列哪个不是影响抗生素效价测定的因素 （　　）

A. 抑菌圈的大小 B. 抑菌圈的形状

C. 抑菌圈边缘的清晰度 D. 标准品与供试品的同质性

5. 抗生素效价测定二剂量法中，可靠性检验的方法是 （　　）

A. t 检验 B. F 检验

C. K 检验 D. M 检验

二、简答及计算

1. 用管碟法测定抗生素效价的基本原理是什么？

2. 设有一青霉素的待检品，估计其效价为 1000U/ml 左右，已知青霉素标准品的效价为 1000U/ml。试验时将青霉素标准品配成 2.0U/ml 和 0.5U/ml 两种浓度。供试品也按同样的方法进行配制（按同样的稀释倍数进行稀释），得到高剂量（估计浓度为 2U/ml 左右）和低剂量（估计浓度为 0.5U/ml 左右）两种稀释液。通过试验，最终获得的抑菌圈直径见表8-2-3。求供试品的效价。

表 8-3-3　效价测定结果

试验皿号	UH	UL	SH	SL
1	24.0	18.5	23.0	18.5
2	24.0	18.0	24.5	18.0
3	24.5	18.0	24.5	18.0
4	24.1	18.0	24.0	18.0
平均值	24.1	18.1	24.0	18.1

（叶丹玲）

任务 8-4　抗生素效价的微生物检定——浊度法

学习目标

知识目标

● 掌握浊度法——标准曲线法基本操作；

● 熟悉浊度法特点；

● 了解浊度法的原理。

技能目标

● 能进行标准曲线法试验前准备；

● 能够用浊度法分析抗菌药物的抗菌活性；

● 对测定结果进行正确的分析判断。

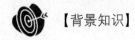 【背景知识】

一、浊度法的概念

浊度法是利用抗生素在液体培养基中对试验菌生长的抑菌作用,得到适宜测定的培养基的浊度,通过测定培养后试验菌浊度值的大小,比较标准品与供试品对试验菌生长抑制的程度,以测定供试品效价的一种方法。此方法的优点是:与管碟法相比,液体培养法消除了多组分抗生素在固体培养基中扩散速度不同的影响,具有快速、灵敏度高、可信限率低的特点,而且结果的精密度与准确度均较好;试验过程较短(约 3~4h),易于操作,可在当天获得结果,试验结果用仪器测量,有客观和精密的优点。缺点是:试验条件要求较严,如玻璃仪器比色管的清洁度、菌液浓度、培养基的 pH 值以及培养条件与时间等均影响结果,其中试验菌培养后的不稳定性为影响测定结果的重要因素。

目前,《中国药典》2010 年版中有 22 个品种采用浊度法测定效价。

二、检定原理

浊度法原理系根据抗生素在一定的浓度范围内,其浓度或浓度的数学转换值与试验菌生长产生的浊度之间存在线性关系而设计,通过测定培养后细菌浊度值的大小,比较标准品与供试品对试验菌生长抑制的程度,计算出供试品的效价。

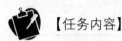 【任务内容】

一、检定前准备

(一) 仪器与用具

(1)操作室　要求同管碟法。

(2)分光光度计　应有数字显示功能和自动记录装置,数显精度应在小数点后三位。

(3)20.5cm×2.5cm 或适宜的试管,应大小一致,厚薄均匀,玻璃质地相同,使用同一品牌和批号。使用过的试管经灭菌后,将培养基倾出,用水清洗,沥干,再用硫酸-重铬酸钾洗液浸泡,清水冲洗干净后,晾干,在 160℃ 干烤 2~3h 灭菌,保持洁净,备用。注意避免污染毛点、纤维等,以免干扰测定结果。

(4)移液管 10ml 或 20ml 刻度容量,管口需磨粗(大),以便快速分装培养基。

(5)恒温水浴　工作体积 600mm×300mm×150mm,电热恒温水浴。

(6)电动搅拌器　将 2 台电动搅打的桨叶置于恒温水浴的大试管随机区组设计方列的两侧,于水中搅动,使水温均匀。本身带有搅拌或循环水系统的恒温水浴箱,可不再配备电动搅拌器。

(7)分光光度计用吸收池　方形玻璃吸收池或石英吸收池,透光面 1cm,用硝酸-硫酸混合液(取浓硫酸 95ml,加浓硝酸 3~5ml,混匀)浸泡 1~48h(浸泡时间视是否能去除附着污物而定),先后用水、去离子水或蒸馏水冲洗干净,晾干,备用。如仍不能除去附着污物,可用含 1%~2%硝酸钠的浓硫酸溶液浸泡后,再经水洗涤。

(8)其他　分析天平、称量瓶、量瓶、25ml 及 50ml 滴定管、秒表、滤纸及镜头纸等。

(二)试液

除同管碟法的要求外,浊度法用的缓冲液应澄清无色。缓冲液配制后用垂熔玻璃漏斗滤过,除去沉淀等不溶物,使溶液澄清,使用前灭菌。

(三)培养基

除同管碟法的要求外,浊度法使用的培养基应澄清透明,颜色以尽量浅为佳,培养后培养基本身不得出现浑浊。培养基经灭菌后不得发生沉淀。根据这一原则,通过对培养基原材料的预试,挑选合适品牌厂家的产品使用。目前,已有一些种类的市售干燥培养基,如营养肉汤培养基、改良马丁培养基等。

(四)菌悬液制备

(1)金黄色葡萄球菌[CMCC(B)26003]悬液 取金黄色葡萄球菌的营养琼脂斜面培养物,接种于营养琼脂斜面上,在35～37℃培养20～22h。临用时,用灭菌水或0.9%灭菌氯化钠溶液将菌苔洗下,备用。

(2)大肠埃希菌[CMCC(B)44103]悬液 取大肠埃希菌的营养琼脂斜面培养物,接种于营养琼脂斜面上,在35～37℃培养20～22h。临用时,用灭菌水或0.9%灭菌氯化钠溶液将菌苔洗下,备用。

(3)白色念珠菌[CMCC(F)98001]悬液 取白色念珠菌的改良马丁琼脂斜面的新鲜培养物,接种于10ml培养基Ⅸ中置30～35℃培养48h,再用培养基Ⅸ稀释至适宜浓度,备用。

(五)含试验菌液体培养基的制备

临用前,取规定的试验菌悬液适量(35～37℃培养3～4h后,测定的吸收值在0.3～0.7之间,剂距为2,相邻剂量间的吸光度差值不小于0.1),加入到各规定的液体培养基中,混合,使在试验条件下能得到满意的剂量-反应关系和适宜的测定浊度。

已接种试验菌的液体培养基应立即使用。

(六)标准品溶液的制备

标准品的使用和保存,应照标准品说明书的规定。临用时,照表8-4-1的规定进行稀释。

(七)供试品溶液的制备

精密称(或量)取供试品适量,照各品种项下规定,进行供试品溶液的配制。

表8-4-1 抗生素微生物检定浊度法试验设计表(22个品种)

| 抗生素类别 | 试验菌 | 培养基 | | 灭菌缓冲液pH值 | 抗生素浓度范围/(U/ml) | 温度/℃ |
		编号	pH值			
庆大霉素	金黄色葡萄球菌[CMCC(B)26003]	Ⅲ	7.0～7.2	7.8	0.15～1.0	35～37
链霉素	金黄色葡萄球菌[CMCC(B)26003]	Ⅲ	7.0～7.2	7.8	2.4～10.8	35～37
阿米卡星	金黄色葡萄球菌[CMCC(B)26003]	Ⅲ	7.0～7.2	7.8	0.8～2.0	35～37
红霉素	金黄色葡萄球菌[CMCC(B)26003]	Ⅲ	7.0～7.2	7.8	0.1～0.85	35～37

续表

抗生素类别	试验菌	培养基		灭菌缓冲液 pH 值	抗生素浓度范围/(U/ml)	温度/℃
		编号	pH 值			
新霉素	金黄色葡萄球菌 [CMCC(B)26003]	Ⅲ	7.0~7.2	7.8	0.92~1.50	35~37
四环素	金黄色葡萄球菌 [CMCC(B)26003]	Ⅲ	7.0~7.2	6.0	0.05~0.33	35~37
氯霉素	金黄色葡萄球菌 [CMCC(B)26003]	Ⅲ	7.0~7.2	7.0	5.5~13.3	35~37
奈替米星	金黄色葡萄球菌 [CMCC(B)26003]	Ⅲ	7.0~7.2	7.8	0.1~2.5	35~37
西索米星	金黄色葡萄球菌 [CMCC(B)26003]	Ⅲ	7.0~7.2	7.8	0.1~0.25	35~37
阿奇霉素	金黄色葡萄球菌 [CMCC(B)26003]	Ⅲ	7.0~7.2	7.8	1.0~5.0	35~37
磷霉素钠	大肠埃希菌 [CMCC(B)44103]	Ⅲ	7.0~7.2	7.0	12~42	35~37
磷霉素钙	大肠埃希菌 [CMCC(B)44103]	Ⅲ	7.0~7.2	7.0	12.0~31.0	35~37
磷霉素氨丁三醇	大肠埃希菌 [CMCC(B)44103]	Ⅲ	7.0~7.2	7.0	12.0~31.0	35~37
乙酰螺旋霉素	金黄色葡萄球菌 [CMCC(B)26003]	Ⅲ	7.0~7.2	7.8	5.0~16.0	35~37
妥布霉素	金黄色葡萄球菌 [CMCC(B)26003]	Ⅲ	7.0~7.2	7.8	0.3~1.1	35~37
大观霉素	大肠埃希菌 [CMCC(B)44103]	Ⅲ	7.0~7.2	7.0	30~72	35~37
吉他霉素	金黄色葡萄球菌 [CMCC(B)26003]	Ⅲ	7.0~7.2	7.8	0.8~2.4	35~37
麦白霉素	金黄色葡萄球菌 [CMCC(B)26003]	Ⅲ	7.0~7.2	7.8	1.2~3.2	35~37
小诺霉素	金黄色葡萄球菌 [CMCC(B)26003]	Ⅲ	7.0~7.2	7.8	0.5~1.2	35~37
杆菌肽	金黄色葡萄球菌 [CMCC(B)26003]	Ⅲ	7.0~7.2	6.0	0.06~0.30	35~37
交沙霉素	金黄色葡萄球菌 [CMCC(B)26003]	Ⅲ	7.0~7.2	5.6	1.0~4.0	35~37
丙酸交沙霉素	金黄色葡萄球菌 [CMCC(B)26003]	Ⅲ	7.0~7.2	7.8	0.8~4.8	35~37

二、检定法——标准曲线法

(一)操作

除另有规定外,取大小适宜、厚度均匀的已灭菌试管,在各品种项下规定的剂量-反应线性范围内,以线性浓度范围的中间值作为中间浓度,标准品溶液选择 5 个剂量,剂量间的比例应适宜(通常为 1：1.25 或更小),供试品根据估计效价或标示量选择中间剂量,每一剂量不少于 3 个试管。在各试验管内精密加入含试验菌的液体培养基 9.0ml,再分别精密加入各浓度的标准品或供试品溶液各 1.0ml,立即混匀,按随机区组分配将各管在规定条件下培养至适宜测量的浊度值(通常约为 4h),在线测定或取出立即加入 0.5ml 甲醛溶液以终止微生物生长,在 530nm 或 580nm 波长处测定各管的吸光度。同时另取 2 支试管各加入药品稀释剂 1.0ml,再分别加入含试验菌的液体培养基 9.0ml,其中一支试管与上述各管同法操作,作为细菌生长情况的阳性对照,另一支试管立即加入甲醛溶液 0.5ml,混匀,作为吸光度测定的空白液。照标准曲线法进行可靠性检验和效价计算。

(二)标准曲线法的计算及可靠性检验

1. 标准曲线的计算

将标准品的各浓度自然对数值(lg 值)及相应的吸光度列成表 8-4-2。

按公式(8-4-1)和(8-4-2)分别计算标准曲线的直线回归系数(即斜率)b 和截距 a,从而得到相应标准曲线的直线回归方程 8-4-3:

回归系数:

$$b = \frac{\sum (x_i - \bar{x})(y_i - \bar{y})}{\sum (x_i - \bar{x})^2} = \frac{\sum x_i y_i - \bar{x} \sum y_i}{\sum x_i^2 - \bar{x} \sum x_i}$$

$$(8\text{-}4\text{-}1)$$

截距: $\qquad a = \bar{y} - b\bar{x} \qquad (8\text{-}4\text{-}2)$

直线回归方程: $\qquad Y = bX + a \qquad (8\text{-}4\text{-}3)$

表 8-4-2 抗生素标准品浓度 lg 值与吸光度表

组数	抗生素浓度 lg 值	吸光度
1	x_1	y_1
2	x_2	y_2
3	x_3	y_3
4	x_4	y_4
·	·	·
·	·	·
·	·	·
n	x_n	y_n
平均值	$\bar{x}$	$\bar{y}$

2. 回归系数的显著性测验

判断回归得到的方程是否成立,即 X、Y 是否存在着回归关系,可采用 t 检验。

假设 $H_0 : b = 0$,在假设 H_0 成立的条件下,按公式(8-4-4)～(8-4-6)计算 t 值。

估计标准差: $\qquad S_{Y,x} = \sqrt{\dfrac{\sum (y_i - Y)}{n-2}} \qquad (8\text{-}4\text{-}4)$

回归系数标准误: $\qquad S_b = \dfrac{S_{Y,X}}{\sqrt{\sum (x_i - \bar{x})^2}} \qquad (8\text{-}4\text{-}5)$

$$t = \frac{b-0}{S_b} \qquad (8\text{-}4\text{-}6)$$

式中: y_i 为标准品的实际吸光度;

$\quad Y$ 为估计吸光度[由标准曲线的直线回归方程(8-4-3)计算得到];

$\quad \bar{y}$ 为标准品实际吸光度的均值;

x_i 为抗生素标准品实际浓度 lg 值；

$\bar{x}$ 为抗生素标准品实际浓度 lg 值的均值。

对于相应自由度 $(2n-4)$ 给定的显著性水平 α（通常 $\alpha=0.05$），查表得 $t_{\alpha/2(n-2)}$，若 $|t|>t_{\alpha/2(n-2)}$，则拒绝 H_0，认为回归效果显著，即 X、Y 具有回归关系；若 $|t|\leqslant t_{\alpha/2(n-2)}$，则接受 H_0，认为回归效果不显著，即 X、Y 不具有回归关系。

3. 测定结果的计算及可信限率估计

（1）抗生素浓度 lg 值的计算　当回归系数具有显著意义时，测得供试品吸光度的均值后，根据标准品曲线的直线回归方程(8-4-3)，按方程(8-4-7)计算抗生素的浓度 lg 值。

抗生素的浓度 lg 值：
$$X_0=\frac{Y_0-a}{b} \tag{8-4-7}$$

抗生素浓度：
$$C=\lg^{-1}X_0 \tag{8-4-8}$$

式中：X_0 为根据线性方程计算得到的抗生素浓度的 lg 值；

Y_0 为抗生素供试品吸光度的均值。

（2）抗生素浓度（或数学转换值）可信限的计算　按公式(8-4-4)和(8-4-8)计算得到的抗生素浓度 lg 值在 95% 置信水平 $(\alpha=0.05)$ 的可信限。

X_0 的可信限：
$$FL=X_0\pm t_{\alpha/2(n-2)}\cdot\frac{S_{Y,X}}{|b|}\cdot\sqrt{\frac{1}{m}+\frac{1}{n}+\frac{(X_0-\bar{x})^2}{\sum x_i^2-\bar{x}\sum x_i}} \tag{8-4-9}$$

式中：n 为标准品的浓度数乘以平行测定数；

m 为供试品的平行测定数。

（3）可信限率的计算　按公式(8-4-9)计算得到的抗生素浓度（或数学转换值）的可信限率。

$$FL\%=\frac{X_{0高限}-X_{0低限}}{2X_0}\times100\% \tag{8-4-10}$$

式中，X_0 应以浓度为单位。

其可信限率除另有规定外，应不大于 5%。

（4）供试品含量的计算　将计算得到的抗生素浓度（将 lg 值转换为浓度）再乘以供试品的稀释度，即得供试品中抗生素的量。

【知识拓展】

1. 培养基、缓冲液等液体，均应经 4 号垂熔玻璃漏斗滤过或其他方法滤过。所用试管等器具需用清洁液浸泡，比色杯用硝酸-硫酸（5:59）浸泡并用过滤水冲洗干净，以除去杂质。

2. 培养管的均一性：实验用大试管应为质量一致，厚度、重量、直径相同的同一厂家、同一批号试管，以保证每支试管具有相同的导热性。

3. 培养时间的控制：实验中实验菌液分装后，应立即加入标准品溶液和供试品溶液；在培养终止时，也应尽快加入甲醛溶液灭活，以使各试验管的培养时间一致。标准品溶液和供试品各浓度溶液也应交叉加入，以保证各试验组的培养时间一致。

4. 培养温度的均一性：温度的均一性直接影响试验菌的生长，要求培养温度均一。应严格控制水浴温度为 37 ± 1℃ 之间，试管按正交拉丁方排列，以避免管间差异，试管排放不宜拥挤，保证热量传递畅通，保证较好的重现性。

5. 放置时间的影响：用分光光度计测定培养基的浊度，一定要使培养基内的微生物混悬均匀，测定前应将液体培养基摇匀后置比色皿，待气泡消失后测定，一般应在气泡消失后5min 内测定为宜。

6. 实验菌液的配制：实验所用的菌液必须新鲜配制，最好当天配制当天使用，因实验菌放置一段时间后，细菌会老化死亡。

7. 为避免因培养基菌悬液分装、抗生素药液加入和培养终止时甲醛溶液加入先后顺序的不同带来的实验误差，上述操作过程需在冰水浴中进行，且要求操作快速、准确。

 【习题与思考】

1. 用浊度法测定抗生素效价的基本原理是什么？

2. 浊度法测定抗生素效价是怎样进行的？ 在操作时有哪些基本要求？

3. 哪些因素会影响浊度法（标准曲线法）的检定结果？

REFERENCES　参考文献

［1］曹雄伟. 最新药品微生物检验方法与操作标准规范及无菌隔离技术实用手册［M］. 北京：中国中医药出版社，2009

［2］俞松林. 生物药物检测技术［M］. 北京：人民卫生出版社，2009.1

［3］李榆梅. 药品生物检定技术［M］. 北京：化学工业出版社，2010.10

［4］周海均. 药品生物检定［M］. 北京：人民卫生出版社，2005.12

（叶丹玲）

项目九　药物的微生物学检验技术

教学目标

知识目标

- 掌握药品无菌检查、限度检查的基本内容；
- 熟悉药品中微生物的来源、预防微生物污染的措施；
- 了解药品微生物学检查的基本原则与方法，以及操作注意事项。

能力目标

- 能用药典等工具书查出药品的微生物限度标准；
- 能解释无菌检查的范围、原理，能说明微生物限度检查的项目内容；
- 会用薄膜过滤法进行无菌检查，并作出结果判断；
- 会口服药品细菌、霉菌及酵母菌计数，会口服药品大肠埃希菌检查；
- 规范生物药物生产操作，学会生产过程的微生物监控，认识由微生物引起的药品变质。

素质目标

- 具有良好的药学工作者应有的遵守规则、尊重他人的职业道德和行为规范；
- 拥有无菌意识和生物安全意识，具备科学严谨的工作态度和实事求是的工作作风。

任务 9-1　药物变质与微生物

学习目标

知识目标

- 掌握药品的微生物限度标准；
- 熟悉药品中微生物的来源、防止微生物污染的措施。

技能目标

- 会判断药物是否变质；
- 会生产过程的微生物监控，能认识由微生物引起的药物变质。

【背景知识】

微生物的污染及其预防是药物生产和保藏中的重要问题。药品的微生物污染除受到外界环境和原料质量的影响外,在药物制剂的生产和保藏过程中也都存在微生物污染的可能。那些污染的微生物如果遇到适宜的环境就能生长繁殖,一方面可能促使药物变质,影响药品的质量,甚至失去疗效;另一方面对病人可引起不良反应,或因是病原性微生物而引起感染甚至危及生命。所以在药物生产中一定要十分重视这方面的问题,同时在药物的质量管理中必须严格进行药物的微生物学检验,以保证药物制剂达到卫生学标准。

 【任务内容】

一、药物中微生物的来源

药品的微生物学质量,受到外界环境和原料的影响。除灭菌制剂以外,大多数制剂都含有微生物。空气、水、操作人员、药物原料、制药设备、包装容器、厂房环境等均可能造成微生物的污染。药物被污染后,微生物在适当条件下生长繁殖,促使药物变质,降低疗效;或因是致病性微生物而引起感染;即使是经过灭菌或除菌处理的药物,也有可能因为热原质的存在而引起发热反应。

(一) 药物原材料

天然来源的未经处理的原料,常含有各种各样的微生物,如动物来源的明胶、脏器,植物来源的阿拉伯胶、琼脂和中药药材等。原材料可能将大量微生物带入药物制剂中,在加工过程中造成原有的微生物增殖或污染新的微生物,因而需对原材料进行消毒、灭菌。

原料药的来源复杂多样,应采取不同的措施,既可消除微生物污染又不影响药物的稳定性和纯度。如植物药材可用晾晒、烘烤的方法充分干燥以减少微生物的繁殖;化学合成药物一般性质稳定,耐热性好,对于熔点高的晶体药物,干热灭菌较为常用。对于熔点较低的可采用湿热灭菌法。原料药是植物提取物的,如流浸膏,可视提取条件而定,若是常规或高温提取的,可用压力蒸汽、流通蒸汽灭菌;若是低温提取的,可优先考虑使用滤过除菌法。疫苗、菌苗等生化药品的特点是均为蛋白质,对热、辐射敏感,常用低温间歇灭菌法、滤过除菌等方法。

(二) 制药用水

水是药品生产中不可缺少的重要原辅材料,水的质量直接影响药品的质量。《中国药典》根据制药用水的使用范围不同,将水分为纯化水、注射用水和灭菌注射用水,制药用水的原水通常为自来水或深井水。水中微生物数量主要决定于水的来源、处理方法,以及供水系统(包括管道、阀门等)的状况等因素。水中常见的微生物有假单胞菌属($Pseudomonas$ $spp.$)、产碱杆菌属($Alcaligenes\ spp.$)、黄杆菌属($Flavobacterium\ spp.$)、产色细菌属($Chromobacter\ spp.$)和沙雷菌属($Serratia\ spp.$)等。如果受到粪便污染时,则可有大肠埃希菌、变形杆菌和其他肠道细菌等。因此,用于药物生产的水必须符合水质的卫生标准。制药工业中水的消毒灭菌方法常用的有热力灭菌法、滤过法和化学消毒法。

(三) 空气

空气虽不是微生物生长繁殖的良好环境,但是一般的大气环境仍含有数量不少的细菌、霉菌和酵母菌等。空气中的微生物种类与数量随条件不同有很大的变化,如有活跃人群之处比人少的地方微生物多,不洁的房间比清洁的房间多。当人们讲话、咳嗽、打喷嚏时,可大大增加空气中的微生物数量。

WEI SHENG WU XUE JI CHU JI YAO YONG JI SHU
微生物学基础及药用 技术

生产车间内空气中微生物的含量与室内清洁度、温度、湿度以及人员在室内的活动情况有关,如人员频繁走动、清扫、搬动原材料及机器的震动都可使飞沫、尘埃、原材料粉尘悬浮于空气中,成为空气中微生物附着的载体,从而增加空气的含菌量。

药物制剂生产环境的空气应要求洁净,特别是生产注射剂、眼科用药等无菌制剂时,空气中微生物的含量必须非常低,要求每立方米空气中不得超过 10 个细菌,即所谓的"无菌操作区"。我国 GMP 针对药品生产工艺环境的要求,对药品生产洁净室(区)的空气洁净度划分为四个级别(表 9-1-1)。药品生产过程中的不同区域对空气洁净度有不同的要求(表 9-1-2)。

表 9-1-1 中国药品生产洁净室(区)的空气洁净度标准

净度级别	尘埃最大允许数/m³		微生物最大允许数	
	粒径≥0.5μm	粒径≥5μm	浮游菌/(个/m³)	沉降菌/(个/皿)
100 级	3500	0	5	1
10000 级	350000	2000	100	3
100000 级	3500000	20000	500	10
300000 级	10500000	61800	1000	15

注:洁净级别指每立方米空气中含≥0.5μm 的粒子数最多不超过的个数。100 级是指每立方米空气中含≥0.5μm 粒子的个数不超过 3500 个,换算到每立方英尺中不超过 100 个,依此类推,菌落数是指将直径为 90mm 的双碟露置半小时经培养后的菌落数。

表 9-1-2 药品生产中不同区域空气洁净度要求

级别	名称	要求
Ⅰ	一般生产区	无洁净度要求的工作区,如成品检漏、灯检等
Ⅱ	控制区	洁净度要求 30 万到 10 万级的工作区,如原料的称量、精制、压片、包装等
Ⅲ	洁净区	要求为 1 万级的工作区,如灭菌、安瓿的存放、封口等
Ⅳ	无菌区	要求为 100 级的工作区,如水针、粉针、输液、冻干制剂的灌封岗位等

为了减少空气中微生物数量,可采用保持室内清洁、控制人员的活动、操作动作轻微等措施,此外,对要求较高的场所还可以采用过滤、甲醛蒸汽熏蒸和紫外线照射等方法进行空气消毒。

(四)操作人员

微生物广泛分布于自然界,人体体表皮肤以及与外界相通的腔道如口腔、鼻咽腔、肠道、呼吸道黏膜上。在制药工业中,如果操作人员不注意无菌操作或个人卫生状况欠佳时,就有可能通过手部伤口、咳嗽、喷嚏以及衣服、头发等各种渠道将微生物转移给药物制剂。因此,为了保证药物的卫生质量,操作人员除要求健康无传染病及不携带致病菌外,还要求操作前清洗和消毒双手,穿上专用工作衣帽进行操作。特别是在制备无菌要求高的注射剂和眼、耳用溶液时,要求操作人员操作前沐浴,穿戴全套的工作衣帽包括长操作衣、裤、靴子、帽、面罩和手套,在操作时严格按照规程要求进行,则污染的可能性可大大减少。

(五)制药设备及包装容器

生产部门所有的厂房、车间、库房、实验室都必须清洁和整齐。建筑物的结构和表面应不透水,表面平坦均匀,便于清洗,要使微生物的生长代谢处于最低限度。用于药物制剂生产的设备(如粉碎机、药筛、压片机、制丸机、灌装机等)和容器表面可能有微生物滞留或滋生,药物制剂接触了这些设备工具、容器上的微生物就会被污染。因此,对于生产设备工具及容器的要求是易于拆卸、结构简单,便于清洁和消毒,生产前后要清洗和消毒。

药品包装是产品出厂前的最后一道工序,包装物一方面是包裹药物,另一方面是防止外界微生物进入药物中。药品的包装材料包括容器、包装纸、运输纸箱等,包装物应严格按照药物制剂本身的要求,进行清洗、消毒和灭菌,尽量减少微生物数量,以防止污染。

二、微生物引起的药物变质

(一) 药物中微生物的限定标准

药物中的微生物多来自原材料和外环境,它们一般对营养要求不高,适应性和抵抗力也较强。由于各类药物的原材料来源不同和制药工序的差别,药物中的微生物种类和数量也有很大差异。根据药物给药途径和使用要求的不同,一般将药物受微生物污染的限度划为以下两大类:

(1) 规定灭菌药物 这是一类规定用无菌法制备或制备后经灭菌处理的不含活的微生物的药物。

(2) 非规定灭菌药物 这类药物中允许含有不同种类和数量的活的微生物,但药物中的微生物种类和数量必须限制在一定的范围内。

1972 年世界卫生组织(WHO)的化验室与法定药物检定委员会和国际制药联合会工厂药剂师分会联合对药物染菌限度提出了分类标准,对不同药物制剂中微生物的数量和不得检出的特定菌种均作了规定(表 9-1-3)。该方案已在国际上产生了影响,并为许多国家制药工业和行政管理部门所接受。

表 9-1-3 WHO 对药物制剂染菌限度评定标准

类别	制剂	限度
1	注射用制剂	按药典规定条件下灭菌
2	眼科类制剂、用于正常无菌体腔、用于严重烧伤和溃疡面的制剂	不得有活菌
3	用于局部和受伤皮肤的制剂、供耳、鼻、喉等用的制剂(高危险区的制剂)	活菌数 10^2 个 $\cdot$ g^{-1}(或个 $\cdot$ ml^{-1}),同时不得含有肠杆菌、铜绿假单胞菌、金黄色葡萄球菌
4	其他制剂	活菌数 10^3 个 $\cdot$ g^{-1}(或个 $\cdot$ ml^{-1}),同时不得含有肠杆菌、铜绿假单胞菌、金黄色葡萄球菌,活的霉菌和酵母菌的限度为 10^2 个 $\cdot$ g^{-1}(或个 $\cdot$ ml^{-1})

《中国药典》(2010 年版)一部、二部、三部对各类药物制剂中微生物限度标准也作了相应规定(见《中国药典》一部、二部微生物限度标准)。

(二) 药物变质的判断

(1)无菌制剂中有微生物的存在。

(2)口服及外用药物的微生物总数超过规定的数量。

(3)有病原微生物存在。

(4)微生物已死亡或已排除,但其毒性代谢产物(如热原质)仍然存在。

(5)产品发生可被觉察的物理或化学的变化。

(三)药物变质的外在表现

药物变质,一般需要很高的污染程度或微生物大量繁殖时才出现明显的变质现象。如胶囊剂有软化、碎裂或表面发生粘连现象;丸剂有变形、变色、发霉或臭味;药片有花斑、发黄、发霉、松散或出现结晶;糖衣片表面已褪色露底,出现花斑或黑色,或者崩裂、粘连或发霉;冲剂已受潮、结块或融化、变硬、发霉;药粉已吸潮结块或发酵变臭;药膏已出现油水分层或有异臭;注射液有变色、混浊、沉淀或结晶析出等现象。

(四)变质药物对人体的危害

药物受微生物污染,不但使药物变质,导致药物报废,更为严重的是微生物或其代谢产物还可引起药源性疾病,对人体健康造成危害。如无菌注射剂不合格或使用时污染,可引起感染或败血症;铜绿假单胞菌污染的滴眼剂可引起严重的眼部感染或使病情加重甚至失明;被污染的软膏和乳剂能引起皮肤病人和烧伤病人的感染;消毒不彻底的冲洗液能引起尿路感染等。

除此之外,药物中含有易受微生物侵染的组分,如许多表面活性剂、湿润剂、混悬剂、甜味剂、有效的化疗药物等,它们均是微生物容易作用的底物,因此易被降解利用而产生一些有毒的代谢产物,而且微生物在生长繁殖过程中本身也可产生毒性物质。如大型输液中由于存在热原质可引起急性发热性休克,有些药品原来只残存少量微生物的,但在储存和运输过程中微生物大量繁殖并形成有毒代谢产物,导致用药后出现不良反应。

(五)影响药物变质的因素

微生物对药物的损坏作用受多方面因素的影响,其中主要的因素有:

1. 污染药物的微生物数量

(1)规定灭菌药物 对于规定灭菌的药物制剂如注射剂、输液剂必须保证绝对不含任何微生物,并且不能含有热原质,否则注入机体内将会发生严重后果。

(2)规定非灭菌药物 只要控制微生物的数量在规定允许的范围内,并保证没有致病微生物存在,一般不会引起药物变质。若污染药物的微生物超过了规定的范围,数量较大,甚至有致病菌存在,药物质量将受到严重影响,使药物变质失效。

2. 药物本身

(1)营养因素 许多药物配方中常含有微生物生长所需要的碳源、氮源和无机盐等营养物质,微生物污染药物后,能利用其营养进行生长繁殖,引起药物变质。

(2)药物的含水量 药物中的水分为微生物的生长提供了条件,因此各种药物尽量减少含水量,保持干燥,或在药物中加入盐或糖造成一种生理上的干燥,减少微生物可利用的水量。一般药物的正常含水量约 10%～20%。

(3)氧化还原电位 在处方中氧化和还原的平稳决定于氧的含量和处方的组分。许多专性需氧或兼性厌氧微生物能在较高的氧化还原电位环境中生长。当氧化还原电位降低时,它们只能缓慢生长,因此降低氧的含量有助于控制微生物的生长繁殖。

(4)药物中加入防腐剂或抗菌剂 药物中加入防腐剂或抗菌剂可有效地抑制微生物的生长,减少药物中微生物的污染数量。

3. 环境因素

(1)酸碱度 各种微生物需要的最适 pH 值是不一样的,多数细菌、放线菌适宜于中性、偏碱性的环境(pH6.5～7.5)，而大多数的真菌(霉菌、酵母菌)是比较喜欢酸性的环境的(pH3～6)，过酸过碱对微生物生长繁殖都是不利的，所以根据这点我们可以通过控制 pH 来防止药物变质。

（2）温度　一般来说，在－5～60℃这一温度范围内，微生物都可以生长而引起药物变质，在这一范围外，微生物生长就受到抑制，所以贮藏药物可以选择这一温度范围外。但应注意温度过高过低都会使药材质量发生变化。当温度在 35℃以上时，含脂肪的药物就会因受热而使油质分离，从而少油；含挥发油多的药物也会因受热而使芳香气味散失。温度过低会使药液冻结，影响药效。

（3）湿度　湿度是指空气中水蒸气含量多少的程度，也就是空气潮湿的程度。药物的贮存环境一定要控制好湿度，水分含量过高容易造成微生物(特别是霉菌)的污染。

4. 货架生命(product life，shelf-life)

货架生命是衡量药品被微生物污染程度的重要指标。如一些非口服制剂，起初因不适当的热处理残留了少量的细菌，不足为害，经贮藏多日后细菌不断繁殖增加数量，以致该药使用后引起人的病患。又如一些药物在贮藏时能短期耐受微生物的攻击，有几天的"货架生命"，但几星期后就完全失效。

5. 包装设计

使用单剂量包装或小包装可有效地避免或减少微生物对药物的污染，但成本较高，导致价格上涨，并且操作繁琐。

三、防止微生物污染药物的措施

（一）加强药品生产管理

为了在药品生产的全过程中，将发生各种污染的可能性降至最低程度，目前我国和世界上一些较先进国家都已开始实施药品 GMP 制度。药品 GMP（Good Manufacturing Practice）是《药品生产质量管理规范》的简称，它是一套适用于制药、食品等行业的强制性标准，要求企业从原料、人员、设施设备、生产过程、包装运输、质量控制等方面按国家有关法规达到卫生质量要求，形成一套可操作的作业规范帮助企业改善企业卫生环境，及时发现生产过程中存在的问题，加以改善(图 9-1-1)。GMP 提供了药品生产和质量管理的基本准则，药品生产必须符合 GMP 的要求，药品质量必须符合法定标准。

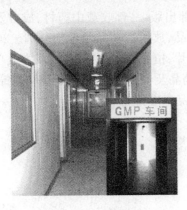

图 9-1-1　GMP 车间

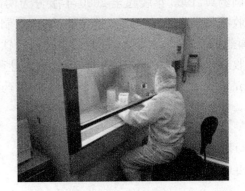

图 9-1-2　无菌操作台

（二）进行微生物学检查

在生产过程中，应按规定不断进行各项微生物学指标检验，通过各项检查来评价药物被微生物污染与损害的程度，控制药品的卫生质量。

按照《中国药典》（2010年版）规定，无菌的药品、医疗器具、原料、辅料及其他品种应进行无菌检查；非规定的灭菌制剂及其原料、辅料受微生物的污染程度需要进行微生物限度检查，检查项目包括细菌数、霉菌数、酵母菌数及控制菌。检查应在环境洁净度10000级以下、局部洁净度100级的单向流空气区域或隔离系统中进行，其全过程必须严格遵守无菌操作（图9-1-2），防止微生物污染。单向流空气区的空气及环境应定期按照《医药工业洁净室（区）悬浮粒子、浮游菌和沉降菌的测试方法》的现行国家标准进行洁净度验证。隔离系统按相关的要求进行验证，其内部环境的洁净度须符合无菌检查的要求。

（三）使用合格的防腐剂

保存药物加入防腐剂，以限制药品中微生物的生长繁殖，同时减少微生物对药物的损坏作用。一种理想的防腐剂应有以下一些性质：①有良好的抗菌活性；②对人没有毒性或刺激性；③具有良好的稳定性；④不受处方其他成分的影响。

实际上现有的防腐剂均不是很理想，不过我们可以根据具体情况，针对不同药物选择对其相对合适的防腐剂。常用于口服或外用药物的防腐剂有对羟基苯甲酸酯类（尼泊金类）、苯甲酸、苯甲酸钠、乙醇、季铵盐类、山梨酸等。常用于无菌制剂中的防腐剂有苯酚、甲酚、三氯叔丁醇、硝酸苯汞、硫柳汞、苯甲醇等。

总之，微生物与药物质量有很大关系。目前还有一些药物变质失效问题尚未获得有效解决。因此药学专业工作者应进行不断研究和探索，以提高药物的质量，保障人民身体健康。

 【知识拓展】

中国药典

《中华人民共和国药典》为我国药典的全称，简称《中国药典》。1949年10月1日中华人民共和国成立后，我国相继出版1953年版、1963年版、1973年版、1985年版、1990年版、1995年版、2000年版、2005年版、2010年版共九版。

《中国药典》1963年版起至2000年版分为两部出版，一部收载中药材、成方及单味制剂；二部收载化学药品、抗生素、生化药品、生物制品、放射性药品及各类制剂。2000年以后，《中国药典》分三部出版，一部收载中药材及饮片、植物油脂和提取物、成方及单味制剂等；二部收载化学药品、抗生素、生化药品、放射性药品及各类制剂，还有药用辅料等；三部收载生物药品。按照国家《标准化法》的规定，国家药品标准每五年应修订一次。

 【习题与思考】

1. 药物中微生物的来源有哪些？
2. 防止微生物污染药物的措施有哪些？

（叶剑尔）

任务 9-2　无菌检查法

知识目标

● 掌握薄膜过滤法基本操作技术；

● 熟悉无菌检查范围、原理、方法及结果判断；

● 了解无菌检查方法验证；了解无菌检查意义。

技能目标

● 能解释无菌检查的范围、原理；

● 会用薄膜过滤法进行无菌检查，并作出结果判断。

【背景知识】

　　无菌检查法系用于检查药典要求无菌的生物制品、医疗器具、原料、辅料及其他品种是否无菌的一种方法。若供试品符合无菌检查法的规定，仅表明了供试品在该检验条件下未发现微生物污染。

　　药品无菌标准是国家对药品生产的卫生法规。它对药品生产企业、医院制剂部门的文明生产、现代化管理及保证药品的卫生质量，保证人民的健康起着重要的促进作用。根据无菌检查法规定：凡确定要求无菌的药品、医疗器具、原料、辅料及要求无菌的其他品种在出厂前均应进行无菌检查（如无菌注射剂、眼用制剂必须不含任何微生物），它是保证药物制剂质量的重要措施之一。因此无菌检查法的目的与意义在于，保证消除对需进行无菌检查的药品制剂因用药方法（如注射、埋存等）和用药部位的危险性（如手术、溃疡、烧伤等）两方面的因素使得制剂染有活菌而对患者带来的危害性，保证安全。因此无菌检查的重要性就显而易见了，人们很早就认识到应对此类制剂进行无菌检查。所以无菌检查是药品卫生学检验最早的项目和各国药典收载的检验内容，20 世纪初就列入要求项目。现今世界各国药典均对无菌检查的范围、内容、方法以至抽样都有明文规定，用以保证无菌或灭菌制剂等的用药安全性，《中国药典》从 1953 年版开始就收载该项检验内容，并且方法学不断完善。它在保证人民用药安全方面有着十分重要的意义。据统计，《中国药典》（2010 版）共有 238 个单列品种规定要进行无菌检查。

【任务内容】

一、无菌检查法基本要求

　　无菌检查应在环境洁净度 10000 级下的局部洁净度 100 级的单向流空气区域内或隔离系统中进行，其全过程应严格遵守无菌操作，防止微生物污染，防止污染的措施不得影响供试品中微生物的检出。单向流空气区、工作台面及环境应定期按《医药工业洁净室（区）悬浮粒子、浮游菌和沉降菌的测试方法》的现行国家标准进行洁净度验证。隔离系统应按相关的要求进行验证，其内部环境的洁净度须符合无菌检查的要求（图9-2-1、图9-2-2）。日常检验还需对试验环境进行监控。

无菌检查人员必须具备微生物专业知识，并经过无菌技术的培训。

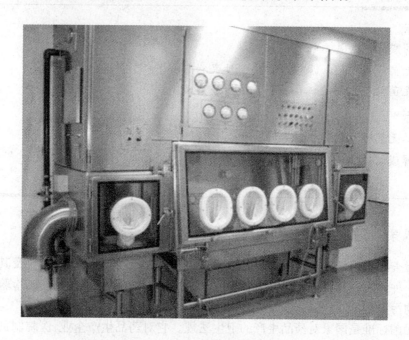

图 9-2-1　无菌隔离装置

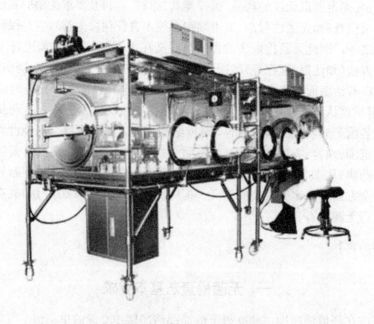

图 9-2-2　无菌隔离系统（杭州泰林生物技术设备有限公司）

二、无菌检查前准备

(一) 培养基及培养基适用性检查

1. 培养基的制备

培养基可按以下处方制备,亦可使用按该处方生产的符合规定的脱水培养基。配制后应采用验证合格的灭菌程序灭菌。制备好的培养基应保存在 2~25℃、避光的环境,若保存于非密闭容器中,一般在三周内使用;若保存于密闭容器中,一般可在一年内使用。

(1)硫乙醇酸盐流体培养基

酪胨(胰酶水解)	15.0g	酵母浸出粉	5.0g
葡萄糖	5.0g	氯化钠	2.5g
L-胱氨酸	0.5g	新配制的0.1%刃天青溶液	1.0ml
硫乙醇酸钠	0.5g	琼脂	0.75g
(或硫乙醇酸)	(0.3ml)	水	1000ml

除葡萄糖和刃天青溶液外,取上述成分混合,微温溶解,调节 pH 为弱碱性,煮沸,滤清,加入葡萄糖和刃天青溶液,摇匀,调节 pH 值使灭菌后为 7.1 ± 0.2。分装至适宜的容器中,其装量与容器高度的比例应符合培养结束后培养基氧化层(粉红色)不超过培养基深度的 1/2,灭菌。在供试品接种前,培养基氧化层的高度不得超过培养基深度的 1/5,否则,须经 100℃水浴加热至粉红色消失(不超过 20min),迅速冷却,只限加热一次,并防止被污染。

硫乙醇酸盐流体培养基置 30~35℃培养。

(2)改良马丁培养基

胨	5.0g	磷酸氢二钾	1.0g
酵母浸出粉	2.0g	硫酸镁	0.5g
葡萄糖	20.0g	水	1000ml

除葡萄糖外,取上述成分混合,微温溶解,调节 pH 值约为 6.8,煮沸,加入葡萄糖溶解后,摇匀,滤清,调节 pH 值使灭菌后为 6.4 ± 0.2,分装,灭菌。

改良马丁培养基置 23~28℃培养。

(3)选择性培养基

按上述硫乙醇酸盐流体培养基或改良马丁培养基的处方及制法,在培养基灭菌或使用前加入适宜的中和剂、灭活剂或表面活性剂,其用量同验证试验。

(4)0.5%葡萄糖肉汤培养基(用于硫酸链霉素等抗生素的无菌检查)

胨	10.0g	氯化钠	5.0g
葡萄糖	5.0g	水	1000ml
牛肉浸出粉	3.0g		

除葡萄糖外取上述成分混合,微温溶解,调节 pH 为弱碱性,煮沸,加入葡萄糖溶解后,滤清,调节 pH 值使灭菌后为 7.2 ± 0.2,分装,灭菌。

(5)营养肉汤培养基

胨	10.0g	氯化钠	5.0g
牛肉浸出粉	3.0g	水	1000ml

取上述成分混合,微温溶解,调节 pH 为弱碱性,煮沸,滤清,调节 pH 值使灭菌后为 7.2

±0.2,分装,灭菌。

（6）营养琼脂培养基

按上述营养肉汤培养基的处方及制法,加入 14.0g 琼脂,调节 pH 值使灭菌后为 7.2±0.2,分装,灭菌。

（7）改良马丁琼脂培养基

按改良马丁培养基的处方及制法,加入 14.0g 琼脂,调节 pH 值使灭菌后为 6.4±0.2,分装,灭菌。

2. 培养基的适用性检查

无菌检查用的硫乙醇酸盐流体培养基及改良马丁培养基应符合培养基的无菌性检查及灵敏度检查的要求。本检查可在供试品的无菌检查前或与供试品的无菌检查同时进行。

（1）无菌性检查　每批培养基随机抽取不少于 5 支(瓶),培养 14d,应无菌生长。

（2）灵敏度检查

①菌种:培养基灵敏度检查所用的菌株传代次数不得超过 5 代(从菌种保存中心获得的冷冻干燥菌种为第 0 代),并采用适宜的菌种保存技术进行保存,以保证试验菌株的生物学特性。

金黄色葡萄球菌(*Staphylococcus aureus*)〔CMCC(B)26003〕

铜绿假单胞菌(*Pseudomonas aeruginosa*)〔CMCC(B)10104〕

枯草芽孢杆菌(*Bacillus subtilis*)〔CMCC(B)63501〕

生孢梭菌(*Clostridium sporogenes*)〔CMCC(B)64941〕

白色念珠菌(*Candida albicans*)〔CMCC(F)98001〕

黑曲霉(*Aspergillus niger*)〔CMCC(F)98003〕

②菌液制备:接种金黄色葡萄球菌、铜绿假单胞菌、枯草芽孢杆菌的新鲜培养物至营养肉汤培养基中或营养琼脂培养基上,接种生孢梭菌的新鲜培养物至硫乙醇酸盐流体培养基中,30～35℃培养 18～24h;接种白色念珠菌的新鲜培养物至改良马丁培养基中或改良马丁琼脂培养基上,20～25℃培养 24～48h,上述培养物用 0.9%氯化钠溶液制成每 1ml 含菌数小于 100cfu(菌落形成单位)的菌悬液。接种黑曲霉的新鲜培养物至改良马丁琼脂培养基上,23～28℃培养 5～7d,加入 3～5ml 无菌的含 0.05%(v/v)聚山梨酯 80 的 0.9%氯化钠溶液,将孢子洗脱。然后,用适宜的方法吸出孢子悬液至无菌试管内,用无菌的含 0.05%(v/v)聚山梨酯 80 的 0.9%氯化钠溶液制成每 1ml 含孢子数小于 100cfu 的孢子悬液。

菌悬液在室温下放置应在 2h 内使用,若保存在 2～8℃可在 24h 内使用。黑曲霉孢子悬液可保存在 2～8℃,在验证过的贮存期内使用。

③培养基接种:取每管装量为 12ml 的硫乙醇酸盐流体培养基 9 支,分别接种小于 100cfu 的金黄色葡萄球菌、铜绿假单胞菌、枯草芽孢杆菌、生孢梭菌各 2 支,另 1 支不接种作为空白对照,置 30～35℃培养 3d;取每管装量为 9ml 的改良马丁培养基 5 支,分别接种小于 100cfu 的白色念珠菌、黑曲霉各 2 支,另 1 支不接种作为空白对照,置 20～25℃培养 5d。逐日观察结果。

④结果判定:空白对照管应无菌生长,若加菌的培养基管均生长良好,判该培养基的灵敏度检查符合规定。

(二) 稀释液、冲洗液及其制备方法

稀释液、冲洗液配制后应采用验证合格的灭菌程序灭菌。

1. 0.1%蛋白胨水溶液

取蛋白胨 1.0g,加水 1000ml,微温溶解,滤清,调节 pH 值至 7.1±0.2,分装,灭菌。

2. pH7.0 氯化钠-蛋白胨缓冲液

取磷酸二氢钾 3.56g,磷酸氢二钠 7.23g,氯化钠 4.30g,蛋白胨 1.0g,加水 1000ml,微温溶解,滤清,分装,灭菌。

3. 0.9%氯化钠溶液

取氯化钠 9.0g,加水溶解使成 1000ml,过滤,分装,灭菌(仅用于上述两种溶液不适用时使用)。

4. 其他

根据供试品的特性,可选用其他经验证过的适宜的溶液作为稀释液、冲洗液。如需要,可在上述稀释液或冲洗液的灭菌前或灭菌后加入表面活性剂或中和剂等。

(三) 无菌检查方法验证试验

当建立产品的无菌检查法时,应进行方法的验证,以证明所采用的方法适合于该产品的无菌检查。若该产品的组分或原检验条件发生改变,检查方法应重新验证。

验证时,按"供试品的无菌检查"的规定及下列要求进行操作。对每一试验菌应逐一进行验证。

1. 菌种及菌液制备

除大肠埃希菌(*Escherichia coli*)〔CMCC(B)44102〕外,金黄色葡萄球菌、枯草芽孢杆菌、生孢梭菌、白色念珠菌、黑曲霉同培养基灵敏度检查,大肠埃希菌的菌液制备同金黄色葡萄球菌。

2. 薄膜过滤法

取每种培养基规定接种的供试品总量按薄膜过滤法过滤,冲洗,在最后一次的冲洗液中加入小于100cfu 的试验菌,过滤。将培养基加至滤筒内。另取一装有同体积培养基的容器,加入等量试验菌,作为对照,置规定温度培养 3~5d。各试验菌同法操作。

3. 直接接种法

取符合直接接种法培养基用量要求的硫乙醇酸盐流体培养基 8 管,分别接入小于 100cfu 的金黄色葡萄球菌、大肠埃希菌、枯草芽孢杆菌、生孢梭菌各 2 管,取符合直接接种法培养基用量要求的改良马丁培养基 4 管,分别接入小于100cfu 的白色念珠菌、黑曲霉各 2 管。其中 1 管接入每支培养基规定量的供试品量,另 1 管作为对照,细菌置 30~35℃,真菌置 20~25℃培养 3~5d,逐日观察各滤筒内试验菌的生长情况。

4. 结果判断

与对照管比较,如含供试品各容器中的试验菌均生长良好,则说明供试品的该检验量在该检验条件下无抑菌作用或其抑菌作用可以忽略不计,照此检查方法和检查条件进行供试品的无菌检查。如含供试品的任一容器中的试验菌生长微弱、缓慢或不生长,则说明供试品的该检验量在该检验条件下有抑菌作用,可采用增加冲洗量、增加培养基的用量、使用中和剂或灭活剂、更换滤膜品种等方法,消除供试品的抑菌作用,并重新进行方法验证试验。

验证试验也可与供试品的无菌检查同时进行。

三、供试品的无菌检查

（一）抽验数量与接种量

1. 抽验数量

抽验数量是指一次试验所用供试品最小包装容器的数量（支或瓶）。成品每亚批均应进行无菌检查。除另有规定外，原液、半成品及成品按表 9-2-1 规定，上市产品监督检验按表 9-2-2 规定。

表 9-2-1　出厂制品不同规格及原液和半成品最少抽验数量

供试品	批产量（N）；装量（V）		最少抽验数量
注射剂	N≤100		10%或 4 个
	100＜N≤500		10 个
	N＞500		2%或 10 个（取较少者）
大体积注射剂（＞100ml）			2%或 10 个（取较少者）
冻干血液制品	V＞5ml	每柜冻干 N≤200 个	5 个
		每柜冻干 N＞200 个	10 个
	V≤5ml	N≤100	5 个
		100＜N≤500	10 个
		N＞500	20 个
原液或半成品	每个容器取样，取样量为每个容器制品总量的 0.1%或不少于 10ml。每开瓶一次，应如上法抽验。体外用诊断制品半成品每批抽验量应不少于 3ml。		

注：若供试品每个容器内的装量不够接种两种培养基，那么表中的最少检验数量加倍。

2. 接种量

接种量是指每个最小包装的最少取样量（ml 或 g）。除另有规定外，接种供试品量按表 9-2-3 规定。若采用直接接种法，按接种量要求等量分别接种至硫乙醇酸盐流体培养基或改良马丁培养基中（两种培养基的接种支/瓶数之比为 2∶1）；若采用薄膜过滤法，应采用三联薄膜过滤器，其中

表 9-2-2　上市制品监督抽验数量

品种及装量（V）		最少抽验数量
血液制品	V＜50ml	6 个
	V≥50ml	2 个
其他生物制品		10 个

两联加入硫乙醇酸盐流体培养基，另一联加入改良马丁培养基。只要供试品特性允许，应将所有容器内的内容物全部过滤。

表 9-2-3　不同规格制品的最少接种量

规格		每支（瓶）供试品的最少接种量
液体制剂/ml	≤1	全量
	1＜V≤5	半量
	5＜V＜20	2ml
	20≤V＜50	10ml
	V≥50	半量
原液或半成品		半量

续表

规格		每支(瓶)供试品的最少接种量
固体制剂	＜50mg	全量
	50mg≤M＜300mg	半量
	300mg≤M＜5g	150mg
	M≥5g	半量

(二) 对照试验

1. 阳性对照

阳性对照试验是检查阳性菌在加入供试品的培养基中能否生长,以验证供试品有无抑菌活性物质和试验条件是否符合要求的试验。在进行药品无菌检查的同时,必须用同样的培养基做阳性对照试验,以金黄色葡萄球菌作为阳性对照菌,供试品用量同供试品无菌检查每份培养基接种的样品量。阳性对照试验的菌液制备同培养基灵敏度检查项下金黄色葡萄球菌菌液制备方法,加菌量小于100cfu。阳性对照也可在供试品无菌检查培养14d后,取其中一份硫乙醇酸盐流体培养基,加入小于100cfu阳性对照菌,作为阳性对照。阳性对照置30～35℃培养48～72h应生长良好。

2. 阴性对照

阴性对照是为了验证试验环境、操作、所用仪器设备等本身无菌可靠的试验。供试品无菌检查时,应取相应溶剂、稀释液和冲洗液同法操作,作为阴性对照。阴性对照不得有菌生长。

(三) 供试品无菌检查方法

无菌检查法包括薄膜过滤法和直接接种法。只要供试品性状允许,应采用薄膜过滤法。供试品的无菌检查所采用的检查方法和检验条件应与验证的方法相同。在无菌试验过程中,若需使用表面活性剂、灭活剂、中和剂等试剂,应证明其有效性,且对微生物生长无毒性。

操作时,用适宜的消毒液对供试品容器表面进行彻底消毒,如果供试品容器内有一定的真空度,可用适宜的无菌器材(如带有除菌过滤器的针头)向容器内导入无菌空气,再按无菌操作启开容器取出内容物。

1. 薄膜过滤法

薄膜过滤法是各国药典规定而且是常用的无菌检查方法,适用于任何类型药品的无菌检查,具有适用性广、准确性强的特点。《中国药典》(2010版)规定:如供试品的性状允许,应优先采用薄膜过滤法。据统计,《中国药典》(2010版)二部共有88种单列规定品种(占60.7%)规定采用此法。薄膜过滤法可采用封闭式薄膜过滤器或一般薄膜过滤器,但应优先选用封闭式薄膜过滤器。

采用封闭式薄膜过滤器,滤膜孔径应不大于0.45μm,直径约为50mm。根据供试品及其溶剂的特性选择滤膜材质。使用时,应保证滤膜在过滤前后的完整性。

水溶性供试液过滤前先用少量的冲洗液过滤以润湿滤膜。油类供试品,其滤膜和过滤器在使用前应充分干燥。为发挥滤膜的最大过滤效率,应注意保持供试品溶液及冲洗液覆盖整个滤膜表面。供试液经薄膜过滤后,若需要用冲洗液冲洗滤膜,每张滤膜每次冲洗量一般为100ml,总冲洗量不得超过1000ml,以避免滤膜上的微生物受损伤。

微生物学基础及药用

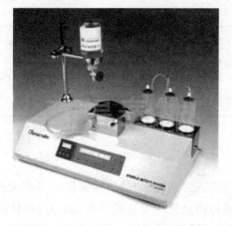

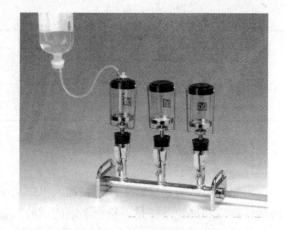

图 9-2-3　HTY-2000B 型集菌仪　　　　图 9-2-4　WDG-3 无菌检测薄膜过滤器
　（杭州泰林生物技术设备有限公司）　　　　（天津市威仪科技发展有限公司）

（1）水溶液供试品　取规定量，装量小于 10ml 者，全部转移至含适宜稀释液 300ml 的无菌容器内，混匀，立即过滤；装量为 10ml 及以上者直接过滤，或全部转移至含适量稀释液的无菌容器内，混匀，立即过滤。如供试品具有抑菌作用或含防腐剂，须用冲洗液冲洗滤膜，冲洗次数一般不少于 3 次，所用的冲洗量、冲洗方法同方法验证试验。冲洗后，两个滤器中加入硫乙醇酸盐流体培养基各 100ml，另一滤器中加入改良马丁培养基 100ml。

（2）水溶性固体供试品　取规定量，加适宜的稀释液溶解或按标签说明复溶，然后照水溶液供试品项下的方法操作。

（3）非水溶性供试品　取规定量，混合溶于含聚山梨酯 80 或其他适宜乳化剂的稀释液 300ml 的无菌容器内，充分混合，立即过滤。用含 0.1%～1% 聚山梨酯 80 的冲洗液冲洗滤膜，冲洗次数一般不少于 3 次。加入含或不含聚山梨酯 80 的培养基。其他照水溶液供试品项下的方法操作。

（4）可溶于十四烷酸异丙酯的膏剂和黏性油剂供试品　取规定量，混合至适量的无菌十四烷酸异丙酯①中，剧烈振摇，使供试品充分溶解，如果需要可适当加热，但温度不得超过 44℃，趁热迅速过滤。对仍然无法过滤的供试品，于含有适量无菌十四烷酸异丙酯的供试液中加入不少于 100ml 的稀释液，充分振摇萃取，静置，取下层水相作为供试液过滤。过滤后滤膜冲洗及加入培养基照非水溶性制剂供试品项下的方法操作。

（5）无菌气（喷）雾剂供试品　取规定量，将各容器置至少－20℃的冰室冷冻约 1h。以无菌操作迅速在容器上端钻一小孔，释放抛射剂后再无菌开启容器，并将供试液转移至无菌容器中，然后照水溶液或非水溶性制剂供试品项下的方法操作。

（6）装有药物的注射器供试品　取规定量，将注射器中的内容物（若需要可吸入稀释液或标签所示的溶剂溶解）直接过滤，或混合至含适量稀释液的无菌容器内，混匀，立即过滤。然后按水溶性供试品项下方法操作。

同时应采用直接接种法进行包装中所配带的无菌针头的无菌检查。

---

①　无菌十四烷酸异丙酯的制备采用薄膜过滤法过滤除菌。选用孔径为 0.22μm 的脂溶性滤膜（140℃干热灭菌 2h）过滤。

2. 直接接种法

直接接种法适用于无法用薄膜过滤法进行无菌检查的供试品。取规定量供试品,等量分别接种至硫乙醇酸盐流体培养基和改良马丁培养基中(两种培养基的接种支/瓶数之比为2∶1)。除另有规定外,每个容器中培养基的用量应符合接种的供试品体积不得大于培养基体积的10%,同时,硫乙醇酸盐流体培养基每管装量不少于15ml,改良马丁培养基每管装量不少于10ml。培养基的用量和高度同方法验证试验。

(1)混悬液等非澄清水溶液供试品 取规定量,等量分别接种至各管培养基中。

(2)固体供试品 取规定量,加入适宜的稀释剂溶解,或按标签说明复溶后,混合,等量分别接种至各管培养基中。

(3)非水溶性供试品 取规定量,混合,加入适量的聚山梨酯80或其他适宜的乳化剂及稀释剂使其乳化,等量分别接种至各管培养基中。或等量分别直接接种至含聚山梨酯80或其他适宜乳化剂的各管培养基中。

(四) 培养及观察

将上述接种后的硫乙醇酸盐流体培养基平均分成两份,一份置30~35℃培养14d,另一份与接种后的改良马丁培养基置20~25℃培养14d,培养期间应逐日观察并记录是否有菌生长。如在加入供试品后、或在培养过程中培养基出现浑浊,培养14d后不能从外观上判断有无菌生长,可取该培养液适量转种至同种新鲜培养基中及营养琼脂斜面和改良马丁琼脂斜面培养基上,细菌培养2d、真菌培养3d,观察接种的同种新鲜培养基及营养琼脂和改良马丁琼脂斜面培养基上是否有菌生长;或取培养液(物)涂片,染色,镜检,判断是否有菌,必要时作菌种鉴定。

(五) 结果判断

阳性对照管应生长良好,阴性对照管不得有菌生长;否则,试验无效。

若供试品管均澄清,或虽显浑浊但经确证无菌生长,判供试品符合规定;若供试品管中任何一管显浑浊并确证有菌生长,判供试品不符合规定,除非能充分证明试验结果无效,即生长的微生物非供试品所含。当符合下列至少一个条件时方可判试验结果无效:

(1)无菌检查试验所用的设备及环境的微生物监控结果不符合无菌检查法的要求。

(2)回顾无菌试验过程,发现有可能引起微生物污染的因素。

(3)供试品管中生长的微生物经鉴定后,确证是因无菌试验中所使用的物品和(或)无菌操作技术不当引起的。

试验若经确认无效,应重试。重试时,重新取同量供试品,依法检查,若无菌生长,判供试品符合规定;若有菌生长,判供试品不符合规定。

【知识拓展】

集菌仪

集菌仪是集菌培养器的配套使用仪器,通过集菌仪的定向蠕动加压作用,供试品被过滤并在滤器内进行培养,以检验供试品是否含菌。

供试品通过进样管道连续被注入集菌培养器中,利用集菌培养器内形成的下压,通过0.45μm孔径的滤膜过滤,供试品中可能存在的微生物被截留收集在滤膜上,通过冲洗滤膜除去供试品的抑菌成分。然后把所需培养基通过进样管道直接注入集菌培养器中,于规定的温度下培养,观察是否有长菌现象。

广泛适用于注射用无菌制剂的无菌检测,包括抗生素类及含有抑菌成分的药品、大输液、水针剂、灭菌医疗器具、无菌注射用水等,也可用于食品、饮料行业等微生物限度检查。

【习题与思考】

一、填空题

1. 我国药典规定,药品在进行无菌检验时,作为需氧菌、厌氧菌和真菌的阳性对照菌分别是_____、_____、_____。

2. 无菌检查中最常用的检查方法是_____和_____两种。

二、名词解释与简答题

1. 有抗菌作用的青霉素粉针剂如何检验是否无菌?

(叶剑尔)

任务 9-3　药品微生物总数检查

学习目标

知识目标

● 掌握口服药品细菌计数方法;

● 熟悉细菌计数报告规则;

● 熟悉口服药品微生物限度标准;

● 了解药品限度检查的实际意义。

技能目标

● 能用药典等工具书查出药品的微生物限度标准;

● 能说明微生物限度检查的项目内容;

● 会口服药品细菌、霉菌及酵母菌计数。

【背景知识】

微生物限度检查法系检查非规定灭菌制剂及其原料、辅料受微生物污染程度的方法,也是用于生产企业管理和安全性评价(包括人员素质、设备、工艺、生产、原辅料、储藏等)的手段和依据之一。随着医药工业的发展,国内外对药品卫生质量的要求越来越高,相应的对微生物检测技术要求也越来越高,我国药品微生物检测技术经过多年的实践已逐步发展成熟,于 1995 年收载入我国药典。2010 年版《中国药典》对微生物限度检查法进一步完善和充实,使检验方法更具科学性,增加了试验的可操作性,保证了检验结果的准确性。

微生物限度检查法的检验项目包括细菌数、霉菌数、酵母菌数及控制菌检查。

细菌数的测定是检查被检药物在单位重量或体积(每克或每毫升)内所含有的活菌数(实际是需氧菌的活菌数),用以判断药物被细菌污染的程度,是对该药品整个生产过程的卫生学总评价的一个重要依据。霉菌和酵母菌在分类学上均属于真菌,受到霉菌或酵母菌污染的药品不仅能导致药品变质,还可能因其产生的代谢产物及其各种毒素导致服用者产生急性或慢性中毒病症,甚至某些真菌毒素还可导致或诱发癌症。故我国药典制定了药品中霉菌及酵母菌的限量标准。药品中污染霉菌及酵母菌的数量,是判定药品受到污染程度的标志之一。

【任务内容】

一、细菌、霉菌及酵母菌计数基本要求

(一) 环境要求

微生物限度检查应在环境洁净度 10000 级下的局部洁净度 100 级的单向流空气区域内或隔离系统中进行,其全过程应严格遵守无菌操作,防止微生物污染,防止污染的措施不得影响供试品中微生物的检出。单向流空气区、工作台面及环境应定期按《医药工业洁净室(区)悬浮粒子、浮游菌和沉降菌的测试方法》的现行国家标准进行洁净度验证。

(二) 抽样量和检验量

由于药品受微生物污染的不均匀性和生物样本的多变性,因此抽样方法、抽样数量及次数直接影响微生物限度检查法的结果。微生物限度检查的样品一般采用随机抽样方法,其抽样量必须不少于检验用量(两个以上最小包装单位)的 3 倍。

检验量即一次试验所用的供试品量(g、ml 或 cm^2)。除另有规定外,一般供试品的检验量为 10g 或 10ml,膜剂为 $100cm^2$,贵重药品、微量包装药品的检验量可酌减。要求检查沙门菌的供试品,其检验量应增加 20g 或 20ml(其中 10g 或 10ml 用于阳性对照试验)。检验时,需从 2 个以上最小包装单位中抽取供试品,膜剂不得少于 4 片,大蜜丸不得少于 4 丸。包装已开启的样品不得作为供试品。

二、细菌、霉菌及酵母菌计数前准备

(一) 计数培养基的适用性检查

细菌、霉菌及酵母菌计数用的培养基应进行培养基的适用性检查,成品培养基、由脱水培养基或按处方配制的培养基均应检查。

1. 菌种

试验用菌株的传代次数不得超过 5 代(从菌种保存中心获得的冷冻干燥菌种为第 0 代),并采用适宜的菌种保藏技术进行保存,以保证试验菌株的生物学特性。

大肠埃希菌(*Escherichia coli*)[CMCC(B)44102]

金黄色葡萄球菌(*Staphylococcus aureus*)[CMCC(B)26003]

枯草芽孢杆菌(*Bacillus subtilis*)[CMCC(B)63501]

白色念珠菌(*Candida albicans*)[CMCC(B)98001]

黑曲霉(*Aspergillus niger*)[CMCC(B)98003]

2. 菌种制备

接种大肠埃希菌、金黄色葡萄球菌、枯草芽孢杆菌的新鲜培养物至营养肉汤培养基或营养琼脂培养基上,培养 18～24h;接种白色念珠菌的新鲜培养物至改良马丁培养基中或改良

马丁琼脂培养基上,培养 24～48h。上述培养物用 0.9％无菌氯化钠溶液制成每 1ml 含菌数为 50～100cfu 的菌悬液。接种黑曲霉的新鲜培养物至改良马丁琼脂斜面培养基上,培养5～7d,加入 3～5ml 含 0.05％(ml/ml)聚山梨脂 80 的 0.9％无菌氯化钠溶液,将孢子洗脱。然后,采用适宜的方法吸取孢子悬液至无菌试管内,用 0.05％(ml/ml)聚山梨脂 80 的 0.9％无菌氯化钠溶液制成每 1ml 含孢子 50～100cfu 的孢子悬液。

菌液制备后若在室温下放置,应放在 2h 内使用,若保存在 2～8℃,可在 24h 内使用。黑曲霉孢子悬液可保存在 2～8℃,在验证过的储存期内使用。

3. 适用性检查

取大肠埃希菌、金黄色葡萄球菌、枯草芽孢杆菌各 50～100cfu,分别注入无菌平皿中,立即倾注营养琼脂培养基,每株试验菌平行制备 2 个平皿,混合,凝固,置 30～35℃培养 48h,计数;取白色念珠菌,黑曲霉 50～100cfu,分别注入无菌平皿中,立即倾注玫瑰红钠琼脂培养基,每株试验菌平行制备 2 个平皿,混合,凝固,置 23～28℃培养 72h,计数;取白色念珠菌50～100cfu,注入无菌平皿中,立即倾注酵母浸出粉胨葡萄糖琼脂培养基,平行制备 2 个平皿,混合,凝固,置 23～28℃培养 72h,计数。同时,用相应的对照培养基代替被检培养基进行上述试验。

4. 结果判定

若被检测培养基上的菌落平均数不小于对照品培养基上的菌落平均数的 70％,且菌落形态大小与对照培养基上的菌落一致,判该培养基的适用性检查符合规定。

(二) 计数方法的验证

当建立药品的微生物限度检查法时,应进行细菌、霉菌及酵母菌计数方法的验证,以确认所采用的方法适合于该产品的细菌、霉菌及酵母菌数的测定。若产品的组分或原检测条件发生改变可能影响检测结果时,计数方法应重新验证。

验证时,按供试液的制备和细菌、霉菌及酵母菌计数所规定的方法及下列要求进行,对各试验菌的回收率应逐一进行验证。

1. 菌种及菌液制备

同计数培养基的适应性检查。

2. 验证方法

验证试验至少应进行 3 次独立的平行试验,并分别计算各试验菌每次试验的回收率。

(1)试验组 平皿法计数时,取试验可能用的最低稀释级的供试液 1ml 和 50～100cfu试验菌,分别注入平皿中,立即倾注琼脂培养基,每株试验菌平行制备 2 个平皿,按平皿法测定其菌数。薄膜过滤法计数时,取规定量试验可能用的最低稀释级供试液,过滤,冲洗,在最后一次的冲洗液中加入 50～100cfu 试验菌,过滤,按薄膜过滤法测定其菌数。

(2)菌液组 测定所加的试验菌数。

(3)供试品对照组 取规定量供试液,按菌数计数方法测定供试品本底菌数。

(4)稀释剂对照品 若供试液制备需要分散、乳化、中和、离心或过滤等特殊处理时,应增加稀释剂对照组,以考察供试液制备过程中微生物受影响的程度。试验时,可用相应的稀释液替代供试品,加入试验菌,使最终菌浓度为每 1ml 供试液含 50～100cfu,按试验组的供试液制备方法和菌落计数方法测定其菌数。

3. 结果判断

在 3 次独立的平行试验中,稀释剂对照组的菌回收率(稀释剂对照组的平均菌落占菌液组的平均菌落数的百分数)应均不低于 70%。若试验组的菌回收率(实验组的平均菌落数减去供试品对照组的平均菌落数的值占菌液组的平均菌落数的百分率)均不低于 70%,照该供试液制备方法和计数法测定供试品的细菌、霉菌及酵母菌;若任一次试验中试验组的菌数回收率低于 70%,应采取培养基稀释法、离心沉淀集菌法、薄膜过滤法、中和法(常见干扰物的中和剂或灭活方法见表 9-3-1)等方法或联合使用这些方法消除供试品的抑菌活性,并重新进行方法验证。

表 9-3-1　常见干扰物的中和剂或灭活方法

干扰素	可选用的中和剂或灭活方法
戊二醛	亚硫酸氢钠
酚类、乙醇、吸附物	稀释法
醛类	稀释法、甘氨酸、硫代硫酸盐
季铵类化合物(QACS)对羟基类甲酸酯	卵磷脂、聚山梨酯
汞类制剂	亚硫酸氢钠、巯基乙酸盐、硫代硫酸盐
双胍类化合物	卵磷脂
碘酒、氯己定类	聚山梨酯
卤化物	硫代硫酸盐
乙二胺四乙酸(EDTA)	镁或钙离子
碘胺类	对氨基苯甲酸
β-内酰胺类抗生素	β-内酰胺酶

若没有适应的方法消除供试品的抑菌活性,那么验证试验中微生物回收的失败可看成是因供试品的抗菌活性引起的,同时表明该供试品不能被试验菌污染。但是,供试品也可能仅对试验用菌株具有抑制作用,而对其他菌株没有抑制作用。因此根据供试品须符合的微生物限度标准和菌数报告规则,在不影响检验结果判断的前提下,应采用能使微生物生长的更高稀释级的供试液进行方法验证试验。若验证试验符合要求,应以该稀释级供试液作为最低稀释级的供试液进行供试品检验。

计数方法验证时,采用上述方法若还存在一株或多株试验菌的回收率达不到要求,那么选择回收率最接近要求的方法和试验条件进行供试品的检验。

验证试验也可与供试品的细菌、霉菌及酵母菌计数同时进行。

三、供试液制备

制备供试液时,应根据供试品的理化特性与生物学特性,采取适宜的制备方法。供试液制备若需加温,应均匀加热,且温度不应超过 45℃。供试液从制备至加入检验用培养基,不得超过 1h。常用的供试品制备方法如下:

(一) 液体供试品

取供试品 10ml,加 pH7.0 无菌氯化钠-蛋白胨缓冲液至 100ml,混匀,作为 1:10 的供试液。油剂可加入适量的无菌聚山梨酯 80 使供试品分散均匀。水溶性液体制剂也可用混合的供试品原液作为供试液。

(二) 固体、半固体或黏稠性供试品

取供试品 10g,加 pH7.0 无菌氯化钠-蛋白胨缓冲液至 100ml,用匀浆仪或其他适宜的

方法,混匀,作为 1 : 10 的供试液。必要时加适量的无菌聚山梨酯 80,并置水浴中适当加温使供试品分散均匀。

(三)需用特殊供试液制备方法的供试品

1. 非水溶性供试品

方法一:取供试品 5g(或 5ml),加至含融化的(温度不超过 45℃)5g 司盘 80、3g 单硬脂酸甘油酯、10g 聚山梨酯 80 无菌混合物的烧杯中,用无菌玻棒搅拌成团后,慢慢加入 45℃的 pH7.0 无菌氯化钠-蛋白胨缓冲液至 100ml,边加边搅拌,使供试品充分乳化,作为 1 : 20 的供试液。

方法二:取供试品 10g,加至含 20ml 无菌十四烷酸异丙醇和无菌玻璃珠的适宜容器中,必要时可增加十四烷酸异丙醇的用量,充分振摇,使供试品溶解。然后加入 45℃的 pH7.0 无菌氯化钠-蛋白胨缓冲液至 100ml,振摇 5~10min,萃取,静置使油水明显分层,取其水层作为 1 : 10 的供试液。

2. 膜剂供试品

取供试品 100cm^2,剪碎,加 100ml 的 pH7.0 无菌氯化钠-蛋白胨缓冲液,浸泡,振摇,作为 1 : 10 的供试液。

3. 肠溶及结肠溶制剂供试品

取供试品 10g,加 pH6.8 无菌磷酸盐缓冲液(用于肠溶制剂)或 pH7.6 无菌磷酸盐缓冲液(用于结肠溶制剂)至 100ml,置 45℃水浴中,振摇,使溶解,作为 1 : 10 的供试液。

4. 气雾剂、喷雾剂供试品

取规定量供试品,置冰冻室冷冻约 1h,取出,迅速消毒供试品开启部位,用无菌钢锥在该部位钻一小孔,放至室温,并轻轻转动容器,使抛射剂缓缓全部释出。用无菌注射器吸出全部药液,加至适量的 pH7.0 无菌氯化钠-蛋白胨缓冲液(若含非水溶性成分,加适量的无菌聚山梨酯 80)中,混匀,取相当于 10g 或 10ml 的供试品,再稀释成 1 : 10 的供试液。

5. 贴膏剂供试品

取规定量供试品,去掉贴膏剂的保护层,放置在无菌玻璃或塑料片上,粘贴面朝上。用适宜的无菌多孔材料覆盖贴剂的粘贴面以避免贴剂粘贴在一起。然后将其置于适宜体积并含有表面活性剂(如聚山梨酯 80 或卵磷脂)的稀释剂中,用力振荡至少 30min,制成供试液。也可采用其他适宜的方法制备供试液。

6. 具抑菌活性的供试品

当供试品有抑菌活性时,采取下列方法进行处理,以消除供试液的抑菌活性,再依法检查。

(1)培养基稀释法 取规定量的供试液,加至较大量的培养基中,使单位体积内的供试品含量减少,至不含抑菌作用。当测定细菌、霉菌及酵母菌的菌数时,取同稀释级的供试液 2ml,每 1ml 供试液可等量分注多个平皿,倾注琼脂培养基,混匀,凝固,培养,计数。每 1ml 供试液所注的平皿中生长的菌数之和即为 1ml 的菌落数,计算每 1ml 供试液的平均菌落数,按平皿法计数规则报告菌数。

(2)离心沉淀法 取一定量的供试液,500r/min 离心 3min,取上清液混合,用于细菌检查。

(3)薄膜过滤法 见细菌、霉菌及酵母菌计数项下的"薄膜过滤法"。

（4）中和法　凡含汞、砷或防腐剂等具有抑菌作用的供试品，可用适宜的中和剂或灭活剂消除其抑菌成分。中和剂或灭活剂可加在所用的稀释液或培养基中。

四、供试品的细菌、霉菌及酵母菌计数

细菌计数和霉菌及酵母菌计数方法主要都是采用平板菌落计数。平板菌落计数是以平板上生长的菌落为计数依据，是活菌计数，即每一个菌落代表一个菌细胞，故细菌数、霉菌酵母菌数测定值实际上是菌落形成单位（cfu），一个菌落就是一个菌落形成单位，它可以由一个也可以由多个菌细胞形成。除另有规定外，一般细菌在 30～35℃培养 3d；霉菌及酵母菌在 23～28℃培养 5d。

目前国内外药典采用的计数方法基本一致。《中国药典》2010 年版细菌、霉菌及酵母菌计数采用平皿法和薄膜过滤法。

（一）细菌数计数

1. 培养基、稀释剂

（1）培养基　营养琼脂培养基；

（2）稀释剂　pH7.0 无菌氯化钠-蛋白胨缓冲液。

2. 操作方法

（1）供试液制备　按前面各类制剂制备供试液的方法制备成 1∶10 的供试液。

（2）稀释　取一定量的供试药物，以无菌的稀释剂按比例进行系列稀释（一般为 10 倍等比稀释），稀释成 1∶10、1∶10^2、1∶10^3 等稀释级的供试液。

（3）吸样　然后分别吸取连续 3 级 10 倍稀释的供试液，一般取 1∶10、1∶100、1∶1000 3 级稀释液检验。每级稀释液用 1ml 灭菌吸管吸取稀释液各 1ml，分别注入 2～3 个平皿。操作时，应特别注意每次吸液前必须使稀释液充分混匀，保证菌体充分均匀分散，降低测定误差。

（4）倾注培养基　再于每一平皿中倾注 15～20ml 温度不超过 45℃的融化的营养琼脂培养基，快速转动平皿使稀释液与培养基混匀，放置，待凝。

（5）培养　将已凝固的平板倒置，放入 30～35℃培养箱（室）中，培养 3d。

（6）阴性对照试验　为确定试验全过程的无菌性应做阴性对照试验。实验时，取试验用的稀释液 1ml，置无菌平皿中（平行做 2 个平板），注入培养基，凝固，倒置培养，均不得有菌生长。

3. 菌落计数

由于细菌种类繁多，形成的菌落大小、形状、色泽、透明度等皆因种而异，差别甚大。计数时一般用肉眼直接计数、标记或在菌落计数器上点计，必要时借助放大镜或显微镜。不要漏计琼脂层内和平板边缘生长菌落，并需注意细菌菌落与药渣或培养基的沉淀物、酵母菌及霉菌菌落的区别。

（二）霉菌及酵母菌计数

1. 培养基、稀释剂

（1）培养基　玫瑰红钠琼脂培养基、酵母浸出粉胨葡萄糖琼脂培养基（YPD）。该培养基更适合于酵母菌生长，故我国药典规定含有王浆、蜂蜜的合剂用它测定酵母菌数。

（2）稀释剂　pH7.0 无菌氯化钠-蛋白胨缓冲液、pH6.8 磷酸盐缓冲液。

2. 操作方法

霉菌和酵母菌数测定一般与细菌数测定同时进行,按规定取 2 个以上包装的供试品。

(1)供试液制备　按各类制剂制备供试液的方法制备成 1：10 的供试液。

(2)稀释(10 倍递增稀释法)　取 2～3 支灭菌试管,分别加入 9ml 稀释剂,并取 1 支 1ml 灭菌吸管吸取 1：10 均匀供试液 1ml,加入已备妥的装有 9ml 灭菌稀释剂的试管中,混匀即成 1：100 的供试液。以此类推,稀释至 1：1000 或 1：10000。

(3)吸样　然后分别吸取连续 3 级 10 倍稀释的供试液,一般取 1：10、1：100、1：1000 3 级稀释液检验。每级稀释液用 1ml 灭菌吸管吸取稀释液各 1ml,分别注入 2～3 个平皿。另取 1 支 1ml 吸管吸取稀释剂各 1ml 注入 2 个平皿中,作为阴性对照,均不得有菌生长。操作时,应特别注意每次吸液前必须使稀释液充分混匀,保证菌体充分均匀分散,降低测定误差。

(4)倾注培养基　再于每一平皿中倾注 15～20ml 温度不超过 45℃的融化的玫瑰红钠培养基或酵母浸出粉胨葡萄糖琼脂培养基,快速转动平皿使稀释液与培养基混匀,放置,待凝。

(5)培养　将已凝固的平板倒置,放入 23～28℃培养箱(室)中,培养 5d,必要时可适当延长培养时间至 7d 进行菌落计数并报告。

(6)阴性对照试验　为确定试验全过程的无菌性应做阴性对照试验。实验时,取试验用的稀释液 1ml,置无菌平皿中(平行做 2 个平板),注入培养基,凝固,倒置培养,均不得有菌生长。

3. 菌落计数

一般在平板背面用肉眼直接点数,必要时用放大镜检查,以防遗漏。固体制剂在玫瑰红钠琼脂平板上点计霉菌菌落数,液体制剂在玫瑰红钠琼脂平板上同时点计霉菌菌落数及酵母菌菌落数,含王浆或蜂蜜的合剂须以玫瑰红钠平板的霉菌菌落数加上酵母浸出粉胨葡萄糖琼脂平板上的酵母菌菌落数作为供试品的霉菌和酵母菌总数。

(三)菌数报告规则

细菌、酵母菌宜选取平均菌落数小于 300cfu,霉菌宜选取平均菌落数小于 100cfu 的稀释级,作为菌数报告(取两位有效数字)的依据。以最高的平均菌落数乘以稀释倍数的值报告 1g、1ml 或 10cm^2 供试品中所含的菌数。如各稀释级的平板均无菌落生长,或仅最低稀释级的平板有菌落生长,但平均菌落数小于 1 时,以＜1 乘以最低稀释倍数的值报告菌数。

药物细菌、霉菌数检查结果见表 9-3-2。

(四)注意事项

(1)菌落蔓延生长成片的平板不宜计数。

(2)一般营养琼脂培养基用于细菌计数;玫瑰红钠琼脂培养基用于真菌及酵母菌计数;酵母浸出粉胨葡萄糖琼脂培养基用于酵母菌计数。在特殊情况下,若营养琼脂培养基上长有霉菌和酵母菌;玫瑰红钠琼脂培养基上长有细菌,则应分别点计霉菌和酵母菌、细菌菌落数。然后将营养琼脂培养基上的霉菌和酵母菌数或玫瑰红钠琼脂培养基上的细菌数,与玫瑰红钠琼脂培养基上的霉菌和酵母菌数或营养琼脂培养基上的细菌数进行比较,以菌落数高的培养基中的菌数为计数结果。

表 9-3-2　药物细菌、霉菌总数检查结果

检验药品	生产批号		
检验号	检验日期　　年　　月　　日		
检验程序			

稀释度				检验结果报告
平板号	10^{-1}	10^{-2}	10^{-3}	
细菌数　1　2　3				
平均				
霉菌数　1　2　3				分析
平均				

3. 含蜂蜜、王浆的液体制剂,用玫瑰红钠琼脂培养基测定霉菌数,用酵母浸出粉胨葡萄糖琼脂培养基测定酵母菌数,合并计数。生物制剂细菌计数时应对有效菌和污染菌加以区分。

【知识拓展】

薄膜过滤法

(一) 滤膜的选择与要求

采用薄膜过滤法时,滤膜孔径应不大于 $0.45\mu m$,直径一般为 50mm。选择滤膜材质时应保证供试品及其溶剂不影响微生物的充分被截留。滤器及滤膜使用前应采用适宜的方法灭菌。使用时,应保证滤膜在过滤前后的完整性。水溶性供试液过滤前先将少量的冲洗液过滤以润湿滤膜;油类供试品,其滤膜和过滤器在使用前应充分干燥。为发挥滤膜的最大过滤效率,应注意保持供试品溶液及冲洗液覆盖整个滤膜表面。供试液经薄膜过滤后,若需要用冲洗液冲洗滤膜,每张滤膜每次冲洗量不超过 100ml,总冲洗量不得超过 1000ml,以避免滤膜上的微生物受损伤。

(二) 操作方法

取相当于每张滤膜含 1g、1ml 或 $10cm^2$ 供试品的供试液,加至适量的稀释剂中,混匀,过滤。若每 1g、1ml 或 $10cm^2$ 供试品中所含的菌数较多,可取适宜稀释级的供试液 1ml 进行试验。用 pH7.0 无菌氯化钠-蛋白胨缓冲液或其他适宜的冲洗液冲洗滤膜,应注意保持供试品溶剂及冲洗液覆盖整个滤膜表面;用冲洗液冲洗滤膜时,每张滤膜每次冲洗量约为 100ml,一般冲洗 3 次。冲洗后取出滤膜,菌面朝上贴于营养琼脂培养基、玫瑰红钠琼脂培养基(用于霉菌及酵母菌计数)和酵母浸出粉胨葡萄糖琼脂培养基(用于酵母菌计数)上,每种培养基至少准备一张滤膜。每片滤膜上的菌落数不宜过多,菌落过多易堆积,不宜计数,一般不应超过 100cfu。培养条件和计数方法同平皿法。

阴性对照试验:取试验用的稀释液 1ml 照上述薄膜过滤法操作,作为阴性对照。阴性对照不得长菌。

(三) 菌数报告规则

以相当于 1g、1ml 或 10cm² 供试品的菌落数报告菌数;若滤膜上无菌落生长,以<1 报告菌数(每张滤膜过滤 1g、1ml 或 10cm² 供试品),或<1 乘以最低稀释倍数的值报告菌数。

 【习题与思考】

1. 在进行细菌、霉菌及酵母菌计数时,为何规定要设阴性对照? 如阴性对照有细菌、霉菌或酵母菌生长,该检查的数据能否报告?

2. 在进行细菌、霉菌及酵母菌计数时,如何保证测定结果的准确? 需注意哪些操作环节?

(叶剑尔)

任务 9-4 控制菌检查

学习目标

知识目标
● 掌握大肠埃希菌的检查方法;
● 熟悉口服药品微生物限度标准;
● 了解药品中控制菌检查的基本程序;
● 了解药品限度检查的实际意义。

技能目标
● 能用药典等工具书查出药品的微生物限度标准;
● 能说明微生物限度检查的项目内容;
● 会口服药品大肠埃希菌检查。

 【背景知识】

大肠埃希菌是人和动物肠道中寄生的正常菌群,当机体抵抗力下降,大肠埃希菌侵入某些器官则成为条件致病菌引起感染。凡由供试品检出大肠埃希菌者,表明该药物已被粪便污染。患者服用后,有被粪便中可能存在的其他肠道病原菌和寄生虫卵感染的危险。因此,大肠埃希菌被列为重要的卫生指标菌,是口服药品的常规必检项目之一。根据规定,口服药品每克或每毫升不得检出大肠埃希菌。

大肠菌群(Coliform bacteria 或 Coli-group)一般是指在 35℃环境下能发酵乳糖,产酸产气的一群需气或兼性厌氧的革兰阴性无芽孢杆菌,其包括大肠杆菌、弗劳地柠檬酸杆菌、肺炎克雷伯菌和阴沟杆菌(包括产气杆菌)等许多肠杆菌科细菌。根据规定,含药材原粉及豆豉、神曲等发酵成分制剂要进行大肠菌群检查。

沙门菌主要寄生在人体和动物的肠道内,可随粪便的排泄污染水源、食品和药品,能引起人类疾病如伤寒、副伤寒、急性肠胃炎及败血症等。带有此类细菌的人和动物常可直接或间接污染药物的生产环境、工具设备和原辅料以及半成品、成品等,特别是动物脏器制成的药品,污染几率较高,影响患者用药安全。所以规定以动物来源的药物、生物脏器制品除不得检出大肠埃希菌外,同时不得检出沙门菌。

铜绿假单胞菌是革兰阴性无芽孢杆菌,可产生绿色水溶性色素,使菌落及培养基表面呈灰绿色(故又名绿脓杆菌)。铜绿假单胞菌是条件致病菌,它是假单胞菌中唯一能使人类致病的细菌。在大面积烧伤、烫伤、眼科疾病和其他外伤方面,常因继发感染铜绿假单胞菌使病情加重,引起伤口化脓、菌血症、败血症、眼角膜溃疡,甚至失明,损害病人健康。因此,一般外用药规定不得检出铜绿假单胞菌。

金黄色葡萄球菌分布广,常可污染药品和食品,是葡萄球菌中致病力最强的一种,能引起人体局部化脓,严重者导致败血症。某些菌株产生耐热性的肠胃毒素,加热到100℃、30min毒素不被破坏,有的细菌已被杀死,毒素仍然存在,以至引起急性肠胃炎,是人类食物中毒症的常见病原体之一,因此目前规定一般外用药不得检出金黄色葡萄球菌。

梭菌是一类在自然界分布广泛的微生物,主要分布在土壤、海水和淡水的沉积物及人和家畜的肠道中,可随粪便排于外界,污染土壤及水源。该菌属中主要病原菌有产气荚膜梭菌、破伤风梭菌、肉毒梭菌和艰难梭菌,它们大多为厌氧菌,能形成芽孢,对环境抵抗力很强,能产生毒性很强的外毒素,使人和动物致病。《中国药典》2010年版药品微生物限度标准规定对用于阴道和尿道的中药制剂应进行梭菌检查,并不得检出梭菌。

白色念珠菌(Candida albicans)是单细胞真菌,通常存在于正常人口腔、上呼吸道、肠道及阴道,一般在正常机体中数量少,不引起疾病,当机体免疫功能或一般防御力下降或正常菌群相互制约作用失调时,则本菌大量繁殖并改变生长形式(芽生菌丝相),侵入细胞引起疾病。根据规定,阴道、尿道给药制剂不得检出白色念珠菌。

【任务内容】

一、大肠埃希菌的检查

(一) 菌检程序

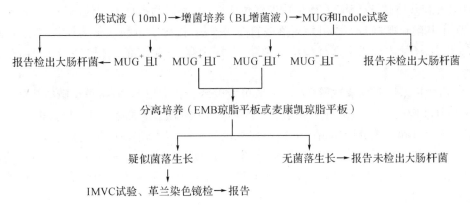

（二）操作方法

1. 增菌培养

取胆盐乳糖培养基（BL）3 瓶，每瓶 100ml，2 瓶分别加入供试液 10ml（相当于供试品 1g、1ml、10cm²），其中 1 瓶加入对照菌 50～100 个作阳性对照菌，第 3 瓶加入与供试液等量的稀释液作阴性对照，30～35℃培养 18～24h（必要时可延至 48h）。阴性对照应无菌生长。当阴性对照呈阴性，阳性对照正常生长，供试液胆盐乳糖增菌液澄清，并证明无菌生长，判为未检出大肠埃希菌。若供试液增菌液浑浊，并证明有菌生长，做如下检查。

2. MUG-Indole 检查

摇匀上述胆盐乳糖增菌培养液，用灭菌吸管各吸取 0.2ml 分别接种至 5ml MUG 培养基的试管内，培养，于 5h，24h 在 366nm 紫外线下观察，同时用未接种的 MUG 培养基管做本底对照。若管内培养物呈现荧光，为 MUG 阳性；不呈现荧光，为 MUG 阴性。观察后加靛基质（Indole）试液 4～5 滴于上述 MUG 管内，观察液面颜色，呈现玫瑰红色为阳性，呈试剂本色为阴性。本底对照应为 MUG 阴性和靛基质阴性。供试液按照表 9-4-1 的结果进行判断或做进一步的检查。

表 9-4-1　MUG-Indole 结果分析

MUG	Indole	结果
阴性	阴性	报告未检出大肠埃希菌
阳性	阳性	报告检出大肠埃希菌
阳性	阴性	需要进一步做如下检查
阴性	阳性	需要进一步做如下检查

3. 分离培养

取供试液增菌液及阳性对照培养液轻轻摇动，以接种环蘸取 1～2 环培养物划线接种于曙红亚甲蓝琼脂平板或麦康凯琼脂平板，培养 18～24h，若阳性对照的平板呈典型菌落生长，供试液培养物的分离平板无菌落生长，判为未检出大肠埃希菌。若有疑似大肠埃希菌的菌落生长，则进行生化反应试验。

4. 生化试验

（1）靛基质试验（I）　取可疑菌落或斜面培养物，接种于蛋白胨水培养基中，培养 24h，沿管壁加入靛基质试液数滴，液面呈玫瑰红色为阳性，呈试剂本色为阴性。

（2）甲基红试验（M）　取可疑菌落或斜面培养物，接种于磷酸盐葡萄糖胨水培养基中，培养 48±2h，于管内加入甲基红指示液数滴，立即观察，呈鲜红色或橘红色为阳性，呈黄色为阴性。

（3）乙酰甲基甲醇生成试验（V-P）　取可疑菌落或斜面培养物，接种于磷酸盐葡萄糖胨水培养基中，培养 48±2h，于每 2ml 培养液中加入 α-萘酚乙醇试验 1ml，混匀，再加 40％氢氧化钾溶液 0.4ml。充分摇匀，在 4h 内出现红色为阳性，无红色反应为阴性。

（4）枸橼酸盐利用试验（C）　取可疑菌落或斜面培养物，接种于枸橼酸盐培养基的斜面上，一般培养 48～72h，培养基斜面有菌落生长，培养基由绿色变为蓝色时为阳性，培养基颜色无改变为阴性。

（三）结果判断

当阴性对照试验呈阴性，阳性对照试验呈阳性，供试品结果如表 9-4-2 所示。与 MUG-I

反应不符的可疑菌株,应重新分离培养,再做生化试验证实。

表 9-4-2　MUG 的结果判断

MUG-I	曙红亚甲蓝琼脂	靛基质	甲基红	V-P	柠檬酸	结果
＋ ＋						检出大肠埃希菌
－ －						未检出大肠埃希菌
＋ －	无菌生长					未检出大肠埃希菌
＋ －	有菌生长	－	＋	－	－	2 检出大肠埃希菌
－ ＋	有菌生长	＋	＋	－	－	1 检出大肠埃希菌①

①为革兰阴性杆菌。

注:如出现 1(＋、＋、－、－)或 2(－、＋、－、－),均应重新分离株菌,再做 MUG-I 和 IMVC 试验。

二、大肠菌群的检查

取适量(不少于 10ml)乳糖胆盐发酵培养基管 3 支,分别加入 1∶10 供试液 1ml(含供试品 0.1g 或 0.1ml),1∶100 的供试液 1ml(含供试品 0.01g 或 0.01ml)、1∶1000 的的供试液 1ml(含供试品 0.001g 或 0.001ml),另取 1 支乳糖胆盐发酵培养基管加入稀释液 1ml 作为阴性对照管。培养 18～24h。

乳糖胆盐发酵管若无菌生长或有菌生长但不产酸产气,判该管未检出大肠菌群;若产酸产气,应将发酵管中的培养物分别划线接种于曙红亚甲蓝琼脂培养基或麦康凯琼脂培养基的平板上,培养 18～24h。

若平板上无菌落生长,或生长的菌落与表 9-4-3 所列的菌落形态特征不符或为非革兰阴性无芽孢杆菌,判该管未检出大肠菌落;若平板上生长的菌落与表 9-4-3 所列的菌落形态特征相符或疑似,且为革兰阴性无芽孢杆菌,应进行确证试验。

表 9-4-3　大肠菌群菌落特征

培养基	菌落特征
曙红亚甲蓝琼脂	紫黑色、浅紫色、蓝紫色或粉红色,圆形,扁平,边缘整齐,表面光滑,湿润
麦康凯琼脂	鲜桃红色或粉红色,圆形,扁平或稍凸形,边缘整齐,表面光滑,湿润

确证试验　从上述分离平板上挑选 4～5 个疑似菌落,分别接种于乳糖发酵管中,培养 24～48h。若产酸产气,判该乳糖胆盐发酵管检出大肠菌群,否则判未检出大肠菌群。

根据大肠菌群的检出管数,按表 9-4-4 报告 1g 或 1ml 供试品中的大肠菌群数。

表 9-4-4　可能的大肠菌群数

各供试品量的检出结果			可能的大肠菌群数
0.1g 或 0.1ml	0.01g 或 0.01ml	0.001g 或 0.001ml	N(个/g 或个/ml)
＋	＋	＋	＞10
＋	＋	－	
＋	－	－	
－	－	－	

注:"＋"代表检出大肠菌群;"－"代表未检出大肠菌群。

三、金黄色葡萄球菌的检查

(一) 菌检程序

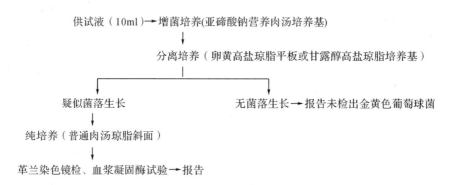

供试液（10ml）→增菌培养(亚碲酸钠营养肉汤培养基)

↓

分离培养（卵黄高盐琼脂平板或甘露醇高盐琼脂培养基）

↓

疑似菌落生长　　　　　　　无菌落生长→报告未检出金黄色葡萄球菌

↓

纯培养（普通肉汤琼脂斜面）

↓

革兰染色镜检、血浆凝固酶试验→报告

(二) 操作步骤

1. 增菌培养

取营养肉汤(或亚碲酸钠肉汤)培养基 3 瓶,每瓶 100ml,2 瓶分别加入供试液 10ml(相当于供试品 1g、1ml、10cm²),其中 1 瓶加入 50～100 个对照菌作为阳性对照。第 3 瓶加入 10ml 稀释剂作阴性对照,置 36℃培养 18～24h,必要时可延长至 48h,阴性对照应无菌生长。

2. 分离培养

将上述供试品增菌液及阳性对照液轻轻摇匀,用接种环蘸取 1～2 环增菌液划线接种于卵黄氯化钠琼脂培养基或甘露醇氯化钠琼脂培养基的平板上,置 36℃培养 24～72h。

当阳性对照的平板呈现阳性菌落时,供试品的平板若无菌生长,或生长的菌落不同于表 9-4-5 所列特征,可判供试品未检出金黄色葡萄球菌。

表 9-4-5　金黄色葡萄球菌菌落特征

培养基	菌落特征
甘露醇氯化钠琼脂	金黄色,圆形凸起,边缘整齐,外围有黄色环,菌落直径 0.7～1mm
卵黄氯化钠琼脂	金黄色,圆形凸起,边缘整齐,外围有卵磷脂分解的乳浊圈,菌落直径 1～2mm

3. 纯培养

若供试品在上述分离培养基上生长的菌落与表 9-4-5 所列特征相符或疑似时,应挑选 2～3 个菌落,分别接种于营养琼脂培养基斜面上,置 36±1℃培养 18～24h,做以下检查。

4. 革兰染色镜检

取营养琼脂培养基的培养物进行革兰染色,并接种于营养肉汤培养基中,培养 18～24h,做血浆凝固酶试验。本菌为革兰阳性球菌,无芽孢,无荚膜,排列呈不规则的葡萄状,菌体较小,亦可呈单个、成双或短链状排列。

5. 血浆凝固酶试验

取灭菌小试管(10mm×100mm)3 支,每管各加入血浆和无菌水混合液(1∶1)0.5ml,1 支加入被检菌株的营养肉汤培养液(或浓菌悬液)0.5ml,1 支加入金黄色葡萄球菌[CMCC

(B)26003]营养肉汤培养物(或浓菌悬液)0.5ml 作为阳性对照,另 1 支加入营养肉汤或 0.9％无菌氯化钠溶液 0.5ml 作为阴性对照。将 3 管同时放在 36±1℃培养。3h 后开始观察,以后适当时间逐次观察直至 24h。检查时,轻轻将试管倾斜,仔细观察,凡阴性对照管的血浆流动自如,阳性对照管血浆凝固,试验管血浆凝固者为阳性,否则为阴性。若阴性对照管和阳性对照管任何 1 管不符合规定,应另制备血浆,重新试验。

(三) 结果判断

当阴性对照管呈阴性,阳性对照管呈阳性,供试品的菌株培养物分为以下三种情况:

(1)当革兰染色镜检为阳性球菌,血浆凝固酶试验阳性时,判供试品检出金黄色葡萄球菌。

(2)当革兰染色镜检不是阳性球菌,或血浆凝固酶试验阴性时,判供试品未检出金黄色葡萄球菌。

(3)阴性对照有菌生长或阳性对照试验呈阴性,试验结果无效,应研究原因,重新检查。

四、沙门菌的检查

(一) 菌检程序

供试液（10ml）→增菌培养（营养肉汤和四硫磺酸盐增菌液）
↓
分离培养
[DHL琼脂（或SS琼脂）和EMB琼脂（或麦康凯琼脂平板）]

疑似菌落生长　　　　　　　　　无特征菌落生长→报告未检出沙门菌

TSL琼脂斜面→未见典型特征→报告未检出沙门菌

疑似菌株→生化反应及革兰染色镜检（靛基质、尿素酶、氰化钾、赖胺酸脱羧、血清学试验及动物动力检查）→报告

(二) 操作方法

1. 增菌培养

(1)预增菌　取营养肉汤培养基 3 瓶,每瓶200ml,2 瓶分别加入供试液 10ml,其中 1 瓶加入 50～100 个对照菌作为阳性对照。第 3 瓶加入稀释剂 10ml 作为阴性对照,置 30～35℃培养 18～24h,阴性对照应无菌生长。

(2)增菌培养　取上述供试品预增菌液及阳性对照液轻轻摇动,各取 1ml 分别接种于 10ml 四硫磺酸钠亮绿培养基中,置 30～35℃培养 18～24h。

2. 分离培养

取上述增菌液分别划线接种于 DHL(或 SS 琼脂)培养基和麦康凯琼脂(或 EMB 琼脂)培养基的平板上,置 30～35℃培养 18～24h(必要时延长到 40～48h)。当阳性对照的平板呈现阳性菌落时,供试品的平板无菌落生长,或有菌落但不同于表 9-4-6 所列的特征,可判

供试品为未检出沙门菌。

3. 初步鉴别试验

若供试品在上述分离培养基上有菌落生长,并与表 9-4-6 所列特征相符或疑似时,应挑选 2～3 个菌落,分别接种于三糖铁琼脂培养基高层斜面上进行斜面和高层穿刺接种,阳性对照同时接种该培养基,置 30～35℃培养 18～24h 后,阳性对照的斜面应为红色(呈碱性),底层为黄色(呈酸性),硫化氢阳性(底层黑色)或阴性(无黑色),而供试品的疑似菌斜面未见红色、底层未见黄色,可判为未检出沙门菌。否则,应取三糖铁琼脂培养基斜面的培养物进行适宜的鉴定试验,确认是否为沙门菌。

表 9-4-6　沙门菌菌落特征

培养基	菌落特征
DHL 琼脂	无色至浅橙色,半透明,菌落中心带黑色或全部黑色或无黑色
SS 琼脂	无色至淡红色,半透明或不透明,菌落中心有时带黑褐色
EMB 琼脂	无色至浅橙色,透明或半透明,光滑湿润的圆形菌落
麦康凯琼脂	无色至浅橙色,透明或半透明,菌落中心有时为暗色

4. 生化试验

(1)靛基质试验　照大肠杆菌项下操作并判断结果。

(2)脲酶试验　取疑似菌斜面培养物接种于脲琼脂培养基斜面,培养 24h 观察结果。斜面变为红色为阳性,不变色为阴性。

(3)氰化钾试验　取培养 20～24h 的疑似菌株营养肉汤培养液,分别用接种环蘸取培养液 1 环,接种至氰化钾培养基及不含氰化钾的基础培养基(对照管)各 1 管,接种后立即塞紧橡胶塞,置 30～35℃培养 24～48h,对照管内应有菌生长,试验管有菌生长者为阳性,试验管无菌生长者阴性。

(4)赖氨酸脱羧酶试验　用接种环蘸取疑似菌斜面培养物分别接种于赖氨酸脱羧酶培养基及不含赖氨酸的基础培养基(对照管),置 30～35℃培养 24～48h,观察结果。对照管应为黄色,试验管呈紫色为阳性(赖氨酸脱羧产碱),呈黄色为阴性。

(5)动力检查　用接种针蘸取疑似斜面培养物穿刺接种于半固体营养琼脂培养基中,培养 24h,细菌沿穿刺外周扩散生长,为动力阳性,否则为阴性。阴性培养物应在室温保留 2～3d 后再判断。

5. 血清凝集试验

在洁净载玻片一端,以白金耳蘸取沙门菌属 A～F"O"多价血清 2～3 环,再取斜面上部的培养物少许,与血清混合,将玻片前后侧动,对出现凝集现象待检菌培养物,应以 0.9%无菌氯化钠溶液与同株培养物作对照试验,对照试验无凝集现象时,方可判为血清凝集阳性。有时反应迟缓,需将玻片与湿棉球置平皿内,约过 20min,再观察。仍未出现凝集时,应取斜面培养物,置含少量 0.9%无菌氯化钠溶液的试管中,制成浓菌悬液,在 100℃水浴中保温 30min,待冷,再做凝集试验,如出现凝集,应判为阳性,否则为阴性。

(三)结果判断

上述各项试验反应,沙门菌一般应为硫化氢阳性(或阴性),靛基质阴性,脲酶阴性,氰化钾阴性,赖氨酸脱羧酶阳性,动力阳性,A～F"O"多价血清凝集试验阳性。各鉴定结果按表

9-4-7 判定。

上述各项试验任何一项不符合或有可疑反应的培养物,均应进一步鉴定后作出结论。

表 9-4-7　沙门菌检查结果判定

序号	血清凝集试验(A～F"O"血清)			生化试验	结果
	凝集反应	100℃ 30min 凝集反应	0.9%氯化钠溶液对照		
1	阳性		阴性	符合	检出沙门菌
2	阴性	阳性	阴性	符合	检出沙门菌
3	阴性	阴性		不符合	未检出沙门菌

五、铜绿假单胞菌的检查

(一) 菌检程序

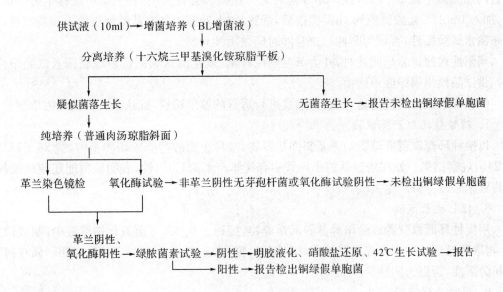

(二) 操作方法

1. 增菌培养

取胆盐乳糖培养基 3 瓶,每瓶 100ml,2 瓶分别加入供试液 10ml(相当于供试品 1g、1ml、10cm²),其中一瓶加入 50～100 个对照菌作为阳性对照。第 3 瓶加入 10ml 稀释剂作为阴性对照,置 36±1℃培养 18～24h,阴性对照应无菌生长。

2. 分离培养

取上述供试品增菌液及阳性对照液轻轻摇匀,用接种环蘸取 1～2 环增菌液划线接种于溴化十六烷基三甲铵琼脂培养基的平板上,置 36±1℃培养 18～24h。铜绿假单胞菌的典型菌落呈扁平、无定形,周边扩散,表面湿润,灰白色,周围时有蓝绿色素扩散。当阳性对照的平板呈现阳性菌落时,供试品的平板如无菌生长,或生长的菌落与上述典型菌落特征不符,可判定未检出铜绿假单胞菌。

3. 纯培养

如供试品在上述平板上生长的菌落与上述典型菌落特征相符或疑似时,应挑选 2～3 个疑似菌落,分别接种于营养琼脂培养基斜面上,置 $36\pm1℃$ 培养 18～24h,做以下检查。

4. 革兰染色镜检

铜绿假单胞菌为革兰阴性、无芽孢杆菌,单个、成对或短链排列。

5. 氧化酶试验

取洁净滤纸片置于平皿内,用无菌玻棒取营养琼脂斜面培养物涂于滤纸片上,滴加新配制的 1％二盐酸二甲基对苯二胺试液,在 30s 内纸片上的培养物呈粉红色,逐渐变为紫红色为氧化酶试验阳性,否则为阴性。

若斜面培养物为非革兰阴性无芽孢杆菌或氧化酶试验阴性,均可判为未检出铜绿假单胞菌;否则应进行绿脓菌素试验。

6. 绿脓菌素(Pyocyanin)试验

取上述营养琼脂斜面培养物,接种于 PDP 琼脂培养基斜面上,置 $36\pm1℃$ 培养 24h,在试管内加三氯甲烷 3～5ml,搅碎培养基并充分振摇。静置片刻,将三氯甲烷移至另一试管中,加入 1mol/L 盐酸试液约 1ml,振摇后,静置片刻,观察。如在盐酸液层内出现粉红色,为绿脓菌素试验阳性,否则为阴性。试验同时应做阴性对照。

当阴性对照试验呈阴性时,并为革兰阴性杆菌、氧化酶试验阳性及绿脓菌素试验阳性,可判供试品检出铜绿假单胞菌。

绿脓菌素试验阴性的培养物,应继续进行适宜的鉴定试验,确认是否为铜绿假单胞菌。

7. 硝酸盐还原产气试验

以接种环蘸取营养琼脂培养基斜面培养物,接种于硝酸盐胨水培养基中,置 $36\pm1℃$ 培养 24h,观察结果。如在培养基的小导管中有气体产生,即为阳性,表明该菌能还原硝酸盐,并将亚硝酸盐分解产生氮气。

8. 42℃生长试验

用接种环蘸取营养琼脂培养基斜面培养物,接种于 0.9％无菌氯化钠溶液中,制成菌悬液,再取菌悬液接种于营养琼脂培养基斜面上,置 $41\pm1℃$ 水浴中培养 24～48h。如有菌苔生长为阳性,否则为阴性。

9. 明胶液化试验

用接种环蘸取营养琼脂培养基斜面培养物,穿刺接种于明胶培养基内,置 $36\pm1℃$ 培养 24h,取出置冰箱内 10～30min,如培养基仍呈溶液状,为明胶液化试验阳性;如凝固不溶者,为阴性反应。

(三) 结果判断

(1)当为革兰阴性菌、氧化酶试验阳性,绿脓菌素试验阳性,其硝酸盐还原产气试验、42℃生长试验及明胶液化试验阳性,应判供试品检出铜绿假单胞菌。

(2)不符合上述试验结果,判供试品未检出铜绿假单胞菌。

六、白色念珠菌的检查

(一) 菌检程序

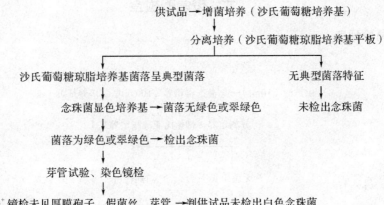

(二) 操作方法

1. 增菌培养

取供试液 10ml（相当于供试品 1g、1ml、10cm²）直接或处理后接种至适量（不少于100ml）的沙氏葡萄糖液体培养基中,培养 48～72h。

2. 分离培养

取上述培养物划线接种于沙氏葡萄糖琼脂培养基平板上,培养 24～48h(必要时延长至72h)。

3. 鉴定实验

(1) 沙氏葡萄糖琼脂培养基典型菌落　白色念珠菌在沙氏葡萄糖琼脂培养基上生长的菌落呈乳白色,偶见淡黄色,表面光滑有浓酵母气味,培养时间稍久则菌落增大,颜色变深、质地变硬或有褶皱。若平板上无菌落生长或生长的菌落与上述菌落形态特征不符,判供试品未检出白色念珠菌。

(2) 念珠菌显色培养基典型菌落　如平板上生长的菌落与上述菌落形态特征相符或疑似,应挑选 2～3 个菌落分别接种至念珠菌显色培养基平板上,培养 24～48h(必要时延长至72h)。若平板上无绿色或翠绿色的菌落生长,判供试品未检出白色念珠菌。若平板上生长的菌落为绿色或翠绿色,挑取相符或疑似的菌落接种于 1‰聚山梨酯 80-玉米琼脂培养基上,培养 24～48h。取培养物进行染色,镜检及芽管试验。

4. 芽管试验

挑取 1‰聚山梨酯 80-玉米琼脂培养基上的培养物,接种于加有一滴血清的载玻片上,盖上盖玻片,置湿润的平皿内,置 35～37℃培养 1～3h,置显微镜下观察孢子上是否长出短小芽管。

(三) 结果判断

(1)若上述疑似菌为革兰阳性菌,沙氏葡萄糖琼脂培养基上生长的菌落呈乳白色,念珠菌显色培养基菌落为绿色或翠绿色,镜检出厚膜孢子、假菌丝和芽管,判供试品检出白色念珠菌。

(2)若上述疑似菌为非革兰阳性菌,显微镜下未见厚膜孢子、假菌丝和芽管,判供试品未检出白色念珠菌。

七、梭菌的检查

(一) 菌检程序

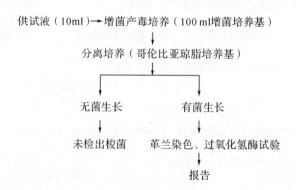

供试液(10ml)→增菌产毒培养(100 ml增菌培养基)

分离培养(哥伦比亚琼脂培养基)

无菌生长　　　　有菌生长

未检出梭菌　　革兰染色、过氧化氢酶试验

报告

(二) 操作方法

取供试液 10ml(相当于供试品 1g、1ml、10cm²)2 份,其中 1 份置 80℃保温 10min 后迅速冷却。上述 2 份供试液直接或处理后分别接种至 100ml 的梭菌增菌培养基中,置厌氧条件下培养 48h。取上述每一培养物 0.2ml,分别涂抹接种于含庆大霉素的哥伦比亚琼脂培养基平板上,置厌氧条件下培养 48~72h。若平板上无菌落生长,判供试品未检出梭菌;若平板上有菌落生长,应挑选 2~3 个菌落分别进行革兰染色和过氧化氢酶试验。

过氧化氢酶试验方法:取上述平板上的菌落,置洁净玻片上,滴加 3%过氧化氢试液,若菌落表面有气泡产生,为过氧化氢酶试验阳性,否则为阴性。

若上述可疑菌落为革兰阳性梭菌,有或无卵圆形或球形的芽孢,过氧化氢酶阴性,判断供试品检出梭菌,否则判供试品未检出梭菌。

【知识拓展】

活螨的检查

螨(mites)是一种小型的节肢动物,可污染药物制剂,使之变质失效,并可直接危害人类健康,传染疾病,引起皮炎、过敏性疾患或消化道、泌尿道和呼吸系统疾病。

活螨现在不是每种制剂都规定要检查的对象,根据螨的生活特性,对一些含糖的剂型,如密丸、糖浆、合剂等应重点检查活螨。螨不列在剂型项内而以说明提出,即不作为常规检查,如有检出,以作不合格处理的依据。

活螨的检查方法一般有直检法、漂浮法和分离法三种。

(一) 直检法

取供试品先用肉眼观察,有无疑似活螨的白点或其他颜色的点状物,再用 5~10 倍放大镜或双筒显微镜检视,有螨者,用解剖针或发丝针或小毛笔挑取活螨放在滴有1滴甘油水的载玻片置显微镜下观察。

(二)漂浮法

将供试品放在盛有饱和食盐水的三角瓶、扁称量瓶或适宜的容器内搅拌均匀,继续加饱和盐水至瓶中(为防止溢出,下部宜放一培养皿),用载玻片蘸取水面上的漂浮物,置于显微镜下检查。

(三)分离法

分离法也称烤螨法。将供试品放在特制的分离漏斗或者普通漏斗里,利用活螨避光、怕热的习性,在漏斗的广口上面放一个60～100W的灯泡,距离药品约6cm左右照射1～2h,活螨可沿着漏斗内的底部细颈内部向下爬,可用小烧杯内装半杯甘油水于细颈处收集爬出来的活螨。

 【习题与思考】

1. 口服药物大肠埃希菌的检查程序是什么?
2. 请说说大肠埃希菌在常用培养基上的菌落形态特征。

REFERENCES 参考文献

[1] 国家药典编委会. 中华人民共和国药典[M]. 北京:中国医药科技出版社,2010
[2] 黄贝贝,陈电容. 微生物学与免疫学基础[M]. 北京:化学工业出版社,2009.
[3] 李榆梅. 药学微生物实用技术[M]. 北京:中国医药科技出版社,2008.
[4] 叶磊,杨学敏. 微生物检测技术[M]. 北京:化学工业出版社,2009.

(叶剑尔)

附　　录

附录一　《中国药典》(2010 年版)(一部)
的药品微生物限度标准

非无菌药品的微生物限度标准是基于药品的给药途径、对患者健康潜在的危害以及中药的特殊性而制订的。药品的生产、贮存、销售及新药标准制订、进口药品标准复核、考察药品质量、仲裁及辅料等检验中，除另有规定外，其微生物限度均以本标准为依据。

1　制剂通则、品种各论中要求无菌的制剂及标示无菌的制剂　应符合无菌检查法规定。

2　口服给药制剂

2.1　不含药材原粉的制剂

细菌数：每 1g 不得过 1000cfu，每 1ml 不得过 100cfu。

霉菌数及酵母菌数：每 1g 或 1ml 不得过 100cfu。

大肠埃希菌：每 1g 或 1ml 不得检出。

2.2　含药材原粉的制剂

细菌数：每 1g 不得过 10000cfu(丸剂每 1g 不得过 30000cfu)，每 1ml 不得过 500cfu。

霉菌数及酵母菌数：每 1g 或 1ml 不得过 100cfu。

大肠埃希菌：每 1g 或 1ml 不得检出。

大肠菌群：每 1g 应少于 100 个，每 1ml 应少于 10 个。

2.3　含豆豉、神曲等发酵的制剂

细菌数：每 1g 不得过 10000cfu，每 1ml 不得过 1000cfu。

霉菌数及酵母菌数：每 1g 不得过 500cfu，每 1ml 不得过 100cfu。

大肠埃希菌：每 1g 或 1ml 不得检出。

大肠菌群：每 1g 应少于 100 个，每 1ml 应少于 10 个。

3　局部给药制剂

3.1　用于手术、烧伤及严重创伤的局部给药制剂　应符合无菌检查法规定。

3.2　用于表皮或黏膜不完整的含药材原粉的局部给药制剂

细菌数：每 1g 或 10cm² 不得过 1000cfu，每 1ml 不得过 100cfu。

霉菌数及酵母菌数：每 1g、1ml 或 10cm² 不得过 100cfu。

金黄色葡萄球菌、铜绿假单胞菌：每 1g、1ml 或 10cm² 不得检出。

3.3　用于表皮或黏膜完整的含药材原粉的局部给药制剂

细菌数：每 1g 或 10cm² 不得过 10000cfu，每 1ml 不得过 100cfu。

霉菌数及酵母菌数：每 1g、1ml 或 10cm² 不得过 100cfu。

金黄色葡萄球菌、铜绿假单胞菌：每 1g、1ml 或 10cm² 不得检出。

3.4　耳、鼻及呼吸道吸入给药制剂

细菌数：每 1g、1ml 或 10cm² 不得过 100cfu。

霉菌数及酵母菌数：每 1g、1ml 或 10cm² 不得过 10cfu。

金黄色葡萄球菌、铜绿假单胞菌：每 1g、1ml 或 10cm² 不得检出。

大肠埃希菌：鼻及呼吸道给药的制剂：每 1g、1ml 或 10cm² 不得检出。

3.5　阴道、尿道给药的制剂

细菌数：每 1g、1ml 或 10cm² 不得过 100cfu。

霉菌数及酵母菌数：每 1g、1ml 或 10cm² 不得过 10cfu。

金黄色葡萄球菌、铜绿假单胞菌、梭菌、白色念珠菌：每 1g、1ml 或 10cm² 不得检出。

3.6　直肠给药制剂

细菌数：每 1g 不得过 1000cfu，每 1ml 不得过 100cfu。

霉菌数及酵母菌数：每 1g 或 1ml 不得过 100cfu。

金黄色葡萄球菌、铜绿假单胞菌：每 1g 或 1ml 不得检出。

3.7　其他局部给药制剂

细菌数：每 1g、1ml 或 10cm² 不得过 100cfu。

霉菌数及酵母菌数：每 1g、1ml 或 10cm² 不得过 100cfu。

金黄色葡萄球菌、铜绿假单胞菌：每 1g、1ml 或 10cm² 不得检出。

4　含动物组织（包括提取物）及动物类原药材粉（蜂蜜、王浆、动物角、阿胶除外）的口服给药制剂　每 10g 或 10ml 不得检出沙门菌。

5　有兼用途径的制剂　应符合各给药途径的标准。

6　霉变、长螨者　以不合格论。

7　中药提取物及辅料　参照相应制剂的微生物限度标准执行。

附录二　《中国药典》(2010 年版)(二部) 的药品微生物限度标准

非无菌药品的微生物限度标准是基于药品的给药途径、对患者健康潜在的以及中药的特殊性而制订的。药品的生产、贮存、销售及新药标准制订、进口药品标准复核、考察药品质量、仲裁及辅料等检验中，除另有规定外，其微生物限度均以本标准为依据。

1　制剂通则、品种各论中要求无菌的制剂及标示无菌的制剂　应符合无菌检查法规定。

2　口服给药制剂

细菌数：每 1g 不得过 1000cfu，每 1ml 不得过 100cfu。

霉菌数及酵母菌数：每 1g 或 1ml 不得过 100cfu。

大肠埃希菌：每 1g 或 1ml 不得检出。

3　局部给药制剂

3.1　用于手术、烧伤及严重创伤的局部给药制剂　应符合无菌检查法规定。

3.2 耳、鼻及呼吸道吸入给药制剂

细菌数:每 1g、1ml 或 10cm² 不得过 100cfu。

霉菌数及酵母菌数:每 1g、1ml 或 10cm² 不得过 10cfu。

金黄色葡萄球菌、铜绿假单胞菌:每 1g、1ml 或 10cm² 不得检出。

大肠埃希菌:鼻及呼吸道给药的制剂:每 1g、1ml 或 10cm² 不得检出。

3.3 阴道、尿道给药的制剂

细菌数:每 1g、1ml 或 10cm² 不得过 100cfu。

霉菌数及酵母菌数:每 1g、1ml 或 10cm² 不得过 10cfu。

金黄色葡萄球菌、铜绿假单胞菌:每 1g、1ml 或 10cm² 不得检出。

3.4 直肠给药制剂

细菌数:每 1g 不得过 1000cfu,每 1ml 不得过 100cfu。

霉菌数及酵母菌数:每 1g 或 1ml 不得过 100cfu。

金黄色葡萄球菌、铜绿假单胞菌:每 1g 或 1ml 不得检出。

3.5 其他局部给药制剂

细菌数:每 1g、1ml 或 10cm² 不得过 100cfu。

霉菌数及酵母菌数:每 1g、1ml 或 10cm² 不得过 100cfu。

金黄色葡萄球菌、铜绿假单胞菌:每 1g、1ml 或 10cm² 不得检出。

4 含动物组织(包括提取物)及动物类原药材粉(蜂蜜、王浆、动物角、阿胶除外)的口服给药制剂 每 10g 或 10ml 不得检出沙门菌。

5 有兼用途径的制剂 应符合各给药途径的标准。

6 霉变、长螨者 以不合格论。

7 中药提取物及辅料 参照相应制剂的微生物限度标准执行。

附录三 常用染色液的配制

1. 亚甲蓝染色液

甲液:美蓝 0.6g,95%乙醇 30ml。

乙液:氢氧化钾 0.01g,蒸馏水 100ml。

分别配制甲、乙两液,配好后混合即可。

2. 碱性复红染色液

甲液:碱性复红 0.3g,95%乙醇 10ml。

乙液:石炭酸 5.0g,蒸馏水 95ml。

将碱性复红在研钵中磨碎后,逐渐加入 95%乙醇使其溶解,配成甲液。

将石炭酸溶解于蒸馏水中,配成乙液。

混合甲液和乙液即成。通常可将此混合液稀释 5~10 倍使用,稀释液易变质失效,一次不宜多配。

3. 草酸铵结晶紫染液

甲液:结晶紫 2g,95%乙醇 20ml。

乙液:草酸铵 0.8g,蒸馏水 80ml。

混合甲、乙两液,静置48h后过滤使用。

4. 卢戈碘液

碘片1.0g,碘化钾2.0g,蒸馏水300ml。

先将碘化钾溶解在少量水中,再将碘片溶解在碘化钾溶液中,待碘全溶后,加足水即成。

5. 沙黄复染液

沙黄2.5g,95%乙醇100ml。

取上述配好的沙黄乙醇溶液加10ml和80ml蒸馏水混匀即成。

附录四　常用培养基制备

1. 需氧菌、厌氧菌培养基(硫乙醇酸盐流体培养基)

酪胨(胰酶水解)	15g	氯化钠	2.5g
葡萄糖	5g	新配制的0.1%刃天青溶液	1.0ml
L-胱氨酸	0.5g	(或新配制的0.2%亚甲蓝溶液0.5ml)	
硫乙醇酸钠(或硫乙醇酸0.3ml)	0.5g		
琼脂	0.75g		
酵母浸出粉	5g	水	1000ml

除葡萄糖和刃天青溶液外,取上述成分加入水中,微温溶解后,调节pH为弱碱性,煮沸,滤清,加入葡萄糖和刃天青溶液,摇匀,调节pH使灭菌后为7.1±0.2,分装,灭菌。在供试品接种前,培养基指示剂氧化层的颜色(粉红色)不得超过培养基深度约1/5,否则,须经100℃水浴煮沸加热至粉红色消失,只限加热一次。

2. 真菌培养基

胨	5g	磷酸氢二钾	1g
酵母浸出粉	2g	硫酸镁	0.5g
葡萄糖	20g	水	1000ml

除葡萄糖外,取上述成分加入水内,微温溶解后,调节pH约为6.8,煮沸,加葡萄糖溶解后,摇匀,滤清,调节pH使灭菌后为6.4±0.2,分装,灭菌。

3. 肉汤培养基

胨	10g	牛肉浸出粉	3g
氯化钠	5g	水	1000ml

取胨和氯化钠加入肉浸液内,微温溶解后,调节pH约为弱碱性,煮沸,滤清,调节pH使灭菌后为7.2±0.2,分装,灭菌。

4. 营养肉汤琼脂培养基

照上述营养肉汤的处方及制法,加入14g琼脂,调节pH使灭菌后为7.2±0.2,分装,灭菌。

5. 玫瑰红钠琼脂培养基

胨	5g	玫瑰红钠	0.0133g
葡萄糖	10g	琼脂	14g
磷酸二氢钾	1g	水	1000ml

硫酸镁	0.5g

除葡萄糖、玫瑰红钠外，取上述成分，混合，加热融化后，滤过，加入葡萄糖、玫瑰红钠，分装，灭菌。

6. 盐乳酸培养基（BL）

胨	20g	磷酸二氢钾	1.3g
乳糖	5g	牛胆盐（或去氧胆酸钠0.5）	2g
氯化钠	5g	水	1000ml
磷酸氢二钾	4g		

除乳糖、牛胆盐外，取上述成分，混合，加热使溶解，调节 pH 使灭菌后为 7.4±0.2，煮沸，滤清，加入乳糖、牛胆盐，分装，灭菌。

7. 麦康凯琼脂培养基（MacC）

胨	20g	1‰中性红指示剂	3ml
乳糖	10g	琼脂	14g
牛胆盐	5g	水	1000ml
氯化钠	5g		

除乳糖、指示液、牛胆盐及琼脂外，取上述成分，混合，加热使溶解，调节 pH 使灭菌后为 7.2±0.2，加入琼脂，加热融化后，再加入其余各成分，摇匀，分装，灭菌，冷至约 60℃，倾注平皿。

8. 蛋白胨水培养基

胰蛋白胨	10g	水	1000ml
氯化钠	5g		

取上述成分，混合，加热融化，调节 pH 使灭菌后为 7.3±0.1，分装于小试管，121.3℃高压蒸汽灭菌 30min。

9. 磷酸盐葡萄糖胨水培养基

胨	7g	磷酸氢二钾	3.8g
葡萄糖	5g	水	1000ml

10. 枸橼酸盐培养基

氯化钠	5g	枸橼酸钠（无水）	2g
硫酸镁	0.2g	溴麝香草酚蓝指示液	20ml
磷酸氢二钾	1.0g	琼脂	14g
磷酸二氢铵	1g	水	1000ml

除指示液和琼脂外，取上述成分，混合，微温使溶解，调节 pH 使灭菌后为 6.9±0.1，加入琼脂，加热融化，加入指示液，混匀，分装于小试管，115℃高压蒸汽灭菌 30min 后，置成斜面。

注：所用琼脂应不含游离糖，用前用水浸泡冲洗。

11. 查氏培养基

碳酸钠	2g	磷酸氢二钾	1g
氯化钾	0.5g	硫酸镁	0.5g
硫酸铁	0.01g	蔗糖	30g

| 琼脂 | 14g | 水 | 1000ml |
| pH | 自然 | | |

121℃灭菌 30min

12. 伊红美蓝琼脂培养基

蛋白胨	10g	乳糖	10g
磷酸氢二钾	2g	2％伊红水溶液	20ml
0.65％美蓝水溶液	10ml	琼脂	14g
水	1000ml	pH	7.1

13. 乳糖蛋白胨半固体培养基

蛋白胨	20g	乳糖	10g
0.04％溴甲酚紫水溶液	25ml	水	1000ml
琼脂	0.2～0.5g	pH	7.4

14. 明胶培养基

| 蛋白胨 | 0.5％ | 明胶 | 12％～15％ |
| pH | 7.2±7.4 | | |

分装试管,每管 2～3ml,110℃高压灭菌 20min。

15. 血琼脂培养基

牛心浸液	30％(V/V)	胰蛋白胨	1％
氯化钠	0.5％	琼脂	1.3％
pH	7.0		

121℃灭菌 15min。

部分参考答案

项目一　微生物学基础

任务 1-1　微生物与微生物学

一、E　B　D

二、1. 原核细胞型微生物　真核细胞型微生物　非细胞型微生物　2. 螺旋体　放线菌　3. 病毒　噬菌体

任务 1-2　细菌

一、B　A　C　B　B

二、1. 杆菌　螺形菌　2. 普通菌毛　性菌毛　黏附　3. 无性二分裂

任务 1-5　病毒

一、D　B　D

二、1. 纳米　电子显微镜　2. 刺突（包膜子粒）　3. 吸附　穿入　脱壳　生物合成　装配与释放

任务 1-6　微生物的致病性与免疫

一、1. B　D　C　B　D

二、1. 外毒素　抗毒素　2. 侵袭力　毒素　3. 毒力　侵入机体的数量　侵入机体的途径

项目二　微生物观察技术

任务 2-1　微生物形态观察技术

一、C　A　B　C

二、1. 目镜　物镜　2. 选定目标　加镜油　转换油镜

任务 2-2　染色技术

一、B　B　D

二、1. 革兰阳性菌　革兰阴性菌　2. 结晶紫　碘液　95％酒精　复红　革兰阳性菌　革兰阴性菌

项目四　消毒灭菌技术

任务 4-1　常用玻璃器皿的清洗及包扎

一、A　B　C　D　A　B

二、1. 中性硬质　2. 红褐　黑绿　硫酸亚铁　3. 油污　浸泡　浸煮　4. 吹干　乙醇　残余蒸汽　5. 棉花塞　棉绳　灭菌后瓶口被外部杂菌污染

任务 4-2　消毒灭菌技术

一、D C A D B B B B

二、1. 活的　侵入机体　污染实验材料　分离　转种　培养　2. 穿透力差　3. 121.3
103.46　4. 巴氏消毒法　高压蒸汽灭菌法　灼烧法　紫外线照射

项目五　微生物遗传变异与菌种保藏技术

任务 5-1　　细菌的遗传与变异

一、D C B C

二、1. 接合　转导　溶源性转换　原生质体融合　2. 细胞壁　3. 毒力　结核病

项目六　微生物分布测定技术

任务 6-1　微生物的分布

一、1. A　2. A　3. B　4. D　5. D　6. A　7. D　8. A　9. A　10. C

二、1. 高　高　高　高　2. 高温　高酸　高碱　高压　高盐　低温　3. 病人免疫功
能下降　不适当的抗菌药物治疗　医疗措施影响及外来菌的侵袭　4. 低　工业有机废水
生活污水　废弃物　5. 体表　与外界相通的腔道

项目七　微生物生理与生化检测技术

任务 7-1　微生物的代谢

1. C　2. E　3. C　4. A　5. C

项目八　药物抗微生物作用的测定

任务 8-3　抗生素效价的微生物检定——管碟法(二剂量法)

一、B D D D B

图书在版编目（CIP）数据

微生物学基础及药用技术 / 叶剑尔主编. —杭州：
浙江大学出版社，2014.7（2020.9重印）
ISBN 978-7-308-13442-2

Ⅰ. ①微… Ⅱ. ①叶… Ⅲ. ①药物学－微生物学
Ⅳ. ①R915

中国版本图书馆 CIP 数据核字（2014）第 137891 号

微生物学基础及药用技术

主　编　叶剑尔

丛书策划	阮海潮（ruanhc@zju.edu.cn）
责任编辑	阮海潮
封面设计	春天书装
出版发行	浙江大学出版社
	（杭州市天目山路 148 号　邮政编码 310007）
	（网址：http://www.zjupress.com）
排　　版	杭州好友排版工作室
印　　刷	嘉兴华源印刷厂
开　　本	787mm×1092mm　1/16
印　　张	19.5
字　　数	487 千
版 印 次	2014 年 8 月第 1 版　2020 年 9 月第 7 次印刷
书　　号	ISBN 978-7-308-13442-2
定　　价	49.00 元